高等学校辅导教材

局部解剖学学习指导

主　编　刘学政　金昌洙

副主编　阎文柱　王　玮　何　欣
吕广明　洪乐鹏　王元兴

编　委　（按姓氏笔画排序）

马志健　海南医学院
王　玮　福建医科大学
王志云　辽宁医学院
王元兴　北京市海淀区公安司法鉴定中心
王春妹　天津医科大学
韦　力　广西医科大学
孔凡镇　滨州医学院
左中夫　辽宁医学院
田国忠　佳木斯大学
田顺亮　桂林医学院
吕　华　山西医科大学
吕　诚　南昌大学
吕广明　南通大学
刘仁刚　华中科技大学
刘素伟　辽宁医学院
刘学政　辽宁医学院
安思训　北华大学
李文春　湖北医药学院
李启华　赣南医学院
李艳君　佳木斯大学
李德华　辽宁医学院
肖春苟　韶关医学院
吴长初　长沙医学院
何　欣　北华大学
初国良　中山大学
张志军　南通大学
张露萍　滨州医学院
陆　航　辽宁医学院
邵　珩　天津医科大学
赵小贞　福建医科大学
金昌洙　滨州医学院
周启良　长沙医学院
洪乐鹏　广州医学院
姚立杰　齐齐哈尔医学院
高振平　吉林大学
黄大元　吉首大学
黄绍明　广西医科大学
黄婉丹　广州医学院
阎文柱　辽宁医学院
梁少华　滨州医学院
曾明辉　广东药学院
雍刘军　成都医学院
臧卫东　郑州医学院

科 学 出 版 社

北　京

内　容　简　介

本教材是根据科学出版社出版的国内首创案例式医学本科教材《局部解剖学》的内容框架编写而成的。本书针对《局部解剖学》理论教材的大量案例、视窗所涉及问题,进行了完整的阐述,并且对理论教材由于篇幅所限而不能展开介绍的内容,进行了进一步的说明。全书共分 9 章,约 40 万字。

本书供普通高等医学院校临床医学专业本科生使用。

图书在版编目(CIP)数据

局部解剖学学习指导 / 刘学政,金昌洙主编 . —北京:科学出版社,2013
高等学校辅导教材

ISBN 978-7-03-038015-9

Ⅰ. 局… Ⅱ. ①刘… ②金… Ⅲ. 局部解剖学-高等学校-教学参考资料
Ⅳ. R323

中国版本图书馆 CIP 数据核字(2013)第 136226 号

责任编辑:周万灏 / 责任校对:鲁　素
责任印制:赵　博 / 封面设计:范璧合

科学出版社 出版
北京东黄城根北街 16 号
邮政编码: 100717
http://www.sciencep.com
三河市骏杰印刷有限公司印刷
科学出版社发行　各地新华书店经销
*
2013 年 6 月第　一　版　　开本: 787×1092　1/16
2025 年 3 月第三次印刷　　印张: 15
字数: 357 000
定价: 49.80 元
(如有印装质量问题,我社负责调换)

前 言

《局部解剖学学习指导》是《局部解剖学》案例版第2版的配套教材。为了着眼新世纪、面向现代化、面向世界、面向未来的医学人才培养目标及教学大纲要求，既不仅强调培养学生的基础理论、基本知识、基本技能，又要把学生培养成为具有学科专业知识，具有创新精神、创新意识、创新能力的高素质人才。我们组织部分综合性大学医学院及部分医学院校的解剖学专家、教授精心编写了《局部解剖学学习指导》，本书按《局部解剖学》案例版第2版章节次序编排，内容包括学习目标、内容提要、解剖与观察、测试题和案例分析五部分。本书可帮助学生回顾、思考和总结学习过的内容从而增加对知识的掌握和运用，并提高分析问题和解决问题的能力。

一、局部解剖学实习课的学习方法

1. 认真预习，理清程序　每次解剖操作之前，都应该预习有关内容、插图及相关参考书。在实习操作前查看专供示范的解剖标本、做到心中有数。在操作前还应在尸体标本上观察有关体表标志、血管、神经及重要脏器的体表投影等。解剖操作是医学生必须掌握的基本技术之一。在解剖过程中，我们必须严格要求，自觉遵守执行解剖程序及办法。

2. 明确分工，团结协作　每次实习操作，要明确分工，密切合作。每一解剖小组成员应分为解剖者（主刀者）、助手，阅读教材、操作指导者等。做到既有分工，独立思考，主动学习，又有相互切磋的团结友好学习气氛。

3. 精心操作，详细观察　由浅层至深层，分清主要结构和次要结构，做到小心谨慎，认真细致操作。有时为查找深部结构，须切断其浅面的结构，但要注意深静脉常与动脉伴行，其小属支多不规则，可切除妨碍操作伴行的小静脉，但不能伤及重要的神经、血管。每次解剖完毕，应将解剖出来的结构恢复原位，包裹好尸体标本，外用湿布妥善覆盖（油布盖好）以防尸体标本干坏。

二、常用解剖器械和操作方法

解剖工具使用有严格的要求，能否正确掌握，不仅影响解剖课学习的效果而且影响培养学生的学习习惯和科学作风。常用的解剖器械有解剖刀、剪、镊子、血管钳、板钩和链钩等。

1. 解剖刀 scalpel　通常以刀刃切开皮肤、肌肉和其他软组织。持刀方式则视不同需要而异。切皮时宜采用抓持法，即将刀柄捏于拇指与中、环、小指之间，示指指腹压于刀背上，刀刃与皮肤垂直，均衡地用力，切开皮肤。修洁血管、神经时应采用执笔法，用拇、示指尖与中指末节的桡侧缘持刀柄，运用指骨间关节和掌指关节作小幅度动作，沿血管、神经干修洁。工欲善其事，必先利其器。要提高解剖效率，必须勤磨刀，保持刀刃锋利。磨刀时，应先用粗磨刀石，后用细磨刀石，磨刀时先在磨刀石上加些水，再使解剖刀刃与磨刀石平行，来回移动、力量适度，刀刃磨至锋利为止，严禁用解剖刀切割坚硬的结构和材料，运刀时必须谨慎小心，防止损伤其他结构或伤及自己或他人手指。

2. 血管钳 Hemostatic forceps　血管钳通常用于分离血管、神经及其他组织。它分为直钳、弯钳、全齿钳、半齿钳。在解剖标本时也可用血管钳、钳夹肌腱、韧带、皮肤等作牵引或固定用。

3. 剪 Scissors　分尖头剪和圆头剪，前者用于剪线、绳、肌腱、韧带等，后者用于剪修、分离组织或血管、神经等。持剪方法是将拇指与环指分别套入剪柄环内，示指末节贴于剪的关节处。

4. 镊子 forceps　分有齿和无齿两种。前者用于夹持皮肤或坚韧结构，后者用以夹持神经、血管和肌肉。持镊的方法是将镊柄夹于拇指与示、中指指腹之间，用手指力量捏紧。

5. 板钩或链钩　常用来牵引、固定结构、以利暴露解剖部位，方便操作。

三、基本解剖方法

1. 切皮　用解剖刀背在皮肤上先划上预切口的线痕并沿此线使刀尖与皮肤呈垂直切开，用力不能太大，感到抵抗减轻时表示刀尖已达浅筋膜，随即将刀刃倾斜使刀刃与皮肤呈45°角做切口切开皮肤后，用有齿镊夹住切开皮肤的一边，稍用力牵拉，再用刀刃将皮肤与浅筋膜分离。翻皮时，刀刃应朝向皮肤，这样既可避免伤及皮神经和浅血管，又可防止损伤深层结构。主要浅静脉与皮神经剖出后予以保留，其余脂肪、纤维组织、淋巴结及小静脉一律修去，暴露出深筋膜。

2. 深筋膜解剖法　解剖时用镊子提起筋膜。使刀刃平贴肌表，与肌纤维方向一致运力，将筋膜从肌表切除。四肢及腰背部的深筋膜厚而致密，可成层地剖除或切开翻起；躯干大部分深筋膜与肌层结合较牢，因此只能小片切除；某些部位的深筋膜作为肌的起点或形成腱纤维鞘，则无需除去。

3. 肌解剖法　肌的解剖要求是清楚暴露，进行观察。为此，必须修出肌的境界，去除肌表的结缔组织，观察肌的位置、形态、起止、肌质与腱质的配布、肌纤维的方向以及血管、神经的分布，进而领会该肌的作用。肌的起止点，有的位置较深，可不必追究。肌的血管、神经多从深面入肌，掀起肌时应加注意，重要肌的血管、神经应予剖出。有时为了观察深层结构，需要将肌切断，通常在近起点处切断，也可在肌腹或止端切断。应尽量保持肌与其血管、神经的完整性。

4. 血管、神经解剖法　解剖血管、神经的要求是：观察并清除中小静脉、淋巴结和结缔组织，暴露并保留动脉和神经，通过剖查认明血管、神经的起始、行径、分支和分布。剖查应从粗的一端开始，沿血管、神经走行，直到进入器官为止。操作宜用钝性分离法，即先用刀尖沿血管、神经走向，划开包绕它们的结缔组织，然后用镊子提出血管、神经，沿其两侧用刀尖背面或剪刀仔细作钝性分离。清除结缔组织或去除静脉、淋巴结时，要先用镊尖夹起要清除的组织（结构），确认其中无动脉或神经后，方可在直视下逐渐清除。切除较大的静脉需先在切除的两端分别作双重结扎，在结扎线之间切断。对血管的肌支（有实用意义的肌除外）只观察其来源即可，如影响操作，亦可切除。

5. 脏器的解剖　首先需观察它们的形态、位置、毗邻、血管及神经支配，其次根据需要，作不同处理。中空性管道器官剖开，以观察壁层，腔内有关结构；而实质性器官，多在游离后观察其内、外结构，也可配合示教标本观察器官的分叶、分段、管道分支（如肝内管道铸形标本、肺部注射标本）等。

6. 注意变异 Variation 和畸形 malformation　人体构造基本相同，但也有差异。有些差异属于正常范围，称为变异；有些差异超过正常范围，甚至影响功能，谓之畸形。在进行尸体解剖时既要注意所操作的标本是否存在变异或畸形，又要关心本室其他同学操作的标本并进行比较，从中发现不同于解剖教科书中描述之处，记述变异情况。有些变异在今后临床实践中有重要意义，我们应该知道，否则在手术中可能出现事故。

辽宁医学院　刘学政

2013年4月

目　录

第一章　头　　部

【学习目标】

一、掌　　握

1. 颅顶软组织的层次及其结构特点。
2. 腮腺的位置、形态、分部、腮腺鞘和穿行腮腺的结构。
3. 面浅部血管的行程、分布及其特点。
4. 三叉神经末支出颅的位置及其分布范围。
5. 面神经在面部的分布。
6. 海绵窦的位置、构成、交通关系和穿行结构。

二、熟　　悉

1. 颅骨的结构特点。
2. 颅顶部血管神经的分组、走行和临床意义。

三、了　　解

1. 头部的境界、分区和表面解剖。
2. 下颌神经的分支及其分布。
3. 颅内、外静脉的交通关系。

第一节　概　　述

内 容 提 要

头部是脑、感觉器官及其保护结构共同构成的一特殊局部，由颅和面两部分组成。颅容纳脑及其被膜；面部有特殊感受器（眼、耳、鼻、口、舌），并是呼吸、消化系统的门户。头部的血液供应来自颈内、外动脉和椎动脉，经颈内、外静脉回流至心，淋巴直接或间接注入颈深淋巴结，神经主要是脑神经。

第二节　颅　　部

一、内 容 提 要

颅部由颅顶、颅底和颅腔三部分组成。颅顶又分为额顶枕区和颞区，并包括其深面的颅顶诸骨；颅底有内、外面之分。内面分为颅前窝、颅中窝和颅后窝三部分。颅底有许多重要的孔道，是神经、血管出入颅的部位；颅腔是由颅骨围成的空腔，容纳脑及其血管和被膜。

二、测 试 题

(一)名词解释

1. 翼点 Pterion 2. 颧弓 3. 腮腺床 4. 下颌后静脉 5. 颞下窝 6. 翼静脉丛 7. 咬肌间隙 8. 翼下颌间隙 9. 帽状腱膜 10. 腱膜下间隙 11. 颞筋膜 12. 蝶鞍 13. 海绵窦 14. 小脑幕

(二)选择题

A 型题

1. 翼点

A. 在顶、枕、颞、蝶骨连结处　B. 在顶、筛、颞、蝶骨连结处

C. 在额、顶、颞、蝶骨连结处　D. 在蝶骨小翼与额骨、颞骨连结处

2. 眶下孔位于

A. 眶下缘内、中 1/3 交点处　B. 眶下缘下方 2cm 处

C. 眶下缘外、中 1/3 交点外　D. 眶下缘中点下方 1cm 处

3. 颏孔位于

A. 下颌第 2 磨牙根的下方　B. 下颌第 2 前磨牙根的下方

C. 尖牙根的下方　D. 距中线 3cm

4. 眶下神经

A. 在眶下缘中点下方 1cm 处穿出　B. 经眶达面部

C. 分布于下颌牙齿　D. 分支支配翼内肌

5. 颞区外伤时,硬膜外血肿最常见损伤的血管是

A. 顶导血管　B. 板障血管　C. 脑膜中动脉　D. 大脑中动脉

6. 面神经下颌缘支

A. 在颈阔肌浅面前行　B. 支配颈阔肌

C. 越过面动、静脉深面向前　D. 沿面动、静脉浅面前行

7. 腮腺管的体表投影是

A. 腮腺前缘至口角连线的后 1/3 段　B. 眶下孔至腮腺前缘

C. 口角与腮腺前缘中点的连线的后 1/3 段

D. 鼻翼与口角间的中点至耳屏切迹连线的中 1/3 段

8. 脑膜中动脉起自

A. 颈外动脉　B. 面动脉　C. 颈内动脉　D. 上颌动脉

9. 面神经

A. 分布于面部皮肤　B. 支配咀嚼肌　C. 从棘孔出颅　D. 支配面肌

10. 面静脉

A. 注入颈外静脉　B. 不注入面总静脉

C. 借面深静脉与翼丛相交通　D. 无上述情况

11. 面神经颅外支

A. 颞支与颞浅血管伴行　B. 颧支与腮腺管伴行

C. 颊支位于腮腺管上、下方　D. 下颌缘支与面血管伴行

12. 横行穿过腮腺的是
A. 上颌动脉　B. 耳颞神经　C. 腮腺管　D. 下牙槽神经
13. 纵行穿过腮腺的结构是
A. 颈内静脉与颈内动脉　B. 颈外动脉与颈外静脉
C. 颈内动脉与迷走神经　D. 颈外动脉与耳颞神经
14. 头皮
A. 由 3 层组成　B. 由皮下组织连结帽状腱膜而成
C. 帽状腱膜是头皮的中层　D. 血管神经走行于腱膜下层内
15. 头皮
A. 分为六层　B. 分为四层
C. 第二、三层之间有疏松间隙　D. 以上都不是
16. 额顶枕区血管神经走行于
A. 额枕肌的深面　B. 帽状腱膜的深面
C. 浅筋膜　D. 腱膜下疏松结缔组织层
17. 帽状腱膜
A. 是颅顶软组织的第 4 层　B. 是颅顶软组织的第 2 层
C. 该层疏松，内有导血管　D. 是枕额肌中间腱膜
18. 腱膜下疏松组织
A. 十分疏松，与浅筋膜相连　B. 该层内有沟通颅内外静脉的导血管
C. 该层出血时范围与各颅骨一致　D. 与浅筋膜、皮肤合称头皮
19. 海绵窦外侧壁的神经从上向下依次为
A. 动眼神经、滑车神经、眼神经和上颌神经
B. 动眼神经、眼神经、滑车神经和上颌神经
C. 滑车神经、动眼神经、眼神经和上颌神经
D. 眼神经、动眼神经、滑车神经和上颌神经
20. 垂体的毗邻
A. 后为鞍结节　B. 前上方为视交叉　C. 下方为鼻腔　D. 两侧是蝶窦

X 型题

1. 下列哪些颅骨参与构成翼点
A. 额骨　B. 顶骨　C. 枕骨　D. 蝶骨　E. 颞骨
2. 三叉神经的主要终末支为
A. 眶上神经　B. 眶下神经　C. 镫骨肌神经　D. 鼓室神经　E. 颏神经
3. 面神经穿出腮腺后发出的分支有
A. 颞支　B. 颧支　C. 颊支　D. 下颌缘支　E. 颈支
4. 咀嚼肌包括
A. 咬肌　B. 颞肌　C. 颊肌　D. 翼内肌　E. 翼外肌
5. 纵行穿过腮腺的结构有
A. 颈外动脉　B. 颞浅动、静脉　C. 下颌后静脉　D. 上颌动、静脉　E. 耳颞神经
6. 横行穿过腮腺的结构有
A. 颈外动脉　B. 颞浅动、静脉　C. 上颌动、静脉　D. 面横动、静脉　E. 面神经颊支

7. 上颌动脉第三段的主要分支有
A. 上牙槽后动脉 B. 下牙槽动脉 C. 脑膜中动脉 D. 眶下动脉 E. 颊动脉
8. 下颌神经发出的感觉支包括
A. 舌神经 B. 颊神经 C. 颞深前、后神经 D. 耳颞神经 E. 下牙槽神经
9. 临床上所说的“头皮”包括
A. 皮肤 B. 浅筋膜 C. 帽状腱膜
D. 腱膜下疏松结缔组织 E. 颅骨外膜
10. 关于垂体窝的毗邻,下述正确的是
A. 顶为鞍膈 B. 底部与上鼻道紧密相邻 C. 前面为鞍结节
D. 后面为鞍背 E. 两侧为海绵窦
11. 面静脉的血液可以经以下途径到达海绵窦,包括
A. 经内眦静脉、眼上静脉途径 B. 经翼静脉丛、眼下静脉途径
C. 经翼静脉丛、卵圆孔静脉丛途径 D. 经翼静脉丛、破裂孔导血管途径
E. 经颈内静脉、乙状窦、岩上、下窦途径
12. 海绵窦的外侧壁上有哪些神经通过
A. 动眼神经 B. 滑车神经 C. 展神经 D. 眼神经 E. 上颌神经
13. 穿经海绵窦内的结构有
A. 动眼神经 B. 滑车神经 C. 展神经 D. 眼神经 E. 颈内动脉
14. 通过颈静脉孔的结构有
A. 颈内静脉 B. 颈外静脉 C. 舌咽神经 D. 迷走神经 E. 副神经
15. 通过内耳门的结构有
A. 面神经 B. 岩上窦 C. 前庭蜗神经 D. 迷路动、静脉 E. 乳突导静脉

(三) 填空题

1. 头部由________和________两部分组成。
2. 眶上切迹位于眶上缘的________交界处,有________通过。
3. 眶下孔位于眶下缘________处,有________由此穿出。
4. 颏孔有________通过,为________的穿刺部位。
5. 颧弓由________与________共同构成。
6. 翼点是颅骨的薄弱部分,其内面有________经过,此处受暴力打击易发生骨折,形成________。
7. 在________与________相交处可触及面动脉搏动,面动脉供血区出血时,可压迫此处止血。
8. 三叉神经有________、上颌神经和________三大分支。
9. 腮腺分为浅、深两部,浅部覆盖于________浅面;深部位于________的深面。
10. 腮腺管在________处向前横行越过咬肌表面,开口于________。
11. 腮腺管的体表投影相当于________中点至________连线的中 1/3 段。
12. 帽状腱膜前连________,后连________。
13. 缝合头皮时应注意将________缝合,头皮撕脱伤多自________层分离。
14. 垂体位于蝶鞍中央的________内,与第三脑室底的________相连。
15. 海绵窦是一对重要的________,位于________两侧。

16. 海绵窦内有________和________通过。

17. 显露面神经主干可在________段进行,切除腮腺应注意保护________神经。

(四) 简答题

1. 简述脑膜中动脉的体表投影。
2. 穿经腮腺的结构有哪些?腮腺手术中易损伤何结构?若发生损伤,会出现何症状?
3. 额顶枕区软组织分为哪几层?颞区软组织分为哪几层?
4. 简述海绵窦的位置及穿经海绵窦的血管、神经。
5. 颅顶"危险区"在哪里?有何意义?
6. 简述垂体的位置、毗邻关系及临床意义。
7. 颅内外静脉的交通途径有哪些?
8. 颞下窝内有哪些肌、血管和神经?
9. 面神经的颅外部可分几段?各段的特点如何?
10. 小脑幕切迹是如何形成的?有何临床意义?
11. 简述头颈部的分界线和颅面分界线。

(五) 论述题

1. 腮腺位于哪里?腮腺分为哪几部分?腮腺鞘是如何构成的?有何意义?
2. 试述上颌动脉的分段及各段分支。

(六) 案例分析题

一女工在事故中头皮撕裂,累及了哪几层软组织?此时只缝合皮肤可以吗?为什么?头皮下血肿发生在哪一层中?若发生感染为什么会向颅内扩散?

附参考答案

(一) 名词解释

1. 翼点 Pterion 位于颞窝内颧弓中点上方二横指(或 3.5 ~4cm)处,是额、顶、颞和蝶骨大翼 4 骨相交处所形成的"H"形骨缝,此处骨质菲薄,内有脑膜中动脉前支通过,此处受暴力打击易骨折,骨折易损伤血管形成硬膜外血肿。

2. 颧弓由颞骨的颧突和颧骨的颞突共同组成,全长均可触及。其上缘相当于端脑半球颞叶前端的下缘;其下缘与下颌切迹间的半月形中点,为咬肌神经封闭及上、下颌神经阻滞麻醉进针点。

3. 腮腺床是指腮腺的深面与茎突诸肌及深部血管神经相邻,这些血管神经包括颈内动、静脉,舌咽、迷走、副及舌下神经,它们共同形成腮腺床,紧贴腮腺深面,并借茎突与位于其浅面的颈外动脉分开。

4. 颞浅静脉和上颌静脉与同名动脉伴行,传入腮腺,汇合成下颌后静脉,在颈外动脉的浅面下行,分为前、后二支,穿出腮腺。前支与面静脉汇合,注入颈内静脉;后支与耳后静脉合成颈外静脉。

5. 颞下窝指颧弓以下、上颌骨体后方和下颌支内侧的不规则空间。其内侧以翼突为界,并经翼突与上颌骨之间的翼上颌裂通向翼腭窝。颞下窝内容纳咀嚼肌和面深部血管神经。

6. 翼静脉丛位于翼内肌和翼外肌之间,由上颌动脉及其分支的伴行静脉组成,其输出静脉为上颌静脉。该丛除与面静脉交通外,还可通过卵圆孔及破裂空的导静脉与海绵窦相连。

7. 咬肌间隙位于咬肌深部与下颌支上部之间的狭隙，咬肌的血管神经即通过下颌切迹穿入此隙,从深面进入咬肌。

8. 翼下颌间隙位于下颌支内侧骨壁与翼内肌外侧面之间。前界为颞肌及颊肌;后为腮腺鞘;上为翼外肌的下缘;下为翼内肌附着于下颌支处;呈底在上、尖向下的三角形。此间隙中有从颅底卵圆孔出颅之下颌神经分支及下牙槽动、静脉穿过,借蜂窝组织与相邻的颞下、颞、颊、颌下、舌下、咽旁、咬肌诸间隙相通;经颅底血管、神经还可通入颅内。

9. 帽状腱膜前连枕额肌的额腹,后连枕腹,两侧逐渐变薄,接续颞筋膜。头皮裂伤伴有帽状腱膜横向断裂,因枕额肌收缩,创口开裂较大,缝合头皮时将腱膜仔细缝合,减少皮肤张力,有利于创口愈合。

10. 腱膜下间隙位于帽状腱膜与骨膜之间的薄层疏松结缔组织。此隙范围较广,前至眶上缘,后达上项线。此层移动性大,头皮撕脱伤也多沿此层分离。

11. 颞筋膜上方附着于上颞线,向下分为深、浅两层,浅层附着于颧弓的外面,深层附着于颧弓的内面。

12. 蝶鞍位于颅中窝正中部、蝶骨体上方;形似马鞍状;包括垂体窝、鞍结节、中床突、交叉前沟、视神经管、前床突、鞍背和后床突等结构。

13. 海绵窦是位于蝶鞍两侧硬脑膜的内侧脑膜与外侧骨内膜层间不规则的腔隙,左右各一。由于海绵窦内有许多包有内皮的纤维小梁,将其腔隙分隔成许多相互交通的小腔,使之状如海绵而得名。

14. 小脑幕分隔大脑与小脑的结缔组织,呈近似水平位。前方凹陷,为中脑经过。上面中线连于大脑镰(分隔大脑左右半球)。两翼略向下贴于颅骨内侧,在外边看来大致位于眼角与耳尖的水平面上。

（二）选择题

A 型题

1～5:CDAAC；　6～10:DDDDD；　11～15:CADAD；16～20:CDBAB

X 型题

1. ABDE　2. ABE　3. ABCDE　4. ABDE　5. ABCE　6. CDE　7. AD　8. ABDE　9. ABC　10. ACDE　11. ABCD　12. ABDE　13. CE　14. ACDE　15. ACD

（三）填空题

1. 颅部,面部　2. 中、内 1/3,眶上血管和神经　3. 中点下方约 1cm,眶下血管及神经　4. 颏血管和神经,颏神经麻醉　5. 颞骨的颧突,颧骨的颞突　6. 脑膜中动脉前支,硬膜外血肿　7. 下颌骨下缘,咬肌前缘　8. 眼神经,下颌神经　9. 咬肌后份,下颌后窝内及下颌支　10. 颧弓下 1.5cm,与上颌第二磨牙相对处颊黏膜上的腮腺乳头　11. 鼻翼与口角,耳屏间切迹　12. 枕额肌的额腹,该肌枕腹　13. 腱膜,腱膜下疏松结缔组织　14. 垂体窝,灰结节　15. 硬脑膜窦,蝶鞍和垂体　16. 颈内动脉,展神经　17. 第一段,面神经

（四）简答题

1. 本干经过前垂直线与下水平线交点;前支通过前垂直线与上水平线的交点;后支则经过后垂直线与上水平线的交点。

2. 腮腺内有血管神经纵横穿行,纵行的有颈外动脉、下颌后静脉、颞浅动脉、颞浅静脉

及耳颞神经;横行的有上颌动脉、上颌静脉、面横动脉、面横静脉及面神经的分支。上述血管神经由浅入深依次为:面神经分支、下颌后静脉、颈外动脉及耳颞神经。腮腺手术中最易损伤面神经,可引起面瘫。

3. 额顶枕区软组织分为皮肤、浅筋膜、帽状腱膜与枕额肌、腱膜下疏松结缔组织和颅骨外膜;颞区软组织分为皮肤、浅筋膜、颞筋膜、颞肌和颅骨外膜。

4. 海绵窦位于蝶鞍和垂体的两侧,前达眶上裂内侧部,后至颞骨岩部的尖端。海绵窦外侧壁内自上而下有动眼神经、滑车神经、眼神经和上颌神经通过,窦内有颈内动脉及其外侧的展神经通过。

5. 腱膜下疏松结缔组织(又称腱膜下间隙)内积血或积脓时,可广泛蔓延至全颅顶。此间隙内有导静脉穿过,若发生感染,可经颅骨的板障静脉与颅内的硬脑膜静脉窦相通,继发颅骨骨髓炎或颅腔感染,故临床上常称此层为颅顶部的"危险区"。

6. 垂体位于蝶鞍中央的垂体窝内。毗邻关系及临床意义:垂体借漏斗穿过鞍隔与第三脑室底的灰结节相连。垂体的肿瘤可突入第三脑室,发生脑脊液循环障碍,引起颅内高压。顶为鞍隔,其前上方有时交叉和视神经,垂体前叶瘤可将鞍隔的前部推向前上方,压迫视交叉,出现视野缺损。底为蝶窦,垂体病变,可使垂体窝加深,侵袭蝶窦。前为鞍结节,后为鞍背,垂体瘤时可使两处的骨板受压变薄,骨质破坏。两侧海绵窦,垂体肿瘤向两侧扩展压迫发生海绵窦淤血和脑神经受损。

7. 通过面部静脉与翼静脉丛的交通途径:由面静脉通过眼上、下静脉通海绵窦再通翼静脉丛;由面静脉通过面深静脉到翼静脉丛。通过导静脉的交通途径:顶导静脉通过顶孔,使颞浅静脉与上矢状窦交通;乳突导静脉经乳突孔使枕静脉与乙状窦交通;髁导静脉通过髁孔使枕下静脉丛与乙状窦交通;额导静脉通过盲孔使额窦及鼻腔的静脉与上矢状窦交通。通过板障静脉的交通途径:额板障静脉使眶上静脉与上矢状窦交通;颞前板障静脉使颞深前静脉与蝶顶窦交通;颞后板障静脉使颅外浅静脉与横窦交通;枕板障静脉使枕静脉与横窦交通。

8. 颞下窝内肌、血管和神经:翼内外肌;翼静脉丛、上颌动脉、下颌神经。

9. 由于面神经在颅外的行程中穿经腮腺,故以腮腺为准将之分为三段。①腮腺前段是以茎乳孔至进入腮腺以前的一段,长约 1~1.5cm。在乳突前缘中点,主干距皮肤表面约 2~3cm,此处可显露面神经干。②腮腺内段在腮腺内面神经通常分为上、下二干,上干较粗,下干略细。由两干发出若干分支,互相交织成网。此段面神经位于颈外动脉和面后静脉的浅面,腮腺发生炎症或肿瘤时,可压迫面神经,产生面瘫。③腮腺后段由腮腺内的面神经网发出的 9~12 个分支,分成颞、颧、颊、下颌缘和颈等 5 组从腮腺浅部的前缘、上缘和下端穿出,呈扇形分布,支配表情肌。

10. 小脑幕切迹由小脑幕圆凸后外侧缘附着于横窦沟及颞骨岩部上缘,达后床突,其凹陷前内侧缘游离,向前延伸附着于前床突而形成。由于幕切迹上方与大脑半球颞叶的海马旁回沟紧邻,当幕上的颅内压增高,海马旁回沟被推到幕切迹下方,形成小脑幕切迹疝,使脑干受压,并导致动眼神经挤压,出现同侧瞳孔扩大,对光反射消失,对侧肢体轻瘫。

11. 头部以下颌骨下缘、下颌角、乳突、上项线、枕外隆凸与下方颈部分界。头部以眶上缘、颧弓、外耳门上缘、乳突、上项线和枕外隆凸连线为界,分为后上方颅部和前下方面部。

（五）论述题

1. 腮腺位于外耳道前下方，上缘邻近颧弓、外耳道和颞下颌关节，下缘平下颌角，前邻咬肌、下颌支和翼内肌的后缘，后邻乳突前缘及胸锁乳突肌上部的前缘。腮腺分为浅、深两部：浅部多呈三角形或不规则卵圆形向前延伸，覆盖于咬肌后份的浅面；深部位于下颌后窝内及下颌支深面，向内深至咽侧壁。腮腺咬肌筋膜在腮腺后缘分为浅、深两层，包绕腮腺形成腮腺鞘。腮腺鞘有以下特点：①腮腺鞘与腮腺结合紧密，并发出许多间隔伸入腺体，将其分隔为许多小叶。故腮腺化脓时可形成多个散在小脓灶，切开排脓时，应注意引流每一个脓腔。②腮腺鞘的浅层致密，深层薄弱且不完整，在茎突和翼内肌之间有一裂隙，腮腺深部经此与咽旁间隙和翼下颌间隙相通。故腮腺化脓时，脓肿易穿过深层形成咽旁脓肿。

2. 上颌动脉颞下窝时，以翼外肌为标志，分为三段。第一段自起点至翼外肌下缘，此段的主要分支有：①脑膜中动脉：在下颌颈的深面由颌动脉向上发出，耳颞神经两根之间，经棘孔入颅中窝，在颅内分前、后两支，前支较粗，向前上行于翼点内面的骨沟内，布于顶骨内面前部的硬脑膜。颞区颅骨骨折，此处骨质较薄，易伤该支形成硬膜外血肿。后支沿颞鳞内面弯曲向后，分布于顶骨内面的后部及相邻的枕鳞区的硬脑膜。②下牙槽动脉：向下与同名静脉、神经伴行入下颌孔，经下颌管，分支分布于下颌牙齿及牙龈，最后出颏孔，易名为颏动脉。第二段位于翼外肌的浅面，主要分支为分布于咀嚼肌和颊肌的肌支。第三段为入翼腭窝的一段，其主要分支有：①上牙槽后动脉分布于上颌磨牙及其附近牙龈。②眶下动脉该动脉出眶下孔前发出上牙槽前、中动脉，布于上颌的牙齿及附近牙龈，眶下动脉与同名神经、静脉伴行，出眶下孔后布于面部。③腭降动脉沿翼腭管下降，分布于腭及腭扁桃体。④蝶腭动脉经蝶腭孔下至鼻腔。

（六）案例分析题

本情况累及了皮肤、浅筋膜、帽状腱膜与枕额肌等三层软组织。不可以只缝合皮肤，因为头皮裂伤如伴有帽状腱膜横向断裂时，由于枕额肌的收缩，伤口裂开较大，应将其仔细缝合，以减少皮肤张力，有利于止血和创口的愈合。头皮下血肿发生在腱膜下疏松结缔组织，若发生感染，可广泛蔓延至全颅顶，此间隙内有导静脉穿过，可经颅骨的板障静脉与颅内的硬脑膜静脉窦相通，继发颅骨骨髓炎或颅腔感染。

三、案 例 分 析

案例 1-1

患者，男性，20 岁，因被一台球撞击到头部右侧颞区，短暂意识不清，近 50 秒后清醒，无其他神经症状及尿、便障碍。被送到急诊，患者意识清楚，状态良好。4 小时后患者出现头痛加剧，烦躁不安等症状，急诊入院。既往健康，无家族遗传病史。体格检查：一般状态差，面色苍白，压眶上切迹反应差，伴有喷射性呕吐，右侧瞳孔散大，同侧对光反射迟钝。急诊医生怀疑有颅内出血，行 CT 头部检查。初步诊断硬膜外血肿。

请思考以下问题：

1. 为什么颞区损伤易造成硬膜外血肿？

答：根据台球撞击的部位，相当于体表右侧翼点处，造成闭合性颅骨骨折，致使脑膜中动脉前支损伤、出血，形成右侧颞区的硬膜外血肿。

2. 如何在体表标定出损伤血管的位置?

答:即标定出脑膜中动脉前支的体表投影。先确定标线:①下水平线:是经眶下缘与外耳门上缘的水平线;②上水平线:是经眶上缘向后与下水平线平行的线;③前垂直线:经颧弓中点作一与上、下水平线垂直的线。脑膜中动脉前支的体表投影经上水平线与前垂直线的交点,向后上弯曲走向颅顶。

3. 为什么压眶上切迹?

答:眶上切迹有眶上神经及血管通过,压眶上切迹(压眶反应)可用来测试昏迷的程度及肢体有无瘫痪。如出现压眶反应,说明昏迷程度不深;若毫无反应,则表示已深度昏迷。如同侧肢体不动,对侧肢体出现活动,表示伴有同侧肢体瘫痪。

4. 如何解释右侧瞳孔散大,同侧对光反射迟钝?

答:因为血肿压迫了右侧的动眼神经,导致右侧瞳孔散大,同侧对光反射迟钝。

5. 若从颞区开颅取出血肿所经层次结构有哪些?

答:从颞区开颅取出血肿所经层次结构有皮肤、浅筋膜、颞筋膜、颞肌、颅骨外膜、颅骨。

案例 1-2

患者,男性,21 岁,因骑摩托车摔伤后急诊入院。体格检查:神志不清,呈嗜睡状态,呼之可应,反应迟钝,双瞳孔等大同圆,对光反射灵敏,右眼青肿,双耳有血性液体流出。CT 显示硬膜外血肿,颅内大量积气,颅底骨折。诊断:硬膜外血肿,颅底骨折。

请思考以下问题:

1. 颅底骨折发生在颅前窝、颅中窝、颅后窝有何不同临床表现?推断大致骨折部位。

答:颅前窝骨折涉及筛板时,常伴有脑膜和鼻腔顶部黏膜撕裂,脑脊液或血液直接漏至鼻腔,若伤及嗅神经会导致嗅觉丧失;骨折线经过额骨眶板时,可见结膜下出血的典型症状。此外,额窦亦常受累,脑脊液和血液也可经额窦而流入鼻腔。颅中窝由于有多个孔、裂和腔的存在,为颅底骨折的好发部位,多发生于蝶骨中部和颞骨岩部。蝶骨中部骨折时,常同时伤及脑膜和蝶窦黏膜而使蝶窦与蛛网膜下腔相通,血性脑脊液经鼻腔流出;如伤及颈内动脉(或分支)和海绵窦,可形成动静脉瘘,而引起眼静脉淤血,并伴有搏动性突眼症状;如累及穿过窦内和窦壁的神经,则出现眼球运动障碍和三叉神经刺激症状。岩部骨折侵及鼓室盖且伴有鼓膜撕裂时,血性脑脊液乃经外耳道溢出,穿经岩部内的面神经和前庭蜗神经亦可能受累。颅后窝骨折时,由于出血和渗漏的脑脊液无排出通道,易被忽视,而更具危险性。当小脑或脑干受累时,可出现相应的症状,骨折后数日,乳突部皮下可出现瘀斑。推断该病例大致骨折部位为颅中窝蝶骨中部和颞骨岩部。

2. 颅底骨为什么容易发生骨折(与颅顶骨相比)?

答:①颅底的各部骨质厚薄不一,由前向后逐渐增厚,颅前窝最薄,颅后窝最厚,骨质较薄的部位在外伤时易骨折;②颅底的孔、裂、管是神经血管进出的通道,而某些骨内部又形成空腔性结构,如鼻旁窦、鼓室等,这些部位都是颅底本身的薄弱点,不但外伤时容易骨折,而且常伴有脑神经和血管损伤。

3. 为什么颅底骨折常伴有血性脑脊液流出(鼻、耳等处)?

答:颅底骨与脑膜紧密愈着,外伤后不会形成硬膜外血肿,但脑膜同时往往损伤,引起脑脊液外漏。颅前窝骨折涉及筛板时,常伴有脑膜和鼻腔顶部黏膜撕裂,脑脊液或血液直接漏至鼻腔;此外,额窦亦常受累,脑脊液和血液也可经额窦而流入鼻腔。颅中窝由于有多个孔、裂和腔的存在，为颅底骨折的好发部位，多发生于蝶骨中部和颞骨岩部。蝶骨中部骨折时，常同时伤及脑膜和蝶窦黏膜而使蝶窦与蛛网膜下腔相通，血性脑脊液经鼻腔流出。

4. 该病例颅底骨折部位可能会损伤哪些脑神经？

答：蝶骨中部骨折时，可累及穿过海绵窦内的展神经和窦壁的动眼神经、滑车神经、眼神经与上颌神经，则出现眼球运动障碍和三叉神经刺激症状。岩部骨折侵及鼓室盖且伴有鼓膜撕裂时，穿经岩部内的面神经和前庭蜗神经亦可能受累。

案例 1-3

患者，男性，38 岁，右侧鼻唇沟处一痔肿，挤压后出现眼球运动受限和复视就诊。体格检查：右侧眼睑下垂，瞳孔散大，对光反射消失，眼球运动受限，出现复视。右侧球结膜水肿，眼球轻度突出，眼睑不能闭合。诊断：面部感染继发海绵窦炎性血栓形成。

请思考以下问题：

1. 面部感染继发海绵窦炎症的扩散途径？

答：海绵窦的前端与眼静脉、翼丛、面静脉和鼻腔的静脉相交通，面部的化脓性感染可借上述通道扩散至海绵窦，引起海绵窦炎与血栓形成。

2. 眼睑下垂，瞳孔散大，对光反射消失，眼球运动障碍临床表现的解剖学基础是什么？

答：在窦的外侧壁内，自上而下排列有动眼神经、滑车神经、眼神经与上颌神经。海绵窦一旦发生病变，可出现海绵窦综合征，表现为上述神经麻痹与神经痛，眼睑下垂，瞳孔散大，对光反射消失，眼球运动障碍等症状。

3. 海绵窦炎症为什么出现球结膜水肿和眼球突出？

答：海绵窦炎症，出现海绵窦综合征，表现为动眼神经、滑车神经、眼神经与上颌神经麻痹与神经痛，结膜充血以及水肿等症状，继发角膜炎，使前房角闭合，房水循环障碍，导致继发性青光眼，眼球突出。

4. 海绵窦感染为什么易形成血栓？

答：①海绵窦内有许多结缔组织小梁，将窦腔分隔成许多小的腔，窦中血流缓慢，当海绵窦感染时易形成栓塞。②作为静脉窦，它是构成颅内、外静脉交通的枢纽之一。窦的前端与颅外的眼静脉、翼丛、面静脉和鼻腔的静脉相通。与海绵窦相连的静脉内，静脉瓣较少，且瓣膜的开口朝向海绵窦。因此，面部的化脓性感染可借上述通道扩散，引起海绵窦炎与血栓形成。③海绵窦的下壁借薄层骨壁与蝶窦相邻，因此蝶窦病变也可影响海绵窦，引起海绵窦血栓形成。

案例 1-4

患者，男性，25 岁，左耳垂下方无痛性肿物 3 年余，加重两个月入院。该患者 3 年前发现左侧耳垂下方区有一肿块，无痛。随时间推移该肿块逐渐变大变硬，近两个月来患者感觉左侧面部无力而就诊。检查：左侧腮腺咬肌肿大。CT：左侧腮腺肿块大小约 2.5cm×2.2cm，异常密度灶，边界欠清，未见强化。临床诊断：腮腺混合瘤。

入院治疗：手术后出现口角下垂且向健侧偏斜，流泪或流涎，左侧鼻唇沟变浅、消失，额纹消失，不能皱眉、闭目等。另查明泪腺分泌正常，舌前 2/3 味觉正常，听觉不灵敏，用力向下压下颌不引起下颌向健侧偏斜。

请思考以下问题：

1. 腮腺位于何处？并简述其形态分布。

答：腮腺位于面侧区，上缘邻接颧弓、外耳道和颞下颌关节；下平下颌角；前邻咬肌、下颌支和翼内肌的后缘，浅部向前延伸，覆盖于咬肌后份的浅面；后缘邻接乳突前缘及胸锁乳突肌前缘的上份。深部位于下颌后窝内及下颌支的深面。腮腺的深面与茎突诸肌及深部血管神经相邻。腮腺略呈锥体形，底向外侧，尖向内侧突向咽旁，可分为深、浅两部，通常以下颌骨后缘或以穿过腮腺的面神经丛作为两者的分界。

2. 术前，为什么患者感觉到面部无力？

答：腮腺肿瘤压迫面神经使患者感觉到面部无力。

3. 术中如何选择切口？并简述理由。

答：穿越腮腺的重要的神经血管位于：①腮腺内；②从腮腺边缘呈辐射状露出；③腮腺深叶深面。而腮腺浅面无重要结构，故在腮腺手术时，应避免在腮腺浅层或颊部作垂直切口，以免损伤腮腺深叶或腮腺浅叶前缘走出的面神经分支或腮腺导管，导致面瘫、腮腺体瘘或腮腺导管瘘。

4. 术后出现的临床症状是何原因？术中应如何显露这些结构？

答：术后出现的临床症状主要原因是腮腺肿瘤压迫面神经，即使切掉肿瘤，面神经的功能暂时还无法恢复。临床上常根据肿瘤所在的部位和移动性显露面神经主干及其分支，一般采用两种不同的方法解剖面神经：①先显露面神经主干，再循其主干向远端分离其分支。显露面神经主干的主要标志：乳突前缘，鼓乳裂，外耳道软骨，茎突和二腹肌后腹等。②先显露面神经分支，再循其分支分离主干。显露面神经分支的主要标志：颞支-耳屏和颞浅动脉；颧支-耳垂、眼外眦等；颊支-腮腺导管；下颌缘支-面血管、下颌角和颌后静脉；颈支-腮腺钱叶下端。

（滨州医学院 金昌洙 孔凡镇）

第三节 面 部

一、内容提要

（一）面部浅层结构

1. 皮肤与浅筋膜。

2. 面肌主要围绕在睑裂、口裂等周围，收缩时牵拉皮肤，呈现出喜、怒、哀、乐等各种表情，同时也参与咀嚼、吮吸、吞咽、呼吸和语言等活动。

3. 面浅部血管、神经和淋巴

（1）血管：面部主要由面动脉和上颌动脉的分支供血，静脉回流入面静脉，并经多条途径与颅内静脉交通。

1）动脉：主要有面动脉、颞浅动脉和上颌动脉。

2）静脉：主要有面静脉和颞浅静脉。

（2）神经：支配面肌运动的神经有面神经，其主要分支：颞支、颧支、颊支、下颌缘支和颈支。管理面部感觉的神经颈丛为耳大神经（主要管理腮腺区部分皮肤）、三叉神经的眼神经的皮神经有眶上神经，滑车上神经，滑车下神经和鼻外侧神经泪腺神经，上颌神经的皮神经有眶下神经，颧颞神经和颧面神经，下颌神经的皮神经有耳颞神经、颏神经和颊神经。

(3) 淋巴:淋巴结大致可分腮腺淋巴结、面淋巴结、颏下淋巴结和下颌下淋巴结4组。

(二) 面侧区

腮腺咬肌区

(1) 境界:前界咬肌前缘,后界胸锁乳突肌、乳突及二腹肌后腹的前缘,上为颧弓和外耳道,下为下颌骨下缘。

(2) 内容

1) 腮腺咬肌筋膜:来自颈深筋膜浅层,在腮腺后缘分为浅、深两层,包绕腮腺的部分称为腮腺鞘,两层在腮腺前缘处融合,覆盖于咬肌表面,称为咬肌筋膜。腮腺鞘浅层致密;腮腺鞘深层薄弱且不完整,因而腮腺脓肿不易穿破浅层,而易经深层薄弱部分,经茎突与翼内肌之间隙流向咽旁间隙和翼下颌间隙,形成咽旁脓肿。

2) 腮腺:略呈锥体形,底向外侧,尖向内侧突向咽旁,可分为深、浅两部,通常以下颌骨后缘或以穿过腮腺的面神经丛作为两者的分界。腮腺的深面与茎突诸肌及深部血管神经相邻。这些肌肉和血管、神经包括颈内动、静脉,舌咽、迷走、副及舌下神经共同形成"腮腺床",紧贴腮腺的深面,并借茎突与位于其浅面的颈外动脉分开。腮腺的血液供应来自颞浅动脉发出的腮腺支和面横动脉的分支,其静脉经上颌后静脉回流至颈外静脉。管理腮腺的感觉有耳大神经和耳颞神经,管理腮腺分泌的神经,有交感神经和副交感神经。

3) 腮腺管:从腮腺浅叶前缘内面发出,约距颧弓下1cm与颧弓平行向前横过咬肌表面,至咬肌前缘,以直角转折向内穿过颊肌,开口于上颌第2磨牙牙冠颊面相对的颊黏膜上,开口处隆起,形成腮腺管乳头。腮腺管的体表投影相当于自鼻翼与口角间的中点至耳屏间切迹连线的中1/3段。

4) 穿经腮腺的血管、神经:根据腮腺内神经血管的走向,穿经腮腺的血管、神经可分为纵行组和横行组。纵行的有颈外动脉,颞浅动、静脉,下颌后静脉及耳颞神经;横行的有上颌动、静脉,面横动、静脉及面神经的分支。上述血管神经的位置关系,由浅入深,依次为面神经及其分支、下颌后静脉、颈外动脉及耳颞神经。

A. 面神经:在颅外的行程中,因穿经腮腺分为三段。第一段从茎乳孔穿出至进入腮腺以前,第二段在腮腺内段,第三段为面神经穿出腮腺以后的部分。面神经的五组分支,分别由腮腺浅部的上缘、前缘和下端穿出,呈扇形分布,至各相应区域,支配面肌。

B. 颈外动脉:由颈部上行,至下颌颈平面,分为上颌动脉和颞浅动脉。上颌动脉向内前方至颞下窝,颞浅动脉与耳颞神经伴行,在颧弓下方,耳屏前穿出腮腺上缘至皮下,然后越颧弓至颞部。在腮腺内,颞浅动脉发出面横动脉。

C. 下颌后静脉:由颞浅静脉和上颌静脉汇合而成,在颈外动脉浅面下行,分为前、后支,前支汇入面静脉,后支注入颈内静脉。后支尚与耳后静脉、枕静脉合成颈外静脉。

D. 咬肌:起自颧弓下缘及其深面,止于下颌支外侧面,参与颞下颌关节运动。

(三) 面侧深区

1. 境界位于腮腺咬肌区前部的深面,颅底下方,口咽的外侧。其顶为蝶骨大翼的颞下面,底平下颌骨下缘,前壁为上颌骨体的后面,后壁为腮腺深部,外侧壁为下颌支,内侧壁为翼突外侧板和咽侧壁,主要内容主要为翼内、外肌,以及分布于口鼻腔的重要血管、神经。

2. 内容

(1) 翼内、外肌:分别由下颌神经的分支翼内肌神经和翼外肌神经支配,参与下颌关节的运动。

(2) 上颌动脉:平下颌颈水平起自颈外动脉,以翼外肌为标志分为:下颌段、翼肌段和翼腭窝段3段。下牙槽动脉和脑膜中动脉发自下颌段,上牙槽后动脉和眶下动脉发自翼腭窝段。

(3) 翼静脉丛:位于翼内、翼外肌与颞肌之间,是颅外与颅内静脉交通的枢纽之一,经面部的深静脉与面静脉交通,并经卵圆孔静脉丛及破裂孔静脉丛与海绵窦交通,故口、咽等部的感染,可沿上述途径蔓延至颅内。

(4) 下颌神经:三叉神经最大的分支,经卵圆孔出颅,下行于翼外肌深面,在分前、后两干前分出翼内肌神经,支配翼内肌。前干大部分为运动纤维,主要分支有颞深神经、咬肌神经、翼外肌神经、颊神经。后干大部分为感觉纤维,主要分支有耳颞神经、下牙槽神经和舌神经。

(四) 面侧区间隙

面部侧区的间隙是指位于颅底和上、下颌骨之间,散在于骨、肌肉和筋膜之间,间隙彼此相通。主要有:

1. 咬肌间隙位于咬肌与下颌支之间的潜在性间隙,前方紧邻下颌第3磨牙,后为腮腺,内有咬肌的血管、神经。

2. 翼颌间隙或称翼下颌间隙,位于下颌支与翼内肌之间,前邻颊肌,后邻腮腺,内有舌神经、下牙槽神经和下牙槽动、静脉通过,与咬肌间隙仅隔下颌支,两间隙经下颌切迹相通。

二、测 试 题

(一) 名词解释

1. 腮腺咬肌区 2. 腮腺床 3. 面侧深区 4. 面部危险三角 5. 翼颌间隙

(二) 选择题

A 型题

1. 横穿经腮腺的动脉是

A. 颈内动脉 B. 颞浅动脉 C. 上颌动脉
D. 舌动脉 E. 颈外动脉

2. 关于腮腺鞘的描述,错误的是

A. 为颈深筋膜浅层向上的延续 B. 鞘内有颈内动脉通过
C. 腮腺鞘浅层致密,深层薄弱 D. 鞘内有面神经主干通过
E. 两层在腮腺前线处融合并覆盖于咬肌表面,称咬肌筋膜

3. 关于咬肌间隙的描述,错误的是

A. 位于咬肌深面与下颌支之间的潜在性间隙
B. 可经下颌切迹与翼颌间隙相通 C. 后为腮腺
D. 有下牙槽神经通过 E. 有咬肌的血管、神经通过

4. 下列哪条神经损伤与颊肌瘫痪有关

A. 面神经的颊支 B. 耳颞神经 C. 面神经的颧支
D. 眶下神经 E. 颊神经

5. 行经腮腺浅面的神经是

A. 面神经的颧支 B. 面神经的下颌缘之 C. 下颌神经
D. 面神经的颊支 E. 耳大神经

X 型题

1. 分布面部浅层的动脉有

A. 面动脉　B. 颞浅动脉　C. 上颌动脉
D. 舌动脉　E. 耳后动脉

2. 属于上颌神经的分支是

A. 耳颞神经　B. 颊神经　C. 颧面神经
D. 眶下神经　E. 颏神经

3. 上颌动脉第一段的分支有

A. 下牙槽动脉　B. 颊动脉　C. 蝶腭动脉
D. 上牙槽后动脉　E. 脑膜中动脉

（三）填空题

1. 面动脉由________发出，穿经________三角和________深面向上，在________至面部，至此改称________。

2. 腮腺管由腮腺浅叶前缘内面穿出，平行于________下方向前，经________表面，穿________，开口于________处。

3. 腮腺的血液供应来自发出的________腮腺支和________的分支，其静脉经________回流至颈外静脉。

4. 下颌后静脉由________和________汇合而成。

（四）简答题

1. 眶上神经、眶下神经和颏神经在面部分布范围如何？

2. 穿行腮腺的神经血管有哪些？并简述它们的排列关系。

3. 管理腮腺感觉和分泌活动的神经分别有哪些？

（五）论述题

1. 简述腮腺的位置、形态和毗邻关系。

2. 简述面神经颅外段行程、分支及其支配情况。

（六）案例分析题

患者，女性，40 岁，因面颊部灼痛伴阵发性口角痉挛反复发作而就诊。疼痛发作持续时间不长，但如刀割、撕裂，难以忍受，且因洗脸、刷牙以及风吹等均可诱发发作。经检查后，医生考虑为三叉神经痛。请问：

1. 三叉神经哪条分支受刺激引起可以导致上述的临床表现？请用解剖学知识解释。

2. 除了三叉神经外，尚有哪些神经管理面部感觉？并简述其管理范围。

附参考答案

（一）名词解释

1. 腮腺咬肌区指腮腺和咬肌及其周围组织所在的下颌支外面和下颌后窝。其前界咬肌前缘，后界胸锁乳突肌、乳突及二腹肌后腹的前缘，上为颧弓和外耳道，下为下颌骨下缘。下颌支后缘以后部分为下颌后窝。此区的结构主要是腮腺、咬肌及相关的血管、神经等。

2. 腮腺床位于腮腺深面的茎突、起于茎突的诸肌及深部的颈内血管、舌咽神经、迷走神经、副神经、舌下神经等结构。

3. 面侧深区位于腮腺咬肌区前部的深面,颅底下方,口咽的外侧。其顶为蝶骨大翼的颞下面,底平下颌骨下缘,前壁为上颌骨体的后面,后壁为腮腺深部,外侧壁为下颌支,内侧壁为翼突外侧板和咽侧壁,主要内容主要为翼内、外肌,以及分布于口鼻腔的重要血管、神经。

4. 临床上常将鼻根和两侧口角连成的三角区,一般认为在该区域面静脉内无瓣膜,故当面部发生化脓性感染时,特别是上唇和鼻部的感染,其感染源可借眼静脉和面深静脉、翼静脉丛向颅内蔓延。

5. 翼颌间隙或称翼下颌间隙,位于下颌支与翼内肌之间,与咬肌间隙仅隔下颌支,两间隙经下颌切迹相通。前邻颊肌,后邻腮腺,间隙内有疏松结缔组织填充。该间隙内有舌神经、下牙槽神经和下牙槽动、静脉通过。下牙槽神经阻滞麻醉,麻药即注射于此间隙内,牙源性感染常累及此间隙。

(二)选择题

A 型题

1. C 2. B 3. D 4. A 5. E

X 型题

1. ABC 2. CD 3. AE

(三)填空题

1. 颈外动脉,下颌下三角,下颌下腺,下颌骨下缘,内眦动脉 2. 颧弓,咬肌,颊肌,上颌第2磨牙牙冠颊面相对的颊黏膜 3. 颞浅动脉,面横动脉,上颌后静脉 4. 颞浅静脉,上颌静脉

(四)简答题

1. 眶上神经为额神经的分支,分布于上睑及额、顶部皮肤。眶下神经是上牙槽神经的分支,分别分布下睑、鼻外侧、上唇及附近颊部的皮肤。颏神经是下牙槽神经的终末支,分布于颏部及下唇的皮肤。

2. 穿经腮腺的血管、神经可分为纵行组和横行组。

纵行组:颈外动脉,颞浅动、静脉,下颌后静脉及耳颞神经。

横行组:上颌动、静脉,面横动、静脉及面神经的分支。

上述血管神经的位置关系,由浅入深,依次为面神经及其分支、下颌后静脉及属支、颈外动脉及分支、耳颞神经。

3. 管理腮腺的感觉由耳大神经和耳颞神经,管理腮腺分泌的神经,有交感神经和副交感神经。交感神经节后纤维来自颈上节,随颈外动脉进入腮腺。副交感神经为舌咽神经的副交感神经纤维,在耳神经节换元后,经耳颞神经至腮腺。

(五)论述题

1. 腮腺位于外耳道前下方,腮腺间隙内,似一三边锥体形楔入面侧区。其底朝外,尖朝内凸向咽旁间隙,分为上、外、前内和后内等4面。通常以下颌骨后缘或穿过腮腺的面神经干及分支作为标志,将腮腺分为浅、深两部。

毗邻:①上缘,邻近外耳道及颞下颌关节后面;②外面,邻浅筋膜内的耳大神经和腮腺浅淋巴结;③前内面,邻近咬肌、下颌支及翼内肌后部;④后内面,与乳突、胸锁乳突肌、二腹肌后腹、茎突及茎突诸肌、颈内血管和后4对脑神经相毗邻。

2. 面神经自茎乳孔穿出后,依其走行过程中与腮腺的关系分为其分为三段:第一段为腮腺前段,指面神经干从茎乳孔穿出至进入腮腺以前的一段,很短;第二段为腮腺内段。面

神主干入腮腺后，行走于腮腺深、浅两部间，行经颈外动脉和下颌后静脉的浅面，分为上、下两干，即颞面干与颈面干；第三段为面神经穿出腮腺后形成颞支、颧支、颊支、下颌缘支与颈支五组分支，其中：①颞支，分布至枕额肌的额腹、眼轮匝肌上部、耳上肌和耳前肌；②颧支，分布于眼轮匝肌、提上唇肌等；③颊支，分布于颊肌、口轮匝肌及其他口裂周围肌；④下颌缘支，支配降口角肌等；⑤颈支，分支支配颈阔肌。

（六）案例分析题

1. 三叉神经的三大分支为眼神经、上颌神经和下颌神经。眼神经管理眼裂以上面部皮肤黏膜感觉，上颌神经管理眼裂与口裂间皮肤黏膜感觉，口裂以下皮肤黏膜由下颌神经管理感觉。根据三叉神经分支管理面部皮肤分布范围可推断患者为三叉神经上颌神经受刺激引起。

2. 管理面部感觉的神经除来源于三叉神经皮支外，颈丛的耳大神经也参与，主要管理腮腺区部分皮肤。

三、案例分析

案例 1-5

患者，男性，25 岁，因左耳垂下方无痛性肿物 3 年余，加重 2 个月入院。该患者 3 年前发现左侧耳垂下方区有一肿块，无痛，未介意。随着时间的推移，该肿块逐渐变大变硬，近 2 个月来患者感觉左侧面部无力而就诊。检查：左侧腮腺咬肌肿大，CT：左侧腮腺肿块大小约 2.5cm×2.2cm，异常密度灶，边界欠清，未见强化。临床诊断：腮腺混合瘤。

入院治疗：手术后出现口角下垂且向健侧偏斜，流泪或流涎，左侧鼻唇沟变浅、消失，额纹消失，不能皱眉、闭目等。另查明泪眼分泌正常，舌前 2/3 味觉正常，听觉不过敏，用力向下压下颌不引起下颌向健侧偏斜。

请思考以下问题：

1. 腮腺位于何处？其形态如何？
2. 术前，为什么病人感觉到面部无力？
3. 术中如何选择切口？并简述理由。
4. 术后出现的临床症状是何原因？术中应如何显露这些结构？

案例 1-5 分析

腮腺位于腮腺咬肌区的腮腺鞘内，似三边锥体形，分为浅、深 2 叶。腮腺咬肌区中，血管神经较为丰富，纵行的有颈外动脉，颞浅动、静脉，下颌后静脉及耳颞神经，横行的有上颌动、静脉，面横动、静脉及面神经的分支。因而腮腺肿瘤，除使腮腺肿大外，尚可产生压迫症状：如压迫面神经可致面瘫，如受压耳颞神经，除腮腺部位疼痛外，尚出现颞区、耳等疼痛。

穿越腮腺的重要的神经血管位于：①腮腺内；②从腮腺边缘呈辐射状露出；③腮腺深叶深面，而腮腺浅面并无重要结构，故在腮腺手术时，应避免在腮腺浅叶或颊部作垂直深切口，以免伤及腮腺内或腮腺浅叶前缘走出的面神经分支或腮腺导管，导致面瘫、腮腺体瘘或腮腺导管瘘。当腮腺肿瘤深入到“腮腺床”附近并与之有粘连，或颈淋巴组织整块切除涉及“腮腺床”时，应特别谨慎，避免损伤“腮腺床”的重要血管、神经。

面神经穿过腮腺，但不参与管理腮腺的感觉和分泌活动，而是支配表情肌。因而进行腮腺切除时，如何避免损伤面神经十分关键，临床上常根据肿瘤所在的部位和移动性显露面神经主干及其分支，一般采用两种不同方法解剖面神经：①先显露面神经主干，再循主干向远端分离其分支。显露面神经干的主要标志:乳突前缘,鼓乳裂,外耳道软骨,茎突和二腹肌后腹等。②先显露面神经分支,再循其分支分离主干。显露面神经分支的主要标志:颞支-耳屏和颞浅动脉;颧支-耳垂、眼外眦等;颊支-腮腺导管;下颌缘支-面血管、下颌角和颌后静脉;颈支-腮腺浅叶下端。

(广西医科大学 韦 力)

【头部解剖与观察】

一、解剖颅顶部及颅腔

(一)皮肤

将尸体头垫高,把颅顶正中矢状皮肤切口向后延续到枕外隆凸,并从颅顶正中作一冠状切口向下到耳根上方,再向下切开耳根前、后的皮肤,翻去头部所有剩余皮片。

(二)浅筋膜

1. 在前额找到前已找出的滑车上神经和血管、眶上神经和血管,以及颅顶肌的额腹,向上追踪修洁直到颅顶。

2. 向上追踪面神经颞支,同时修洁颞筋膜前部。

3. 向上追踪颞浅血管和耳颞神经。

4. 在耳廓后面,追踪并修洁耳大神经、枕小神经、耳后血管、耳后神经。

5. 将尸体翻转,面部朝下,在枕外隆凸处的浅筋膜中找出由颈部上升的第三颈神经末支。摸认上项线,估计这里浅筋膜的厚度,然后在距枕外隆凸外侧2.5cm处大胆切开浅筋膜,找出在此处穿出深筋膜的枕动脉和枕大神经,追踪它们到颅顶。

(三)帽状腱膜、腱膜下疏松结缔组织、颅骨外膜

1. 从上向下,修洁颅顶腱膜的后部和颅顶肌的枕腹,注意不要损伤血管和神经。

2. 在正中线切开颅顶腱膜,插入刀柄,检查其下面的疏松结缔组织和颅顶肌前、后、左、右相连情况。分层仔细观察帽状腱膜、腱膜下疏松结缔组织和颅骨外膜。

(四)开颅取脑

1. 锯除顶盖

(1)尸体仰卧,头下放枕木。

(2)自眉间至枕外隆凸以及在两侧耳廓之间纵行和冠状切开帽状腱膜,将四片帽状腱膜翻向下。

(3)锯颅顶盖的平面在眶上缘上方1.5cm和枕外粗隆上方1.5cm处。锯颅骨前,先用细绳扎在此平面上,用笔沿绳划一线,沿线切开骨膜,并向上、下剥离,可见骨膜紧连于骨缝,松贴于颅骨。

(4)沿所划之线先锯一线沟,以防深锯时锯偏,锯开外板进入板障时,锯屑变红色,此时宜用凿子凿开内板(取一锯开颅骨参考)并撬开颅顶盖,操作时不要被骨的锯面刺伤。

2. 打开硬脑膜

(1)沿正中线,由后向前切开硬脑膜,可见一条装有血块的上矢状窦,将血块除去。

(2)沿上矢状窦两旁,用钝头剪刀剪开硬脑膜,再由两侧耳廓处向上剪开硬脑膜,直到

上矢状窦两旁,将四瓣硬脑膜翻往下。

(3) 切断所有由后向前进入上矢状窦的大脑上静脉。

(4) 切断通过盲孔进入上矢状窦的鼻腔导静脉。在鸡冠处切断大脑镰,且向后拉。

(5) 切断进入直窦的大脑大静脉。

3. 取脑

(1) 将头部移至解剖台的一端,使脑自然下垂,左手扶脑,用刀柄将嗅球自筛板分离,由鼻腔穿过筛板的嗅神经也随之离断。

(2) 依次切断下列诸结构:

视神经:色白索状结构,进入视神经孔。

颈内动脉:位于视神经外侧。

漏斗:位于视神经后方的正中平面,连于丘脑下部和脑垂体之间。

动眼神经:位于鞍背两旁。

滑车神经:位于动眼神经的外侧。被小脑幕游离缘遮盖,用刀尖翻起此缘,可见滑车神经。

(3) 使尸体头转向左侧,切断进入横窦和蝶顶窦的大脑下静脉,将颞极自蝶骨小翼深面分离,轻揭右侧大脑半球,沿颞骨岩部上缘,用刀尖切开小脑幕的附着缘和岩尖处的游离缘,不要切得过深,以免伤其深面的小脑。用同法处理左侧小脑幕。

(4) 使脑向后坠(不可用力搬脑,否则易在脑干处拉断),直到桥脑和延髓离开颅后窝前壁时,可见:

三叉神经运动根和感觉根,在近颞骨岩部尖处穿硬脑膜。

展神经在鞍背后面穿过硬脑膜。

面神经和位听神经进入内耳门。

舌咽、迷走、副神经从颈静脉孔离开颅腔。

舌下神经分为二股穿过硬脑膜出舌下神经管。

(5) 依次切断上述左右两侧诸神经,然后使头尽量后垂,轻轻取出延髓和小脑,离断延髓与脊髓,全脑即可移出(注:有些脑经固定后变得很硬不易取走,在这种情况下可去除枕骨鳞部和枕骨大孔后份,然后移脑)。

4. 移开脑后,仔细观察硬脑膜形成的大脑镰、小脑幕、静脉窦等结构。

(五) 解剖颅底内面

1. 颅前窝　仔细去除筛板表面的硬脑膜,找寻极为细小的筛前神经及其伴行的筛前动脉。筛前动脉起自眼动脉,筛前神经为鼻睫神经的终末支,由筛板外缘中份入颅,前行,经鸡冠两旁的小孔出颅到鼻腔。

2. 颅中窝

(1) 移出脑垂体:切开鞍隔前后缘,可见围绕脑垂体前后的海绵间窦,它们与海绵窦相通形成一环,切忌用镊子夹漏斗,以免损伤。切除鞍膈,由前向后将垂体由垂体窝用刀柄挑出,细心去除蛛网膜,分清前、后叶,后叶较小被前叶不完全包绕。

(2) 自棘孔处划开硬脑膜,暴露脑膜中动脉及其分支。

(3) 解剖海绵窦:① 自蝶骨小翼后缘划开硬脑膜,找寻一短而窄的蝶顶窦,它通入位于垂体窝两侧的海绵窦。自颞骨岩部上缘切开小脑幕的附着缘,不要损伤三叉神经,观察岩上窦,该窦前通海绵窦,后通横窦。② 自颞骨岩部尖的前面切除硬脑膜,暴露三叉神经节,节的下方有3个分支,即眼神经、上颌神经和下颌神经,追踪下颌神经到卵圆孔,并观察穿卵圆孔的导静脉,分布于三叉神经节和脑膜的脑膜副动脉。上颌神经和眼神经位于海绵窦的外侧壁内,追踪上颌神经到圆孔,追踪眼神经及其3个分支(泪腺神经、额神经、鼻睫神经)到眶上裂,鼻睫神经分出较早。去除海绵窦外侧壁时,可见窦内有纤细小梁网,网眼内有血块。③ 保留动眼神经和滑车神经穿过硬脑膜的孔,追踪该两条神经至眶上裂,动眼神经尚未到达时已分为2支,勿用镊子夹神经,以免损伤。④ 除去剩余的海绵窦外侧壁,颈内动脉位于窦内,交感神经丛围绕动脉壁。找出颈内动脉外侧的展神经,并追踪至眶上裂。

(4) 岩大、小浅神经的解剖:细心翻起尚存在于岩部前面的硬脑膜。找寻岩大、小浅神经,它们均很细,注意不要当结缔组织去掉。岩大浅神经由面神经管裂孔出来,向前内行,经三叉神经节的后方,揭起该节观察,该神经到破裂孔,与岩深神经相联合形成翼管神经。岩小浅神经位于岩大浅神经的外侧,行向下内,由卵圆孔旁的一小孔出颅入耳节。

(5) 三叉神经的运动根较感觉根小,位于三叉神经节深面,随下颌神经离开卵圆孔。将三叉神经节自颅底翻转向下,可见三叉神经运动根。

3. 颅后窝

(1) 在一侧切开大脑镰下缘,观察下矢状窦。切开大脑镰附着小脑幕处,观察直窦,直窦前端接收大脑大静脉,后端一般通入左横窦,上矢状窦、直窦和左、右横窦可能汇合并扩大形成窦汇,位于枕内粗隆附近,并可在颅骨内面见一浅窝。

(2) 自枕内粗隆向外划开横窦,然后向下和向前内划开乙状窦到颈内静脉孔。观察乳突导静脉开口于乙状窦后壁的中份。

(3) 去除遮盖颈内静脉孔的硬脑膜,但不要损伤舌咽、迷走、副神经。找出终于颈静脉孔前份的岩下窦。岩下窦位于颞骨岩部与枕骨基底部之间。

(4) 基底窦位于颅后窝的斜坡上,切开硬脑膜即可观察。

二、解剖面部

(一) 皮肤切口

尸体取仰卧位,肩下垫木枕,使面部略抬高。先从颅顶正中向前下经鼻背、人中至下颌体下缘作一正中切口。再从鼻根中点向外到眼内眦,沿睑裂两缘到眼外眦,并继续向外到耳前作一横切口。在鼻孔和口裂周围各作一环形切口。沿下颌体下缘至下颌角,再至乳突尖作一横切口,各切口要深浅适宜,不要过深。然后将眼裂下方的皮片向后翻到耳廓根部,上方的皮片翻向上后。翻皮片时要细心,刀刃应向皮面,尽量使深面的肌肉少受损伤。

(二) 解剖面肌

1. 在眼内眦处摸认睑内侧韧带(拉眼睑向外时紧张),然后修洁眼轮匝肌。睑部的肌纤维色淡而薄,修洁时要小心,不要当成脂肪除去。

2. 修洁口轮匝肌,注意不要切掉与口轮匝肌交织的其他肌肉。

3. 在前额修洁额肌,刀刃应与肌纤维平行。

4. 在鼻上半部靠眼内眦处找出滑车下神经。

5. 跟踪面静脉到颧大肌深面,修洁提上唇肌,颧小肌和颧大肌。

6. 追踪颈阔肌,可见其后部纤维向前弯向口角,这就是笑肌。在口角下方,辨认并修洁降口角肌和它前面的降下唇肌。

（三）解剖腮腺区

1. 解剖腮腺咬肌筋膜　紧靠耳廓前面，自颧弓到下颌角切开腮腺表面的腮腺咬肌筋膜，向前、上、下三个方面逐渐翻起除去，修洁时可能见到一些小的淋巴结即腮腺淋巴结。

2. 以腮腺管为起点解剖穿出腮腺前缘上份至上端的结构。

（1）先在腮腺前缘、颧弓下方约一指宽处找到腮腺管，追踪到咬肌前缘，在腮腺管上方寻找副腮腺（一小部分分离的腮腺），面横血管和面神经颧支（有上、下两支）。

（2）在腮腺的上端找出颞浅动脉和静脉，并在血管的后方找出三叉神经分出的耳颞神经，血管的前方找出面神经的颞支。

3. 解剖穿出腮腺前缘下份及下端的结构。

（1）在腮腺管下方寻找面神经的颊支和下颌缘支。

（2）在腮腺的下端找出面神经的颈支和下颌后静脉的前支和后支。

在腮腺上、前、下三方向的结构依次有：①耳颞神经；②颞浅血管；③面神经的颞支；④面横血管；⑤面神经的颧支；⑥腮腺管；⑦面神经的颊支；⑧面神经的下颌缘支；⑨面神经的颈支；⑩下颌后静脉的前支；⑪下颌后静脉的后支。

4. 解剖面神经、颈外动脉和颞浅动脉，并观察其在腮腺内的排列。

（1）追踪面神经各支至进入面肌处。

（2）将颧大肌、颧小肌和提上唇肌从起点分离向下翻开，修洁面动、静脉及其分支和属支。注意找到面深静脉，它由面静脉越过颊肌时分出，向后穿过脂肪到咬肌的深面。

（3）小心去掉咬肌前缘深面的颊脂体，追踪面神经的颊支到颊肌，找出与颊支有吻合的下颌神经的分支颊神经和与之相伴行的颊动脉，修洁颊神经并向后追踪到下颌支前缘。

（4）逐块除去腮腺浅部，追踪面神经各支向后至其本干。同时寻找由耳大神经和耳颞神经来的交通支，由耳大神经来的支不易寻到，而由耳颞神经来的支较大比较好找。继续追踪面神经干到茎乳孔，找出面神经干进入腮腺前的分支耳后神经及到二腹肌后腹和茎突舌骨肌的肌支。

（5）继续除去腮腺实质，找出并修洁下颌后静脉、颈外动脉和它们的分支。

（6）在面神经进入腮腺处切断面神经，向前翻起。除去下颌后静脉，在耳后动脉起点之上方切断颈外动脉，向上翻起。除去剩余的腮腺实质，修洁腮腺周围的结构。

（四）观察面动脉与面静脉的局部位置

在咬肌前缘与下颌支交点处找到面动脉，追踪并修洁其分支，逐一观察。在动脉的后方，解剖观察与之伴行的面静脉及其属支。

（五）解剖眶上神经、眶下神经、颏神经

1. 解剖穿出额肌纤维的滑车上神经和血管以及眶上神经和血管，前者在眶上缘内侧部的上方距正中线约一指宽处，后者常有两支，位于较外侧。

2. 翻开眼轮匝肌下内侧份，找出穿出眶下孔的眶下神经和血管，修洁它们的分支。

3. 切断并向下翻起降口角肌，找出由颏孔穿出的颏神经。

（六）解剖咬肌

解剖修洁咬肌，观察其起止形态，向前翻起其后缘上部，寻找进入咬肌的神经和血管。

（七）解剖颞肌及颞下颌关节

1. 修洁颞筋膜，在颧弓上方将其纵行切开，可见此筋膜向下分为两层，浅层附着于颧弓上缘，深层在颧弓深面与咬肌深面筋膜相续，沿颧弓上缘切断浅层筋膜，用刀柄检查深层筋膜延续情况，然后去掉此层筋膜，注意保存颞中动脉。

2. 锯断颧弓，后断端紧靠颧根结节的前方，前断端由颧弓上缘最前端斜越颧骨向前下，到颧骨下缘与上颌骨颧突连接处。将颧弓和咬肌向下翻到下颌角，翻开过程中，必须切断到咬肌的神经和血管（可带上一小块肌肉，以便以后辨认）以及由颞肌加入到咬肌的纤维。

3. 修洁颞肌，观察其起止形态。在颞肌下部的深面找出向前下行走的颊神经（有时穿过颞肌），将它自颞肌分离，注意加以保护。然后自下颌切迹中点到下颌支前缘与体交界处斜断冠突。将冠突和颞肌向上翻，用刀柄使颞肌与颞窝下部的骨分离，以显露颞深神经和颞深动脉，以及前已看到穿入颞筋膜和颞肌深面的颞中动脉。

4. 修洁颞下颌关节的关节囊，观察颞下颌韧带，然后除去颞下颌韧带，观察关节盘和关节腔的形态。

（八）解剖面侧深区（颞下窝）

用刀柄自下颌颈和下颌支后缘的深面插入，使下颌颈和下颌支与深在的软组织分离，刀柄向下移动受阻处就是下齿槽神经和血管穿入下颌孔之点。用骨剪剪断下颌颈，并紧靠下颌孔上方水平锯断下颌支，将此段骨片去掉，小心除去脂肪纤维组织，露出深面的肌肉、血管和神经。依次找出并修洁下列结构：①在下颌孔处找到下牙槽神经和下牙槽动脉，向上追踪到翼外肌下缘。在下牙槽神经进入下颌孔的稍上方，寻找它发出的细小的下颌舌骨肌神经。②在下牙槽神经的前方，翼内肌表面找出舌神经。③追踪颊神经到翼外肌两头之间，颞深神经和咬肌神经到翼外肌上缘。④修洁位于翼外肌表面的上颌动脉及其分支。有时上颌动脉位于翼外肌深面待以后再解剖。在修洁过程中遇到一些小静脉交织成网，即翼静脉丛，可除掉。翼静脉丛向后下汇合成一两支较大的静脉，即上颌静脉。⑤修洁翼外肌和翼内肌已暴露的部分，观察它们的起止和形态。

1. 解剖面侧深区浅部

（1）除去颞下颌关节盘、下颌头及翼外肌，勿损伤耳颞神经、上颌动脉和深面其他结构。

（2）修洁下颌神经及其分支，拉舌神经向前，找出加入其后缘的鼓索神经。凿开下颌管，追踪下牙槽神经到齿根和颏孔。

（3）修洁上颌动脉第一段，找出它的分支。追踪脑膜中动脉到棘孔，看清耳颞神经两个根包绕脑膜中动脉的情况，追踪修洁耳颞神经。

（4）扭转下颌神经干（必要时可切断翻开），寻找位于其深面的耳节和连于耳节的小支。

2. 解剖面侧深区深部

（1）用骨凿和咬骨钳除去由圆孔到棘孔连线外侧的蝶骨大翼前外侧部，打开翼腭窝的后壁和颞下窝的顶，注意保留圆孔和棘孔，不要损伤其下面的软组织。

（2）自圆孔前方仔细分离上颌神经，在上颌神经干的下方找到蝶腭节和与蝶腭节相连之支。向前追踪上颌神经，找出它分出的颧神经，上牙槽后神经和它本干的延续——眶下神经。上牙槽后神经一般分为两支，在上颌结节附近穿入上颌骨内。

（3）追踪上颌动脉第三段和它的终支。这些终支都与上颌神经的分支伴行。

（吉首大学　黄大元）

第二章 颈 部

【学习目标】

一、掌 握

1. 颈部浅静脉的名称和位置。
2. 颈筋膜的分部与筋膜间隙的境界及其交通关系。
3. 颈动脉三角的境界及内容。
4. 颈动脉鞘的构成、内容和毗邻。
5. 甲状腺的位置、毗邻、被膜及其手术入路的层次。
6. 甲状腺的血管及其与喉的神经的毗邻关系。
7. 气管颈段前面的层次结构。

二、熟 悉

1. 颈部皮神经的名称和大致分布。
2. 甲状腺区前面的层次结构。

三、了 解

1. 颈部境界、分区及表面解剖。
2. 颈部浅、深淋巴结的名称、位置及流注关系。
3. 前斜角肌周围的主要结构。

第一节 概 述

一、内容提要

(一) 颈部的境界与分区

上界:下颌骨下缘、下颌角、乳突、上项线和枕外隆凸的连线。

下界:胸骨颈静脉切迹、胸锁关节、锁骨、肩峰至第7颈椎棘突的连线。

颈部分为:固有颈部和项部,固有颈部以胸锁乳突肌前、后缘为界,又分为颈前区、胸锁乳突肌区和颈外侧区。

颈前区以舌骨为界分为舌骨上区和舌骨下区。舌骨上区包括颏下三角和下颌下三角;舌骨下区包括颈动脉三角和肌三角。

颈外侧区包括枕三角和锁骨上三角。

(二) 体表标志

胸锁乳突肌、锁骨上大窝、胸骨上窝、舌骨、甲状软骨、环状软骨、颈动脉结节。

(三) 体表投影

体表投影包括:①颈总动脉及颈外动脉,下颌角与乳突尖连线中点,右侧至胸锁关节,左侧至锁骨上小窝，甲状软骨上缘为二者的分界标志；②锁骨下动脉，自右侧胸锁关节、左侧锁骨上小窝，向外上至锁骨上缘中点的弧形线，线的最高点距锁骨上缘约 1cm；③神经点，胸锁乳突肌后缘线中点，为颈丛皮支浅出深筋膜的集中点；④臂丛，胸锁乳突肌后缘中、下 1/3 交点稍内侧的连线；⑤胸膜顶及肺尖位于锁骨内 1/3 的上方，其最高点距锁骨上缘 2～3cm；⑥颈外静脉位于下颌角至锁骨中点的连线上；⑦副神经，自乳突尖至下颌角连线中点，经胸锁乳突肌后缘上、中 1/3 交点，至斜方肌前缘中、下 1/3 交点的连线上。

（佳木斯大学　李艳君　田国忠）

二、测 试 题

（一）名词解释

1. 神经点 Punctum nervosum　2. 颈动脉结节

（二）选择题

A 型题

胸膜顶高出

A. 锁骨外 1/3 上缘 2～3cm　B. 锁骨中 1/3 上缘 2～3cm　C. 锁骨内 1/3 上缘 2～3cm　D. 肺尖 2～3cm　E. 第一肋 2～3cm

X 型题

1. 固有颈部可分为

A. 颈前区　B. 胸锁乳突肌区　C. 颈外侧区

D. 颈后区　E. 项部

2. 关于环状软骨，下列的叙述哪些正确

A. 位于甲状软骨的上方　B. 位于甲状软骨的下方

C. 为喉与气管、咽与食管的分界标志　D. 可作记数气管环的标志

E. 平对第 6 颈椎

（三）填空题

1. 寻找舌动脉的标志是________。

2. 舌骨上区包括________和________；舌骨下区包括________和________。

3. 颈外静脉由________和________合成，沿________表面下行。

（四）简答题

试述颈部的境界与分区。

附参考答案

（一）名词解释

1. 神经点是颈丛皮支浅出颈筋膜的集中点，约在胸锁乳突肌后缘中点处，是颈部皮神经阻滞麻醉的部位。

2. 颈动脉结节即第 6 颈椎横突前结节，颈总动脉行经其前方。在胸锁乳突肌前缘中点，平环状软骨弓处将颈总动脉压在该结节上，以暂时阻断血流，可起到压迫止血的作用。

（二）选择题

A 型题

C

X 型题

1. ABC　2. BCDE

（三）填空题

1. 舌骨大角　2. 颏下三角，左右下颌下三角，颈动脉三角，肌三角　3. 下颌后静脉，耳后静脉，胸锁乳突肌。

（四）简答题

颈部上界：下颌骨下缘、下颌角、乳突、上项线和枕外隆凸的连线。

颈部下界：胸骨颈静脉切迹、胸锁关节、锁骨、肩峰至第 7 颈椎棘突的连线。

颈部分为：固有颈部和项部，固有颈部以胸锁乳突肌前、后缘为界，又分为颈前区、胸锁乳突肌区和颈外侧区。

颈前区以舌骨为界分为舌骨上区和舌骨下区。舌骨上区包括颏下三角和下颌下三角；舌骨下区包括颈动脉三角和肌三角。

颈外侧区包括枕三角和锁骨上三角。

第二节　颈部层次结构

一、内容提要

（一）浅层结构

1. 皮肤　较薄，移动性较大，有横纹。

2. 浅筋膜　颈阔肌，浅静脉（颈前静脉、颈外静脉），浅神经颈丛皮支（枕小神经、耳大神经、颈横神经、锁骨上神经）和面神经颈支。

（二）深层结构（颈筋膜）及筋膜间隙

1. 颈筋膜又为颈深筋膜，可分成 3 层。

（1）颈深筋膜浅层又称封套筋膜，此层包绕两肌（斜方肌、胸锁乳突肌）、两腺（下颌下腺和腮腺），形成两个间隙（胸骨上间隙、锁骨上间隙）。

（2）颈深筋膜中层即气管前筋膜、或称内脏筋膜，主要形成两个筋膜（气管前筋膜、颊咽筋膜）、两个鞘（甲状腺鞘、颈动脉鞘）。

（3）颈深筋膜深层即椎前筋膜：较厚，上方附于颅底中部，向下覆盖在颈深肌、颈交感干和膈神经前方，并与胸内筋膜相延续。包裹腋动脉和臂丛形成腋鞘。

2. 筋膜间隙

（1）胸骨上间隙：颈深筋膜浅层在距胸骨柄上缘 3 ~ 4cm，分为浅深两层，向下分别附于胸骨柄前、后缘，两层之间为胸骨上间隙。

（2）锁骨上间隙是颈筋膜浅层在锁骨上方分为两层附着于锁骨深、浅两面所形成的筋膜间隙。

（3）气管前间隙位于气管前筋膜与气管颈部之间。

（4）咽后间隙位于椎前筋膜与颊咽筋膜之间，其延伸至咽侧壁外侧部分为咽旁间隙。

(5) 椎前向隙位于脊柱颈部、颈深肌群与椎前筋膜之间。

二、测 试 题

(一) 名词解释

1. 甲状腺鞘 2. 咽旁间隙

(二) 选择题

A 型题

1. 包裹下颌下腺和腮腺的筋膜为

A. 颈浅筋膜 B. 颈深筋膜浅层 C. 颈深筋膜中层

D. 椎前筋膜 E. 颊咽筋膜

2. 颈丛皮支阻滞麻醉穿刺处为

A. 斜方肌前缘中点 B. 胸锁乳突肌前缘中点

C. 胸锁乳突肌后缘中点 D. 胸锁乳突肌前缘上、中 1/3 交界处

E. 胸锁乳突肌后缘上、中 1/3 交界处

X 型题

1. 颈部皮肤的特点是

A. 较薄 B. 较厚 C. 移动度较大

D. 移动度较小 E. 皮纹横向

2. 关于面神经颈支,下列叙述哪些正确

A. 自腮腺上端穿出 B. 自腮腺下端穿出 C. 入颈阔肌深面

D. 在颈阔肌前面下行 E. 支配颈阔肌

3. 关于颈筋膜,下列哪些叙述正确的

A. 位于浅筋膜和颈阔肌的深面 B. 围绕颈、项部诸肌和器官

C. 在血管、神经周围形成筋膜鞘及筋膜间隙 D. 可分浅、中、深 3 层

E. 浅层形成腮腺的腺鞘

4. 颈筋膜形成的间隙有

A. 胸骨上间隙 B. 锁骨上间隙 C. 气管前间隙

D. 翼下颌间隙 E. 咽下间隙

(三) 填空题

1. 颈深筋膜可分为________、________、________3 层,气管前筋膜为其________层,又称为________,该层包绕________,形成________。

2. 气管前间隙为________与________之间的间隙,向下可通________;椎前间隙为________与________之间的间隙,________可经________通腋窝。

(四) 简答题

颈深筋膜的层次结构。

(五) 论述题

试述颈筋膜间隙的组成及内容。

附参考答案

（一）名词解释

1. 颈动脉鞘是由颈筋膜中层构成的结缔组织鞘，上起自颅底，下续纵隔。鞘内的颈总动脉位于后内侧，颈内静脉位于前外侧，迷走神经位于两者的后方。

2. 咽旁间隙位于椎前筋膜与颊咽筋膜之间，其延伸至咽侧壁外侧的部分为咽旁间隙。

（二）选择题

A 型题

1 . B　2. C

X 型题

1. ACE　2. BCE　3. ABCDE　4. ABCE

（三）填空题

1. 浅、中、深，中层，内脏筋膜，甲状腺，甲状腺鞘　2. 气管前筋膜，气管颈部，上纵隔，脊柱颈部，椎前筋膜，腋鞘

（四）简答题

颈深筋膜可分成 3 层。

（1）颈深筋膜浅层又称封套筋膜，此层包绕两肌（斜方肌、胸锁乳突肌）、两腺（下颌下腺和腮腺），形成两个间隙（胸骨上间隙、锁骨上间隙）。

（2）颈深筋膜中层即气管前筋膜或称内脏筋膜，主要形成两个筋膜（气管前筋膜、颊咽筋膜）、两个鞘（甲状腺鞘、颈动脉鞘）。

（3）颈深筋膜深层即椎前筋膜，较厚，上方附于颅底中部，向下覆盖在颈深肌、颈交感干和膈神经前方，并与胸内筋膜相延续。包裹腋动脉和臂丛形成腋鞘。

（五）论述题

颈深筋膜浅层在距胸骨柄上缘 3 ~ 4cm，分为浅深两层，两层之间为胸骨上间隙。内有颈静脉弓、颈前静脉下段、胸锁乳突肌胸骨头、淋巴结及脂肪等。

锁骨上间隙是颈筋膜浅层在锁骨上方分为两层附着于锁骨深、浅两面所形成的筋膜间隙。该间隙经胸锁乳突肌后方与胸骨上间隙相通，内有颈前静脉、颈外静脉末端及疏松结缔组织等。

气管前间隙位于气管前筋膜与气管颈部间，内有甲状腺最下动脉、甲状腺下静脉丛、甲状腺奇静脉丛、头臂干及左头臂静脉；小儿有胸腺上部。此间隙向下与上纵隔相通。

咽后间隙位于椎前筋膜与颊咽筋膜之间，其延伸至咽侧壁外侧的部分为咽旁间隙。

椎前向隙位于脊柱颈部、颈深肌群与椎前筋膜之间。颈椎结核脓肿多积于此间隙，并向两侧至椎外侧区，经腋鞘扩散至腋窝。当脓肿溃破后，可经咽后间隙向下至后纵隔。

三、案例分析

教材案例 2-1

1. 颈部分为固有颈部和项部，固有颈部以胸锁乳突肌前、后缘为界，又分为颈前区、胸锁乳突肌区和颈外侧区。

颈前区以舌骨为界分为舌骨上区和舌骨下区。舌骨上区包括颏下三角和下颌下三角；舌骨下区包括颈动脉三角和肌三角。

颈外侧区包括枕三角和锁骨上三角。

2. 下颌下三角位于下颌骨下缘与二腹肌前、后腹之间。由浅入深为皮肤、浅筋膜(包括颈阔肌)、颈深筋膜浅层；内有下颌下腺、淋巴结及血管、神经等。

3. 颈筋膜可分成3层。

(1) 颈筋膜浅层又称封套筋膜，此层包绕两肌(斜方肌、胸锁乳突肌)、两腺(下颌下腺和腮腺)，形成两个间隙(胸骨上间隙、锁骨上间隙)。

(2) 颈筋膜中层即气管前筋膜、或称内脏筋膜，主要形成两个筋膜(气管前筋膜、颊咽筋膜)、两个鞘(甲状腺鞘、颈动脉鞘)。

(3) 颈筋膜深层即椎前筋膜：较厚，上方附于颅底中部，向下覆盖在颈深肌、颈交感干和膈神经前方，并与胸内筋膜相延续。包裹腋动脉和臂丛形成腋鞘。

筋膜间隙：

颈深筋膜浅层在距胸骨柄上缘3～4cm，分为浅深两层，两层之间为胸骨上间隙。

锁骨上间隙是颈筋膜浅层在锁骨上方分为两层附着于锁骨深、浅两面所形成的筋膜间隙。

气管前间隙位于气管前筋膜与气管颈部之间。

咽后间隙位于椎前筋膜与颊咽筋膜之间，其延伸至咽侧壁外侧的部分为咽旁间隙。

椎前向隙位于脊柱颈部、颈深肌群与椎前筋膜之间。

第三节 颈 前 区

一、内 容 提 要

(一) 颏下三角

颏下三角位于两侧二腹肌前腹与舌骨体之间，内有1～3个颏下淋巴结。

(二) 下颌下三角

下颌下三角位于下颌骨下缘与二腹肌前、后腹之间。由浅入深为皮肤、浅筋膜(包括颈阔肌)、颈深筋膜浅层；内有下颌下腺、淋巴结及血管、神经等。

(三) 颈动脉三角

由胸锁乳突肌上份前缘、肩胛舌骨肌上腹和二腹肌后腹围成。其浅面的层次为：皮肤、浅筋膜、颈阔肌、颈深筋膜浅层，深面有椎前筋膜。内有颈总动脉及其分支、颈内静脉及其属支、末3对脑神经及淋巴结。

(四) 肌三角

肌三角位于颈前正中线、胸锁乳突肌下份前缘和肩胛舌骨肌上腹之间。其浅面结构依次为：皮肤、浅筋膜、颈阔肌、颈前静脉、皮神经以及颈深筋膜浅层，深面为椎前筋膜。内有舌骨下肌群、气管前筋膜、甲状腺、甲状旁腺、气管颈段、食管颈段等。

1. 甲状腺

(1) 形态与被膜：呈“H”形，分左、右两侧叶及其相连的甲状腺峡，气管前筋膜包绕形成甲状腺鞘，又称假被膜。甲状腺自身的外膜称甲状腺真被膜，即纤维囊。假被膜内侧增厚形成的甲状腺悬韧带使甲状腺两侧叶内侧和峡部后面连与甲状软骨、环状软骨以及气管软骨环，将甲状腺固定于喉及气管壁上。

（2）位置与毗邻：两侧叶位于喉与气管的前外侧，上端达甲状软骨的中部，下端至第 6 气管软骨，峡部位于 2 ~ 4 气管软骨的前方。左、右两侧叶的后内侧邻近喉与气管、咽与食管及喉返神经；侧叶的后外侧与颈动脉鞘及颈交感干相邻。

（3）甲状腺的动脉与喉的神经

1）甲状腺上动脉与喉上神经：结扎甲状腺上动脉的原则是紧贴甲状腺上极处进行，以免损伤外支以至声音低钝。

2）甲状腺下动脉与喉返神经：结扎甲状下动脉时，是尽可能远离甲状腺后方这一交叉点。有少数人（50%）存在甲状腺最下动脉，主要起自头臂干或主动脉弓，行于气管前，进入甲状腺峡。

（4）甲状腺的静脉：有 3 对，甲状腺上静脉、甲状腺中静脉、甲状腺下静脉。

2. 甲状旁腺为两对扁圆小体，呈棕黄色或淡红色。上对甲状旁腺一般位于甲状腺侧叶后面上、中 1/3 交界处；下对甲状旁腺可位于侧叶后方下 1/3 处。

3. 气管与食管的颈部

（1）气管颈部：上自环状软骨下缘，下平胸骨颈静脉切迹。由浅入深层次：①皮肤；②浅筋膜；③颈筋膜浅层、胸骨上间隙及其内的颈静脉弓；④舌骨下肌群；⑤气管前筋膜。

（2）食管颈部：上端向前平环状软骨，下端平颈静脉切迹。

二、测 试 题

（一）名词解释

1. 甲状腺悬韧带　2. 斜角肌间隙

（二）选择题

A 型题

1. 甲状腺的静脉有

A. 甲状腺上、下、最下静脉　B. 甲状腺上、中、下静脉　C. 甲状腺上、下静脉
D. 甲状腺中、下静脉　E. 甲状腺上、中静脉

2. Horner 综合征的出现，是因为甲状腺肿大压迫了

A. 喉上神经　B. 喉下神经　C. 喉返神经
D. 颈交感干　E. 迷走神经

3. 下颌下三角的内容主要有

A. 下颌下腺和舌下腺　B. 下颌下腺和舌咽神经
C. 下颌下腺、面动脉、舌下神经和舌神经　D. 下颌下腺、舌动脉和下牙槽神经
E. 下颌下腺、翼腭神经节和颏下淋巴结

X 型题

1. 甲状腺手术时，通过下述哪些层次到达甲状腺

A. 皮肤、浅筋膜　B. 颈筋膜浅层　C. 颈筋膜深层
D. 舌骨下肌群　E. 气管前筋膜

2. 关于甲状腺囊鞘间隙，下列叙述哪些是正确

A. 为真被膜与纤维囊之间的间隙　　B. 为假被膜与真被膜之间的间隙
C. 间隙内有甲状旁腺　　D. 间隙内有疏松结缔组织
E. 间隙内有甲状腺组织

（三）填空题

1. 二腹肌前腹的神经支配为________，二腹肌后腹的神经支配为________。
2. 颈鞘的结构排布关系，位于前外的是________，前内的是________，二者之间后方的是________。
3. 甲状腺大部分切除时，结扎甲状腺上动脉的原则是________；结扎甲状腺下动脉的原则是________。
4. 枕三角内有________神经通过，该神经支配________和________。

（四）简答题

1. 甲状腺的位置、形态及毗邻关系？
2. 颈动脉三角的构成及内容？

（五）论述题

1. 颈袢的构成、走行及其支配的肌肉？
2. 试述甲状腺手术与气管切开所经过层次，小儿气管切开应避免损伤哪些结构？

附参考答案

（一）名词解释

1. 甲状腺悬韧带是由甲状腺假被膜内侧增厚形成的，使甲状腺两侧叶内侧和峡部后面连与甲状软骨、环状软骨以及气管软骨环，将甲状腺固定于喉及气管壁上。当吞咽时，甲状腺可随喉的活动而上下移动。临床上以此作为判断是否甲状腺肿块的依据之一。

2. 斜角肌间隙是指前、中斜角肌与第一肋之间形成一呈三角形的间隙，内有锁骨下动脉和臂丛通过。

（二）选择题

A 型题

1. B　2. D　3. C

X 型题

1. ABDE　2. BCD

（三）填空题

1. 三叉神经，面神经　2. 颈内静脉，颈总动脉，迷走神经　3. 紧贴甲状腺上极，远离甲状腺下极　4. 副，胸锁乳突肌，斜方肌

（四）简答题

1. 甲状腺两侧叶位于喉与气管的前外侧，上端达甲状软骨的中部，下端至第 6 气管软骨。甲状腺峡部位于 2 ~4 气管软骨前方，呈“H”形，分左、右两侧叶及其相连的甲状腺峡。有的不发达；约有半数以上人有锥状叶。左、右两侧叶后内侧邻近喉与气管、咽与食管及喉返神经；侧叶后外侧与颈动脉鞘及颈交感干相邻。甲状腺肿大时，如向后内侧压迫喉与气管，可引起呼吸、吞咽困难和声音嘶哑；如向后外方压迫颈交感干时，可出现

Horner 综合征，即患者面部潮红、无汗、瞳孔缩小、眼裂变窄、上睑下垂及眼球内陷等。

2. 颈动脉三角由胸锁乳突肌上份前缘、肩胛舌骨肌上腹和二腹肌后腹围成。其浅面的层次为：皮肤、浅筋膜、颈阔肌、颈深筋膜浅层，深面有椎前筋膜。

有颈总动脉及其分支、颈内静脉及其属支、末 3 对脑神经及淋巴结。这些结构均位于二腹肌后腹的深面，相对位置关系大体是动脉在内，静脉在外，神经在中间。

（五）论述题

1. 颈袢由舌下神经分出的颈袢上根和颈丛 2、3 颈神经前支组成的颈袢下根联合而成。该袢位于颈动脉鞘浅面或鞘内、肩胛舌骨肌中间腱上缘附近，分支支配舌骨下肌群（甲状舌骨肌除外），由于神经从肌肉下部入肌肉，故离断肌腹时，应从中部切开，以免损伤肌支。

2. 甲状腺手术时由浅入深经过皮肤、浅筋膜、颈深筋膜浅层、舌骨下肌群及气管前筋膜；气管切开时由浅入深依次经过皮肤、浅筋膜、颈深筋膜浅层、胸骨上间隙及其内的静脉弓和舌骨下肌群和气管前筋膜。平第 2 ~ 4 气管软骨前方有甲状腺峡。峡的下方有甲状腺下静脉、甲状腺奇静脉。

小儿的胸腺、左头臂静脉和主动脉弓等，常高出胸骨颈静脉切迹，因此对小儿行气管切开术时，应注意不宜低于第 5 气管软骨，以免伤及上述结构。

三、案例分析

教材案例 2-2

1. 甲状腺；甲状腺悬韧带。

2. 气管、食管，压迫气管，气管狭窄。

3. 切口部位及层次　颈静脉切迹上方两横指处，顺皮纹横向呈弧形切开皮肤、浅筋膜及颈阔肌，切口两端稍超过胸锁乳突肌前缘，翻起皮瓣后，沿颈正中线分离颈深筋膜浅层，并横向切断两侧胸骨舌骨肌和胸骨甲状肌，再分离甲状腺假被膜及纤维囊，显露甲状腺。

4. 喉上神经，喉返神经，甲状腺最下动脉，甲状旁腺，颈袢。

5. 喉上神经，贴甲状腺上极。

6. 喉返神经，远离甲状腺下极。

（佳木斯大学　李艳君　田国忠）

第四节　胸锁乳突肌区

内容提要

（一）境界

胸锁乳突肌区是指该肌在颈部所在的区域。

（二）内容及毗邻

1. 颈袢由 $C_1 \sim C_3$ 前支的分支构成。C_1 部分纤维形成舌下神经降支，又名颈袢上根。C_2、C_3 发出颈袢下根。上、下两根在颈动脉鞘浅面合成颈袢。自袢发支支配肩胛舌骨肌、胸骨舌骨肌和胸骨甲状肌。甲状腺手术时，多平环状软骨切断舌骨下诸肌，可避免伤及神经。

2. 颈动脉鞘及其内容　颈动脉鞘内颈总动脉居后内侧，颈内静脉位于前外方，迷走神经行于二者之间的后方。

3. 颈丛由第1~4颈神经前支构成,位于胸锁乳突肌上部深面,其分支有皮支、肌支和隔神经。

4. 颈交感干由颈上、中、下交感神经节及其节间支组成。颈上神经节位于第2、3颈椎横突前方。颈中神经节位于颈动脉结节平面。颈下神经节与第1胸神经节融合成颈胸神经节,又名星状神经节,位于第1肋颈的前方。三个神经节均发出心支参与心丛的组成。

第五节 颈外侧区

内容提要

(一) 枕三角

1. 枕三角位于胸锁乳突肌后缘、斜方肌前缘与肩胛舌骨肌下腹上缘之间。

2. 内容及毗邻

(1) 副神经自颈静脉孔出颅后,在胸锁乳突肌后缘上、中1/3交点处进入枕三角,然后在斜方肌前缘中、下1/3交界处进入该肌。此段位置表浅,颈部淋巴结清除术时应避免损伤该神经。副神经支配胸锁乳突肌和斜方肌。

(2) 颈丛皮支在胸锁乳突肌后缘中点处穿出,分布于头、颈、胸前上部及肩上部的皮肤。臂丛分支有肩胛背神经、肩胛上神经,和胸长神经等。

(二) 锁骨上三角

1. 锁骨上三角又名锁骨上大窝。由胸锁乳突肌后缘、肩胛舌骨肌下腹和锁骨围成。

2. 内容及毗邻

(1) 锁骨下静脉在第1肋骨外侧缘续于腋静脉。与颈内静脉汇合成头臂静脉,二者间向上外开放的角,称为静脉角。胸导管和右淋巴导管分别注入左、右静脉角。

(2) 锁骨下动脉经斜角肌间隙进入此三角,走向腋窝。发出的分支有:肩胛背动脉,肩胛上动脉和颈横动脉。

(3) 臂丛由第5~8颈神经和第1胸神经的前支组成。臂丛的5个根形成上、中、下三个干,各干均分为前、后两股,根、干、股组成臂丛锁骨上部。锁骨中点上方,为锁骨上臂丛神经阻滞麻醉处。各股经锁骨中份的后下方进入腋窝,合成三束。

第六节 颈部淋巴结

一、内容提要

1. 颈上部淋巴结沿头、颈交界处排列,位置表浅,分为5组:枕淋巴结、乳突淋巴结、腮腺淋巴结、下颌下淋巴结和颏下淋巴结。

2. 颈前区的淋巴结,即颈前淋巴结,位于舌骨下方,两侧胸锁乳突肌、颈动脉鞘之间。分为浅、深两组。颈前深淋巴结位于颈部器官周围,分为4组:喉前淋巴结位、甲状腺淋巴结、气管前淋巴结和气管旁淋巴结。

3. 颈外侧区淋巴结,以颈筋膜浅层为界分浅、深两组。颈外侧浅淋巴结沿颈外静脉排列,输出管注入颈外侧深淋巴结。颈外侧深淋巴结主要沿颈内静脉排列,分上、下两群。

(1) 颈外侧上深淋巴结有颈内静脉前淋巴结、颈内静脉二腹肌淋巴结,输出管注入颈外侧下深淋巴结,或直接注入颈干。

(2)颈外侧下深淋巴结有颈内静脉肩胛舌骨肌淋巴结、锁骨上淋巴结等。颈外侧下深淋巴结输出管合成颈干,左侧注入胸导管,右侧注入右淋巴导管。

二、测 试 题

(一)名词解释

1. 颈袢 2. 颈动脉鞘 3. 静脉角 4. 锁骨上大窝

(二)选择题

A 型题

1. 副神经

A. 在胸锁乳突肌后缘上、中 1/3 交点处进入枕三角

B. 在胸锁乳突肌前缘上、中 1/3 交点处进入枕三角

C. 在胸锁乳突肌后缘中、下 1/3 交点处进入枕三角

D. 在胸锁乳突肌前缘中、下 1/3 交点处进入枕三角

E. 在胸锁乳突肌后缘中点处进入枕三角

2. 下列结构中不与颈动脉鞘内侧毗邻的结构是

A. 甲状腺侧叶　B. 喉与气管　C. 咽与食管

D. 喉返神经　E. 颈交感干

3. 关于臂丛的描述,错误的是

A. 由第 5 ~8 颈神经前支组成　B. 经斜角肌间隙、锁骨下动脉后上方入锁骨上三角

C. 第 5、6 颈神经前支合成上干　D. 第 7 颈神经前支延续为中干

E. 锁骨上部的分支有肩胛上神经,肩胛背神经和胸长神经

4. 不属于颈动脉鞘内的结构是

A. 颈总动脉　B. 颈外动脉　C. 颈内动脉

D. 颈内静脉　E. 迷走神经

5. 关于颈袢的描述,错误的是

A. 由颈袢上根和下根在肩胛舌骨肌中间腱上缘汇合而成

B. 颈袢上根随舌下神经走行

C. 由舌下神经和第 1 ~3 颈神经前支的纤维组成

D. 颈袢下根的纤维由第 2、3 颈神经前支的纤维组成

E. 发支支配肩胛舌骨肌、胸骨舌骨肌、胸骨甲状肌

6. 行于枕三角的神经是

A. 副神经　B. 舌咽神经　C. 迷走神经

D. 舌下神经　E. 膈神经

7. 下列关于斜角肌间隙的描述,正确的是

A. 由前、中、后斜角肌围成　B. 由前、中斜角肌和第 1 肋上面围成

C. 由中、后斜角肌和第 1 肋上面围成　D. 间隙内有锁骨下静脉和臂丛穿出

E. 间隙内有锁骨下动、静脉

8. 下列关于静脉角的描述,错误的是

A. 由颈内静脉与锁骨下静脉汇合形成的夹角
B. 位于锁骨上三角内
C. 锁骨下动脉行经其前方
D. 左静脉角有胸导管注入
E. 右静脉角有右淋巴导管注入

9. 下列关于颈交感干的描述,正确的是
A. 行走于气管食管沟内
B. 其深面为椎前筋膜
C. 在颈部只有与脊神经相连的交通支
D. 位于椎前筋膜深面
E. 其颈上神经节又名星状神经节

10. 下列关于颈部淋巴结的描述,错误的是
A. 颈前静脉周围有颈前浅淋巴结
B. 颈部淋巴结均沿颈部血管排列
C. 颈外静脉周围有颈外侧浅淋巴结
D. 颈内静脉周围有颈外侧深淋巴结
E. 肩胛舌骨肌下腹将颈外侧深淋巴结分为上下两群

11. 下列关于下颌下淋巴结的描述,正确的是
A. 位于下颌下三角内
B. 属于颈上淋巴结
C. 可收纳由颌下淋巴结引流的淋巴
D. 是眼、鼻、唇、舌、牙的局部淋巴结
E. 以上均正确

12. 舌尖部的癌首先转移至
A. 颈外侧浅淋巴结
B. Virchow 淋巴结
C. 锁骨上淋巴结
D. 颈内静脉二腹肌淋巴结
E. 颈内静脉肩胛舌骨肌淋巴结

13. 鼻咽癌首先转移至
A. 颈内静脉二腹肌淋巴结
B. 颈外侧浅淋巴结
C. Virchow 淋巴结
D. 锁骨上淋巴结
E. 颈内静脉肩胛舌骨肌淋巴结

X 型题

1. 胸锁乳突肌深面有
A. 颈动脉鞘
B. 颈袢
C. 副神经
D. 颈外静脉
E. 甲状腺上动脉

2. 自胸锁乳突肌后缘中点浅出的神经有
A. 面神经颈支
B. 枕小神经
C. 耳大神经
D. 副神经
E. 颈横神经

3. 颈袢
A. 由上根和下根在肩胛舌骨肌中间腱下缘汇合而成
B. 上根由第 1 颈神经前支的部分纤维组成
C. 下根由第 2、3 颈神经前支的纤维组成
D. 下根随舌下神经走行
E. 发支支配胸骨舌骨肌、肩胛舌骨肌和胸骨甲状肌

4. 颈交感干
A. 由颈上、中、下 3 个交感神经节及节间支组成
B. 走行于椎前筋膜的浅面
C. 颈上神经节位于第 4、5 颈椎横突前方
D. 颈中神经节位于第 6 颈椎横突前方
E. 颈下神经节多与第 1 胸神经节融合

5. 关于锁骨下动脉的描述,正确的是
A. 行于前斜角肌前面
B. 行于前斜角肌后面行

C. 行于椎前筋膜浅面　　D. 行于椎前筋膜深面

E. 其主要分支椎动脉、甲状颈干和胸廓内动脉等均起自其第 1 段

6. 经过锁骨下动静脉之间的结构有

A. 前斜角肌　　B. 膈神经　　C. 交感干

D. 迷走神经　　E. 喉返神经

7. Virchow 淋巴结

A. 又称颈内静脉二腹肌淋巴结　　B. 又称锁骨上淋巴结

C. 又称颈内静脉肩胛舌骨肌淋巴结　　D. 胃癌及食管下段癌常首先转移累及

E. 舌尖部癌首先转移累及

（三）填空题

1. 颈动脉鞘内的结构有________、________和________。

2. 颈丛由________组成，位于________深面。

3. 静脉角是________和________二者间向上外开放的角，左、右静脉角分别有________和________注入。

4. 枕三角位于________、________和________之间。

5. 锁骨上大窝内的主要结构有________、________和________。

6. 沿颈外静脉排列的淋巴结是________，沿颈内静脉排列的淋巴结是________。

（四）简答题

1. 简述颈动脉鞘的位置、形成和内容。

2. 简述颈袢的形成及分支支配。

（五）论述题

试述颈外侧深淋巴结的分群、位置及流注关系。

附参考答案

（一）名词解释

1. 颈袢由 $C_1 \sim C_3$ 前支的分支构成。C_1 部分纤维形成舌下神经降支，又名颈袢上根。C_2、C_3 发出颈袢下根。上、下两根在颈动脉鞘浅面合成颈袢。

2. 颈动脉鞘由包绕颈部大血管和迷走神经的颈筋膜构成，鞘内有颈总动脉、颈内动脉、颈内静脉和迷走神经。

3. 锁骨下静脉与颈内静脉汇合成头臂静脉，二者间向上外开放的角，称为静脉角。胸导管和右淋巴导管分别注入左、右静脉角。

4. 锁骨上三角又名锁骨上大窝。由胸锁乳突肌后缘、肩胛舌骨肌下腹和锁骨围成。

（二）选择题

A 型题

1. A　2. E　3. A　4. C　5. C　6. A　7. B　8. C　9. D　10. B　11. B　12. E　13. A

X 型题

1. ABC　2. BCE　3. BCE　4. ADE　5. BDE　6. ABD　7. BD

（三）填空题

1. 颈总动脉，颈内静脉，迷走神经　2. 由第 1 ~ 4 颈神经前支，胸锁乳突肌上部　3. 锁

骨下静脉,颈内静脉,胸导管,右淋巴导管 4. 胸锁乳突肌后缘,斜方肌前缘,肩胛舌骨肌下腹上缘 5. 锁骨下动脉,锁骨下静脉,臂丛 6. 颈外侧浅淋巴结,颈外侧深淋巴结

(四) 简答题

1. 颈动脉鞘由包绕颈部大血管和迷走神经的颈筋膜构成,位于甲状腺侧叶的后外侧,上自颅底,下续纵隔。鞘内有颈总动脉、颈内动脉、颈内静脉和迷走神经,静脉于动脉外侧,神经位于动脉和静脉的后方。

2. 颈袢由 $C_1 \sim C_3$ 前支的分支构成。C_1 部分纤维形成舌下神经降支,又名颈袢上根。C_2、C_3 发出颈袢下根。上、下两根在颈动脉鞘浅面合成颈袢。自袢发支支配肩胛舌骨肌、胸骨舌骨肌和胸骨甲状肌。

(五) 论述题

颈外侧深淋巴结主要沿颈内静脉排列成纵行的淋巴结群,上自颅底,下至颈根部。通常以肩胛舌骨肌下腹为界,分为上、下两群。

(1) 颈外侧上深淋巴结位于颈内静脉上段周围,包括颈内静脉前淋巴结和颈内静脉二腹肌淋巴结。收纳颈浅、腮腺、颏下、乳突、枕及肩胛上淋巴结引流的淋巴,也收纳咽、喉、甲状腺、气管、食管及舌根等的淋巴;输出管注入颈外侧下深淋巴结,或直接注入颈干。

(2) 颈外侧深下淋巴结位于肩胛舌骨肌下方,颈内静脉周围和颈横血管周围,又称锁骨上淋巴结,收纳颈深上淋巴结输出管及附近器官淋巴,是头颈部浅、深淋巴总汇合处。颈深下淋巴结位于左侧静脉角的淋巴结,称 Virchow 淋巴结,常为胃癌、食管癌转移的淋巴结之一。

(赣南医学院 李启华)

【颈部解剖与观察】

一、尸位与皮肤切口

尸体仰卧,使头部尽量后仰。颈部皮肤较薄,故切口要浅,以免损伤深层结构。切口:①沿下颌体下缘向两侧切至乳突;②沿颈前正中线,自颏部中点向胸骨颈静脉切迹中点处做正中切口;③沿锁骨向两侧切至肩峰。

二、解 剖 程 序

(一) 解剖浅层结构

1. 翻皮 紧贴颈阔肌表面将皮肤剥离翻向后,直至斜方肌前缘处,显露颈阔肌。该肌是浅筋膜中的结构,其表面无重要的血管和神经。

2. 沿锁骨切断颈阔肌,紧贴肌质深面向上翻起直达下颌体下缘处,在肌深面寻认面神经的颈支和下颌缘支。

3. 在胸锁乳突肌后缘中点附近的浅筋膜内,寻找由此浅出的颈丛皮支:①耳大神经沿胸锁乳突肌表面上行,至耳郭及腮腺区;②颈横神经沿该肌表面前行至颈前区;③枕小神经穿出点稍高,沿胸锁乳突肌后缘向后上方至枕区,注意勿伤及在该肌后缘处的副神经外支;④锁骨上神经从该肌后缘中点稍下方浅出,因起始段位置较深,可先在锁骨外侧2/3段上方的浅筋膜内寻找至胸前部和肩部的分支,再向上追踪主干。

4. 在颈正中线两侧的浅筋膜内,寻找颈前静脉,并追踪至穿入深筋膜处。于下颌角后方找到颈外静脉始段,从上向下修洁此静脉,可见其走向外下方,斜过胸锁乳突肌表面穿入深筋膜。在该静脉周围寻找颈外侧浅淋巴结,观察后摘除。

5. 剥除所有浅筋膜,修洁并观察颈深筋膜浅层。此筋膜从颈部前正中线起,向两侧覆盖于颈前区,并包绕舌骨下肌群,向后依次包裹胸锁乳突肌和斜方肌,向上连于舌骨体。

6. 在胸骨柄上方,水平切开颈深筋膜浅层,切口向两侧延长至胸锁乳突肌前缘,再转向上,沿该肌前缘切开 3 ~5 cm。将此筋膜瓣翻向上,显露胸骨上间隙。在此间隙内寻找连接左、右颈前静脉的颈静脉弓。

(二) 解剖舌骨上区

1. 剥除舌骨与下颌骨下缘间的颈深筋膜浅层,暴露舌骨上肌群三对浅肌:二腹肌、茎突舌骨肌和下颌舌骨肌。清理位于两侧二腹肌前腹间的颏下淋巴结。

2. 观察舌骨上区的两个三角

1)颏下三角:由左、右两侧二腹肌前腹和舌骨体围成。

2)下颌下三角:由二腹肌前、后腹和下颌体下缘围成。三角内除有被颈深筋膜浅层包裹的下颌下腺外,还有下颌下淋巴结和面血管,深部还有舌血管、舌下神经和舌神经等。

3. 解剖下颌下三角　清理下颌下淋巴结,显露下颌下腺,并在二腹肌后腹的深面寻找面动脉,追踪面动脉,经下颌下腺深面绕过下颌体下缘到面部。将下颌下腺翻向上,观察二腹肌中间腱,该腱借结缔组织附着于舌骨体。

4. 切断二腹肌前腹的起端,将该肌腹翻向外下,然后修洁下颌舌骨肌,并沿正中线及舌骨体切断该肌的附着点,将下颌舌骨肌翻向上,显露颏舌骨肌和舌骨舌肌,在舌骨舌肌表面寻认舌下神经。沿舌下神经向后上方追踪,试寻颈袢上根。

5. 在舌骨大角上方与舌下神经之间,寻找舌动脉及伴行静脉,舌动脉由舌骨舌肌后缘潜入其深面。在下颌下腺深部的前缘、舌骨舌肌表面寻找下颌下腺管,并寻认舌神经及其下方的下颌下神经节。舌神经先位于该管的后上方,而后向前经该管的外侧,勾绕该管至其内侧,分布于舌。

(三) 解剖舌骨下区和胸锁乳突肌区

舌骨下区是指位于两侧胸锁乳突肌前缘之间、舌骨以下的区域。该区含舌骨下肌群、甲状腺、喉、气管颈部、咽和食管颈部等器官,在气管及食管两侧,尚有颈动脉鞘及其周围的颈外侧深淋巴结、颈袢及颈袢上根。

1. 剥除舌骨下区和胸锁乳突肌表面的颈深筋膜浅层　在剥除筋膜时,注意保留颈丛诸皮支、颈外静脉及颈前静脉下段,并注意在舌骨下肌群各肌下份外侧缘的筋膜中,寻找由颈袢分出至各肌的神经,并向上追寻颈袢。解剖胸骨上间隙,自中部切断颈静脉弓。

2. 观察肌三角、颈动脉三角及胸锁乳突肌区的范围　肌三角由颈前正中线、胸锁乳突肌下份的前缘和肩胛舌骨肌上腹围成。颈动脉三角由胸锁乳突肌上份前缘、肩胛舌骨肌上腹和二腹肌后腹围成。胸锁乳突肌区系指由该肌所覆盖的部位。

3. 切断胸锁乳突肌的起始端,边分离边翻起此肌,翻至其上 1/3 的深面时,找出进入该肌的副神经外侧支和胸锁乳突肌动脉,分离其深部的肩胛舌骨肌中间腱。

4. 解剖舌骨下肌群　胸骨柄上缘处切断胸骨舌骨肌,连同其肌支向上翻转至舌骨;再修洁其深面胸骨甲状肌和甲状舌骨肌,并于胸骨甲状肌下端切断该肌,向上翻至甲状软骨。

5. 检查甲状腺及气管颈部表面的颈深筋膜中层,观察该筋膜包裹甲状腺形成的甲状腺鞘,即假被膜,观察甲状腺左、右侧叶形状及峡的位置;在峡上方,有时向上延伸一锥状叶。

6. 寻找甲状腺周围的血管和神经

(1) 在甲状腺侧叶的上极附近,找出甲状腺上动、静脉,并在其内后方,找出与其伴行的喉上神经外支,注意观察外支离开该动脉处距甲状腺上极的距离。沿甲状腺上动脉向上寻找喉上动脉及与其伴行的喉上神经内支,并追踪至穿入甲状舌骨膜处。

(2) 在甲状腺峡下方的气管前间隙内,寻找甲状腺最下动脉(多数缺如)及由甲状腺下静脉互相吻合形成的静脉丛。

(3) 在甲状腺侧叶外侧缘的中份,找出甲状腺中静脉,追踪至颈内静脉,观察后切断。将甲状腺侧叶翻向内侧,显露甲状腺侧叶后面,在腺的下极附近寻找进入腺体的甲状腺下动脉。在环甲关节后方或在食管与气管之间的旁沟内,找出喉返神经。注意观察左、右侧喉返神经在行程上的区别及其与甲状腺下动脉的交叉关系。

7. 在甲状腺前面切开甲状腺假被膜,翻开观察被覆于甲状腺实质表面的纤维囊,并注意假被膜在甲状腺侧叶后方逐渐增厚,附于喉软骨和上位气管软骨上形成甲状腺悬韧带。在甲状腺的假被膜内,甲状腺侧叶后面上、下部的结缔组织中,寻找甲状旁腺。

8. 注意保留颈袢及其分支,观察并清理颈动脉鞘的周围之颈外侧上深淋巴结群,颈外侧下深淋巴结留待以后查。

9. 沿着已经找到的颈袢分支,向上追寻颈袢。再由颈袢向上追寻来自舌下神经的颈袢上根及来自颈丛第2、3颈神经的颈袢下根。

10. 纵向切开颈动脉鞘,显露颈内静脉、颈内动脉、颈总动脉及血管后方的迷走神经,颈内静脉位于颈总动脉和颈内动脉的外侧。颈总动脉平甲状软骨上缘处,分为颈内动脉和颈外动脉。颈外动脉先位于颈内动脉的前内侧,后转至其外侧。颈总动脉末端和颈内动脉起始部,管壁膨大,形成颈动脉窦。

11. 修洁颈外动脉及其分支时,在颈外动脉起始部或颈总动脉末端的前壁上,找出甲状腺上动脉,并向前下方追踪至甲状腺侧叶上极。随后,沿着颈外动脉的前壁,在甲状腺上动脉起点处的稍上方,依次剥寻出舌动脉和面动脉,并追踪至二腹肌后腹的深面为止。

12. 寻找汇入颈内静脉的面静脉,并于二腹肌后腹下缘附近,在颈内动、静脉之间,颈外动脉外侧寻认舌下神经,追踪其至下颌下三角内,并沿颈袢上根向上追寻至舌下神经。

13. 清除已解剖过的颈动脉鞘 在前斜角肌表面的颈深筋膜深层深面,寻找自颈丛发出的膈神经。该神经由前斜角肌外缘的上份穿出,沿该肌表面向下降。

14. 向外牵拉颈部大血管及迷走神经,于颈椎体两侧,颈深筋膜深层深面,修洁颈交感干。在平第6颈椎高度,寻找颈中神经节。由此向上,沿交感干节间支追寻颈上神经节,该节位置较高,在第2~3颈椎横突前方。颈下神经节多与第1胸神经节融合成颈胸神经节。

(成都医学院 雍刘军)

第三章　上　　肢

【学习目标】

一、掌　　握

1. 上肢浅静脉的起止、行程及交通关系。
2. 腋腔前壁层次结构。
3. 腋鞘的内容物,腋动脉的分段、分支,臂丛的组成及分支。
4. 腋淋巴结的分群、位置、收纳和流注关系。
5. 肘窝的构成及其内容的毗邻关系。
6. 正中神经,尺神经和桡神经在手部的分布特点。
7. 掌浅弓、掌深弓的组成、分支及分布范围,掌心部的结构层次。
8. 手掌间隙和手背间隙的位置、境界与交通关系。

二、熟　　悉

1. 前臂前、后区血管神经束的位置及组成。
2. 掌腱膜和手指腱鞘。

三、了　　解

1. 上肢概述:境界、分部和分区,表面解剖、上肢的浅层结构。
2. 上肢的轴线与提携角。
3. 上肢各部骨筋膜鞘的组成及其内容,肩腱袖的概念。

第一节　概　　述

内容提要

上肢与颈、胸、背相连,分肩、臂、肘、前臂、腕和手。

上肢与颈部界线:锁骨上缘外1/3、肩峰至第七颈椎棘突连线;与胸部分界:三角肌前缘上份与腋前襞下缘中点连线;与背部分界:三角肌后缘上份与腋后襞下缘中点连线。

上肢浅层结构中头静脉、贵要静脉和肘正中静脉常用以进行静脉注射、取血或插心导管等。皮神经来自臂丛、颈丛和肋间神经。

第二节　肩　　部

内容提要

(一) 腋腔的构成

腋腔呈四棱锥形,有一顶、一底和四壁。

顶:锁骨中1/3、第1肋肩胛骨上缘。

底:皮肤、浅筋膜及腋筋膜。

前壁:胸大肌、胸小肌、锁骨下肌和锁胸筋膜。

后壁:肩胛骨、肩胛下肌、大圆肌、背阔肌;三边孔、四边孔及其穿经血管神经。

外侧壁:喙肱肌、肱二头肌及肱骨结节间沟。

内侧壁:前锯肌、上四位肋骨和肋间隙。

(二) 腋腔的内容

腋腔容纳腋动脉及其分支、腋静脉及其属支、臂丛及其分支、淋巴管和淋巴结、腋鞘和大量蜂窝组织等。

1. 腋动脉以胸小肌为界,分成三段,各段毗邻如表3-1。

表3-1 腋动脉各段毗邻与分支

	第一段	第二段	第三段
前方	胸大肌及其筋膜 锁骨下肌 锁胸筋膜及其传经结构	胸大肌及其筋膜 胸小肌及其筋膜	胸大肌及其筋膜 正中神经内侧根 旋肱前血管
后方	臂丛内侧束 胸长神经 前锯肌 第1肋间隙	臂丛后束 肩胛下肌	桡神经 腋神经 大圆肌肌腱 背阔肌 旋肱后血管
外侧	臂丛后束和外侧束	臂丛外侧束	正中神经外侧根 正中神经 肌皮神经 肱二头肌短头 喙肱肌
内侧	尖淋巴结 腋静脉 胸上血管	臂丛内侧束 腋静脉	尺神经 前臂内侧皮神经 腋静脉
分支	胸上动脉 胸肩峰动脉	胸外侧动脉	肩胛下动脉 旋肱前动脉 旋肱后动脉

2. 腋静脉位于腋动脉内侧,管壁与腋鞘、锁胸筋膜愈着,管腔保持扩张状态,一旦损伤容易发生空气栓塞。

3. 臂丛位于腋窝内部分是臂丛锁骨下部,重要分支如表3-2。

表 3-2 臂丛的重要分支与分布

<table>
<tr><th colspan="2">臂丛</th><th>分支名称</th><th>支配的肌肉</th></tr>
<tr><td colspan="2">锁骨上部</td><td>胸长神经</td><td>前锯肌</td></tr>
<tr><td rowspan="9">锁骨下部</td><td rowspan="3">外侧束</td><td>胸外侧神经</td><td>胸大肌</td></tr>
<tr><td>肌皮神经</td><td>臂前群肌(肱二头肌、肱肌、喙肱肌)</td></tr>
<tr><td>正中神经外侧根</td><td>旋前圆肌、桡侧腕屈肌、掌长肌、指浅屈肌、指深屈肌桡侧半;除拇收肌以外的鱼际肌,第1、2蚓状肌</td></tr>
<tr><td rowspan="2">内侧束</td><td>正中神经内侧根</td><td>深屈肌桡侧半;除拇收肌以外的鱼际肌,第1、2蚓状肌</td></tr>
<tr><td>尺神经</td><td>尺侧腕屈肌、指深屈肌尺侧半;拇收肌、小鱼际肌、第3-4蚓状肌、骨间肌</td></tr>
<tr><td rowspan="4">后束</td><td>腋神经</td><td>三角肌、小圆肌</td></tr>
<tr><td>桡神经</td><td>臂后群肌、前臂后群肌、肱桡肌</td></tr>
<tr><td>肩胛下神经</td><td>肩胛下肌、大圆肌</td></tr>
<tr><td>胸背神经</td><td>背阔肌</td></tr>
</table>

4. 腋淋巴结位于腋腔蜂窝组织中,沿腋血管分布,可分为五群,各群名称、位置、收纳范围和流注关系如表3-3。

表 3-3 腋淋巴结的位置、收纳范围和流注方向

名称	位置	收纳范围	流注方向
外侧淋巴结	沿腋静脉远侧段排列	上肢的淋巴	中央淋巴结、尖淋巴结
胸肌淋巴结	位胸外侧血管周围	胸外侧壁、乳房外侧部的淋巴	中央淋巴结、尖淋巴结
肩胛下淋巴结	沿肩胛下血管排列	背部、肩部和胸后壁的淋巴	中央淋巴结、尖淋巴结
中央淋巴结	在腋窝底的蜂窝组织中	上述三群淋巴结的输出管	尖淋巴结
尖淋巴结	沿腋静脉近侧段排列	上述四群淋巴结的输出管	锁骨下干→胸导管或右淋巴导管

临床意义:当乳腺癌手术清除腋淋巴结时,应注意保护邻近的神经。若胸长神经损伤,前锯肌瘫痪,导致“翼状肩”;若胸背神经损伤,导致背阔肌瘫痪。

5. 腋鞘也称颈腋管,由椎前筋膜延续包裹腋血管和臂丛而成。锁骨下臂丛麻醉,需将药液注入腋鞘。

6. 腋窝蜂窝组织为填充于腋血管、淋巴结及臂丛之间的疏松结缔组织。

第三节 臂 部

内容提要

肱骨肌管又称桡神经管,由肱三头肌与肱骨桡神经沟共同构成自内上向外下绕肱骨干后外侧面的管道,内有桡神经及肱深血管。肱骨中段骨折易伤及桡神经,致前臂伸肌障碍、腕下垂。

第四节 肘 部

一、内容提要

(一) 肘窝的境界

外侧界:肱桡肌

内侧界:旋前圆肌

上界:肱骨内、外上髁的连线

窝底:肱肌(内侧)和旋后肌(外侧)

窝顶:深筋膜和肱二头肌腱膜

(二) 肘窝的主要内容

从桡侧到尺侧依次为桡神经、肱二头肌腱、肱动脉和肱静脉、正中神经。

二、测　试　题

(一) 名词解释

1. 提携角　2. 锁胸筋膜　3. 三边孔　4. 四边孔　5. 腋鞘　6. 肌腱袖　7. 肱骨肌管　8. 肘窝

(二) 选择题

A 型题

1. 上肢提携角的构成是

A. 上肢轴线与臂轴线所成的角

B. 上肢肘线与前臂轴线所成的角

C. 臂轴与前臂轴线成角的补角

D. 肱骨与桡骨轴线成角的补角

E. 此角正常大于30°或小于10°

2. 暴露腋动脉第3段的层次依次为

A. 皮肤、胸小肌及其筋膜

B. 皮肤、浅筋膜

C. 皮肤、胸大肌及其筋膜

D. 皮肤、胸大肌及腋筋膜

E. 皮肤、浅筋膜、胸大肌及腋筋膜、腋鞘

3. 沿腋静脉远侧端排列的淋巴结是

A. 外侧淋巴结　B. 胸肌淋巴结　C. 肩胛下淋巴结　D. 中央淋巴结　E. 尖淋巴结

4. 正中神经

A. 起自臂丛后束,位于腋动脉外侧

B. 起自臂丛内侧束,位于腋动脉内侧

C. 起自臂丛内、外侧束、位于腋动脉外侧

D. 在臂部与肱深血管伴行

E. 在肘窝位于肱动脉外侧

5. 肌皮神经

A. 起自臂丛内侧束

B. 支配肱三头肌

C. 穿过肱二头肌

D. 穿过喙肱肌,支配臂肌前群

E. 与肱深血管伴行

6. 胸长神经

A. 与胸肩峰血管伴行

B. 与肩胛下血管伴行

C. 支配胸大、小肌

D. 与旋肱后血管伴行,支配三角肌

E. 在胸外侧血管后方,支配前锯肌

7. 腋神经

A. 起自臂丛外侧束,与旋肱前动脉伴行

B. 与肱深血管伴行,穿肱骨肌管

C. 与旋肩胛动脉伴行,穿三边孔

D. 与旋肱后血管伴行,穿三边孔

E. 与旋肱后血管伴行,穿四边孔

8. 桡神经
A. 起自臂丛后束，穿喙肱肌
B. 起自臂丛后束，穿肱二头肌
C. 起自臂丛外侧束，支配肱二头肌
D. 起自臂丛后束，支配三角肌
E. 穿肱骨肌管与肱深血管伴行
9. 肱动脉
A. 在臂中份从后方与正中神经交叉
B. 行于肱二头肌外侧沟
C. 与桡神经全长伴行
D. 在臂部发两个侧支
E. 穿肱骨肌管下行
10. 不经肱二头肌内侧沟的是
A. 肱血管　B. 贵要静脉　C. 桡神经　D. 正中神经　E. 尺神经
11. 肱骨内、外上髁及尺骨鹰嘴
A. 屈肘时，三者成一等腰三角形
B. 屈肘时，三者成一直线
C. 伸肘时，三者成一等腰三角形
D. 伸肘时，三者成一直线
E. 肱骨内上髁较外上髁为高不易摸到
12. 肘窝
A. 尖由旋前圆肌与肱肌围成
B. 窝顶由肱二头肌腱膜与肘深筋膜构成
C. 窝底为肱二头肌
D. 有尺神经通过
E. 有桡神经通过
13. 在肘窝内，肱二头肌腱内侧有
A. 肱动脉及其两条伴行静脉
B. 尺神经
C. 前臂内侧皮神经
D. 尺侧上副动脉
E. 肱深血管
14. 肱二头肌腱膜深面通过的有
A. 尺神经、血管
B. 正中神经与肱血管
C. 桡神经与肱深血管
D. 肘正中静脉
E. 前臂内侧皮神经
15. 沿胸外侧血管排列的腋淋巴结是
A. 尖淋巴结　B. 中央淋巴结　C. 外侧淋巴结　D. 肩胛下淋巴结　E. 胸肌淋巴结
16. 三边孔和四边孔的共同上界是
A. 小圆肌和肩胛下肌
B. 大圆肌和肩胛下肌
C. 小圆肌和大圆肌
D. 小圆肌和背阔肌
E. 大圆肌和背阔肌
17. 不参与构成肌腱袖的是
A. 冈上肌腱　B. 冈下肌腱　C. 大圆肌腱　D. 小圆肌腱　E. 肩胛下肌腱

X 型题

1. 肱骨外科颈骨折易发生
A. 正中神经和肱深血管损伤
B. 腋神经及旋肱后血管损伤
C. 尺神经与肱深血管损伤
D. 肩不能外展，三角肌萎缩，形成方肩
E. 桡神经和肱深血管损伤
2. 腋动脉与肱动脉
A. 自第 1 肋外侧缘至桡骨颈平面
B. 大圆肌下缘为两动脉的分界
C. 二动脉供血给肩部、臂、肘、前臂与手部
D. 全长与桡神经伴行

E. 全长与两条静脉伴行

3. 腋窝上口

A. 是上肢与颈根部的通路　　B. 腋鞘经上口与气管前筋膜相续连

C. 有腋血管及臂丛通过　　D. 由锁骨内侧 1/3，第 1 肋和肩胛骨上缘围成

E. 锁胸筋膜参与围成

4. 腋鞘

A. 是椎前筋膜的延续　　B. 包绕腋神经、腋血管

C. 包绕臂丛　　D. 锁骨下麻醉需将药液注入鞘内

E. 腋鞘与邻近区域的感染可相互蔓延

5. 下列关于肘后骨性标志的描述，正确的是

A. 肘关节伸直时，肱骨内、外上髁连线经过尺骨鹰嘴

B. 肱骨内上髁是测量臂长的标志

C. 肱骨外上髁后方有桡神经通过

D. 肱骨内上髁后方有尺神经通过

E. 屈肘 90°，肱骨外上髁、桡骨头和尺骨鹰嘴尖端连成一尖向前的三角形

6. 关于上肢浅静脉的描述，正确的是

A. 头静脉在尺骨茎突后方起于手背静脉网

B. 贵要静脉起于手背静脉网，行于臂部和前臂的内侧面

C. 头静脉最后注入腋静脉

D. 贵要静脉经胸大肌三角肌沟内走行

E. 肘正中静脉在肘关节附近连接头静脉和贵要静脉

7. 关于胸背神经的描述，正确的是

A. 为臂丛分支　　B. 在背阔肌的表面走行　　C. 与同名动脉伴行

D. 肩胛下淋巴结常位其周围　　E. 穿三边孔至背阔肌表面

8. 肱骨中段骨折时，易发生

A. 合并桡神经和肱深动脉损伤　　B. 不能伸腕、伸指

C. 臂后群肌瘫痪，肘关节呈屈曲位，不能伸肘

D. 抬前臂时因前臂伸肌瘫痪呈垂腕状态

E. 感觉障碍以手背第 1、2 掌骨间皮肤最为明显

9. 可致"方肩"畸形的原因有

A. 肩关节脱位　　B. 桡神经高位损伤　　C. 肌皮神经高位损伤

D. 腋神经损伤　　E. 胸长神经损伤

（三）填空题

1. 腋窝的上口是由________、________和________围成。

2. 到达腋动脉第 1 段的层次依次为________、________、________、________、________。

3. 沿胸外侧血管排列的淋巴结是________，收纳________、________、________和________的淋巴，输出管注入________和________。

4. 测量血压时，听诊位置的标志是________。

5. 肱动脉在________下缘处续腋动脉，沿________沟下行，越过________、________和

________的前方,约在________平面分为________和________两终支。

6. 穿锁胸筋膜的结构有________、________和________。

7. 肩胛动脉网主要由________、________和________的分支相互吻合而成。

8. 在行程中,有一段贴近肱骨的神经是________、________、________。

9. 上肢外展90°时,掌心向上,腋、肱动脉的投影是从________至________的连续;臂长是由________至________;前臂长是由________至________。

10. 肘外侧三角是指屈肘时________、________和________三点连成的三角形。

(四) 简答题

1. 简述在胸小肌上缘能观察到的结构。

2. 简述肩胛动脉网的构成和临床意义。

3. 以肱二头肌腱及其腱膜为标志,简述其周围神经血管的局部位置关系。

4. 以旋前圆肌为标志,简述其周围神经血管的位置。

5. 为什么临床常在肘窝处进行静脉注射?

6. 简述肘关节动脉网的组成。

(五) 论述题

1. 试述腋窝的内容,腋动脉分段分支及其与臂丛的毗邻关系。

2. 以肱二头肌内、外侧沟为标志,试述臂部有关血管、神经的位置及意义。

3. 请解释肱骨外科颈骨折、肱骨中份骨折导致骨折近、远端移位和可能损伤的神经。

(六) 案例分析题

1. 患者,男,38岁,油漆工。在天花板上刷涂料时,突感右肩和右臂刺痛。医生检查发现,患者右上肢上举超过肩部时,右腕处桡动脉搏动减弱;患者手上举几分钟后,出现右臂刺痛、肩周围疼痛、上肢浅静脉扩张、手发绀。诊断:右肩关节过度外展综合征。试分析之。

2. 患者,女,46岁。在治疗乳腺癌的手术中,切除了右腋窝区的淋巴结。几周后,上肢做伸展运动时,右侧肩胛骨突出;抬右手臂梳头困难;以双手推墙时,右侧肩胛骨的内侧缘翘起,呈"翼状肩"。试分析之。

3. 患者,男,15岁。摔倒(右肘着地)后右肘剧痛而就医。体检发现患者右手指和手掌内侧缘对针扎无反应,右手指夹不住纸片。X正侧位片示:右肱骨内上髁骨折。试分析之。

附参考答案

(一) 名词解释

1. 肘关节伸直,前臂处于旋后位时,臂轴与前臂轴形成向外开放的钝角,其补角称提携角。

2. 锁胸筋膜位于锁骨下肌、胸小肌和喙突之间的胸部深筋膜,呈三角形。有头静脉、胸肩峰血管和胸外侧神经穿过。

3. 三边孔位于腋窝后壁,上界为肩胛下肌和小圆肌,下界为大圆肌,外侧界为肱三头肌长头。内有旋肩胛血管通过。

4. 四边孔位于腋窝后壁,上界为肩胛下肌和小圆肌,下界为大圆肌,内侧界为肱三头肌长头,外侧界为肱骨外科颈。内有腋神经及旋肱后血管通过。

5. 腋鞘是指由椎前筋膜向下外延续,包绕臂丛及腋血管而形成的筋膜鞘。锁骨下臂丛麻醉,须将药液注入此鞘内。

6. 肌腱袖又称肩袖。由冈上肌、冈下肌,小圆肌和肩胛下肌的腱性部,在肩关节囊周围连成腱板,围绕肩关节的前、后和上方,并与关节囊愈着,对肩关节起稳定作用。当肩关节扭伤或脱位时,可致肌腱袖破裂。

7. 肱骨肌管又称桡神经管,在臂后面,由肱三头肌与肱骨桡神经沟共同构成一个自内上向外下绕肱骨干后外侧面的管道。管内通过桡神经及肱深血管。

8. 肘窝是肘前区略呈三角形凹陷,上界为肱骨内、外上髁的连线,下外侧界为肱桡肌,下内侧界为旋前圆肌,顶由浅入深依次为皮肤、浅筋膜、深筋膜和肱二头肌腱膜,底为肱肌、旋后肌和肘关节囊。内有肱二头肌腱,肱血管,桡、尺血管,正中神经,桡神经和肘深淋巴结。

（二）选择题

A 型题

1. C 2. E 3. A 4. C 5. D 6. E 7. E 8. E 9. A 10. C 11. A 12. B 13. A 14. B 15. E 16. A 17. C

X 型题

1. BD 2. ABC 3. AC 4. ACDE 5. ADE 6. BCE 7. ABCD 8. ABDE 9. AD

（三）填空题

1. 锁骨中份 1/3,第 1 肋,肩胛骨上缘 2. 皮肤,浅筋膜,胸大肌及其筋膜,锁胸筋膜,腋鞘 3. 胸肌淋巴结,胸前外侧壁,脐以上腹壁,乳房外侧部,中央部,中央淋巴结和尖淋巴结 4. 肱二头肌腱膜与肱二头肌腱交界处 5. 掌长肌腱,尺神经,尺血管,指浅、深屈肌腱,拇长屈肌腱,正中神经 6. 大圆肌,肱二头肌内侧,喙肱肌,肱三头肌长头,肱肌,桡骨颈,桡动脉,尺动脉 7. 头静脉,胸肩峰动脉,胸外侧神经 8. 肩胛上动脉,肩胛背动脉,旋肩胛动脉 9. 锁骨中线,肘前横纹中点远侧 2cm,肩峰,肱骨外上髁,肱骨外上髁,桡骨茎突 10. 肱骨外上髁,桡骨头,尺骨鹰嘴尖端

（四）简答题

1. 在胸小肌上缘能观察到的结构包括:腋动脉第 1 段、胸上动脉、胸肩峰动脉、腋静脉、臂丛、腋淋巴结尖群、锁胸筋膜及穿经的头静脉,胸肩峰血管,胸内侧、外侧神经。

2. 肩胛动脉网由肩胛上动脉、肩胛背动脉和旋肩胛动脉构成。三条动脉的分支彼此吻合,是肩部重要的侧支循环途径,当腋动脉血流受阻时,该动脉网仍可维持上肢血供。一般结扎腋动脉的适宜部位在肩胛下动脉起点上方或结扎锁骨下动脉第 3 段。

3. 肱二头肌腱及其腱膜的周围组织包括:①肱二头肌腱内侧的结构,肱动脉和两条伴行静脉及桡、尺血管,正中神经,肘深淋巴结。肱动脉于桡骨颈平面分为桡、尺两动脉;正中神经位于肱动脉内侧;肘深淋巴结位肱动脉分叉处。②肱二头肌腱外侧的结构,前臂外侧皮神经位于肱二头肌腱外侧;桡神经位于肱肌的外侧,即肱肌和肱桡肌之间的沟内。③肘正中静脉、贵要静脉上段和前臂内侧皮神经常于肱二头肌腱膜浅面经过。桡动脉越过肱二头肌腱表面斜向外下。

4. 旋前圆肌周围神经血管包括:①旋前圆肌近止点浅面有桡血管和桡神经浅支经过(神经在外侧)。②旋前圆肌浅、深两头之间有正中神经穿过。③旋前圆肌深面有尺血管经过。

5. 肘前浅筋膜内有头静脉、贵要静脉和肘正中静脉。这些静脉管径粗大,位置表浅,比较固定,其深面有肱二头肌腱膜与深层神经血管隔开。故临床常在肘窝处进行静脉注射。

6. 肘关节动脉网由桡侧副动脉、尺侧上副动脉、尺侧下副动脉、尺侧返动脉、桡侧返动

脉、中副动脉和骨间返动脉吻合而成。在结扎肱深动脉发出点以下的肱动脉时，血液可通过肘关节动脉网建立丰富的侧支循环。

（五）论述题

1. 腋窝内除大量疏松结缔组织外，主要有：①腋动脉及其分支；②腋静脉及其属支；③臂丛及其分支；④腋淋巴结群。腋动脉以胸小肌为标志分为三段：第一段，从第1肋外侧缘至胸小肌上缘，分支有胸上动脉和胸肩峰动脉。第二段位胸小肌后方，分支有胸外侧动脉。第三段位胸小肌下缘至大圆肌下缘，分支有肩胛下动脉、旋肱前动脉和旋肱后动脉。

腋动脉和臂丛的关系极为密切：腋动脉第一段的后方为内侧束，外侧为外侧束和后束。腋动脉第二段的后方为后束，内侧为内侧束，外侧为外侧束。腋动脉第三段的前方为正中神经的内侧根，外侧为正中神经外侧根及正中神经、肌皮神经，内侧为尺神经、前臂内侧皮神经，后方为桡神经和腋神经。

2. 在肱二头肌内侧沟有贵要静脉、前臂内侧皮神经、肱动脉本干及与它伴行的两条肱静脉、正中神经，尺神经。正中神经伴随肱动脉行于肱二头肌内侧沟中，在臂上部位动脉的外侧或前外侧，于臂中部跨越动脉前方至其内侧。

在肱二头肌外侧沟浅筋膜里有头静脉、前臂外侧皮神经。

在肱骨中点附近，许多结构在此转换位置。如贵要静脉穿入深筋膜；尺神经离开肱动脉穿过内侧肌间隔到臂后区；桡神经从臂后区穿过外侧肌间隔到臂前区；正中神经在此水平跨过肱动脉前方，由动脉外侧转到内侧。肱骨中点（相当于三角肌止点处），可作为寻找这些神经血管的重要标志。

由于肱动脉行于肱二头肌内侧沟，位置浅表，故在整个行程中均可触及，但因在臂上份动脉行于肱骨内侧，故向外侧压时才能触及，在臂下份动脉行于肱骨前方，需向后压才能触及。

3. 肱骨外科颈是肱骨中上段最为薄弱处，该处骨折，近侧端由于冈上肌、冈下肌和小圆肌的牵拉，呈外展外旋位；远侧端由于胸大肌和大圆肌的牵拉，呈内收内旋位。因腋神经紧贴肱骨外科颈后方，故易损伤。

肱骨中份因暴力损伤骨折时，如骨折处在三角肌止点以上，近端受胸大肌、背阔肌和大圆肌牵拉，呈内收位，远端受三角肌牵拉而向外上方错位。如骨折处在三角肌止点以下，近端由于三角肌、喙肱肌和冈上肌的牵拉，向前外上方移位，远侧端受肱二头肌和肱三头肌的牵拉向上错位。由于桡神经沟位于肱骨中份，故肱骨中份骨折易使桡神经受损。

（六）案例分析题

1. 腋窝内有臂丛及其分支、腋动脉及其分支、腋静脉及其属支、腋淋巴结群和疏松结缔组织。本病例为右肩关节过度外展，导致右侧腋动脉远端和臂丛各分支受压，引起右臂刺痛、肩关节疼痛、桡动脉搏动减弱等。患者，油漆工，上肢举过头顶粉刷天花板时，锁骨呈向上、向后各约30°的改变，腋动脉、腋静脉和臂丛分支随之扭转，可呈约90°向上角，此时的腋动脉、腋静脉和臂丛分支可在下列部位受压：

（1）胸小肌腱和肩胛骨喙突下。

（2）第一肋与锁骨之间的肋锁间隙。

（3）外展、外旋的肱骨头。

压迫腋动脉：桡动脉搏动减弱，供血不足导致手发绀。

压迫腋静脉：上肢浅静脉扩张。

压迫腋神经:整个肩及臂感觉异常并且手臂外展减弱。

2. 胸长神经紧贴胸侧壁下行支配前锯肌,前锯肌紧贴胸廓外侧壁,以肌齿起自第1~8肋外面,肌束斜向后上,止于肩胛骨内侧缘。前锯肌收缩时拉肩胛骨向前,使肩胛骨紧贴胸廓,下部肌束拉肩胛骨下角外旋,协助举臂。当举臂过肩时,前锯肌可有力协助斜方肌使肩胛骨向外上旋转。患者在手术切除腋窝淋巴结时,胸长神经被损伤,导致前锯肌瘫痪,肩胛骨向外上旋转能力减弱,影响臂的上举运动,导致梳头困难。当医生让患者用手推墙时,由于前锯肌瘫痪,肩胛骨内侧缘翘起,形成"翼状肩"。

3. 尺神经发自臂丛内侧束,沿肱二头肌内侧沟下行至臂中部转后下,在肱骨内上髁后方的尺神经沟行走并进入前臂,在尺侧腕屈肌深面与指深屈肌之间下行,在腕关节上方约5cm处,发出尺神经手背支,本干经豌豆骨外侧分为浅、深支入手掌。

尺神经在臂部无分支,在前臂发出肌支支配尺侧腕屈肌和指深屈肌尺侧半。手背支支配手背尺侧半和尺侧两个半手指指背的皮肤感觉,浅支支配小鱼际和尺侧一个半手指掌面皮肤的感觉,深支支配小鱼际肌、拇收肌、骨间肌及第三、四蚓状肌。

患者摔倒时右肘部着地,造成右侧肱骨的内上髁骨折,在肱骨内上髁后方尺神经沟内的尺神经受损,导致尺神经分布区感觉异常,右手指和手掌内侧缘对针扎没有反应。由于尺神经受损,拇收肌和骨间掌侧肌瘫痪,不能使手指内收,因而夹不住纸片。

三、案例分析

教材案例3-1

臂丛上干由第5和第6颈神经的前支组成,这些前支参与构成腋神经、肌皮神经和桡神经,支配的肌肉有三角肌、肱二头肌、喙肱肌、肱肌、肱桡肌、冈上肌、冈下肌、小圆肌和旋后肌。其中三角肌和冈上肌使肩关节外展,肱二头肌和喙肱肌能屈肩关节,冈上肌和小圆肌使肩关节旋外。因此,这些肌肉瘫痪导致右肩关节不能屈、展和旋外运动。肱二头肌、肱肌和喙肱肌是屈肘关节的主要肌肉,三者肌肉的损伤致右肘关节屈曲困难。由于旋后肌和肱二头肌的瘫痪,导致前臂不能旋后,而前臂旋前的肌力相对增强,使前臂位于旋前位。

腋神经、肌皮神经和桡神经含有感觉纤维。腋神经分支臂外侧上皮神经分布于臂外侧上部皮肤;桡神经分支臂外侧下皮神经分布于臂外侧下部皮肤;肌皮神经分出前臂外侧皮神经分布于前臂外侧部皮肤。当臂丛上干损伤时,走行于这些神经中的感觉纤维可同时受损。因此,患者右上肢外侧皮肤痛觉缺失。

(福建医科大学 王 玮 赵小贞)

第五节 前 臂

一、内容提要

前臂分为前臂前区和前臂后区两部分,以尺、桡骨和前臂骨间膜为界。

(一) 前臂前区

1. 浅层结构 皮肤较薄,移动性较大。浅筋膜内有浅静脉、皮神经和淋巴结等结构。

2. 深层结构 由前臂前区的深筋膜,向深部发出内、外侧肌间隔,与尺骨、前臂骨间膜、桡骨共同围成前臂前骨筋膜鞘。鞘内有前臂的前群肌 9 块，桡、尺侧血管神经束，骨间前血管神经束和正中血管神经束等。前臂远侧 1/4 段有潜在的前臂屈肌后间隙，位于指深屈肌、拇长屈肌和旋前方肌之间，经腕管手掌的掌中间隙相通。

（二）前臂后区

1. 浅层结构　皮肤稍厚，移动性较小。浅筋膜内浅静脉不发达，为头静脉和贵要静脉的属支。

2. 深层结构　由前臂后区深筋膜与前臂内、外侧肌间隔、尺骨、桡骨和前臂骨间膜共同围成前臂后骨筋膜鞘。鞘内有前臂后群肌 10 块和骨间后血管神经束等。

二、测　试　题

（一）名词解释

1. 前臂前、后骨筋膜鞘　2. 前臂屈肌后间隙

（二）选择题

A 型题

1. 关于桡血管神经束的描述，错误的是

A. 由桡血管和桡神经浅支构成

B. 在前臂上部，桡动脉位于肱桡肌和桡侧腕屈肌之间

C. 在前臂下部，桡动脉位于肱桡肌腱和桡侧腕屈肌腱之间

D. 桡神经浅支在前臂上 1/3 部，与内侧的桡血管距离较远

E. 在前臂中部，桡血管神经束走行于指浅屈肌与拇长屈肌的掌侧

2. 不属于前臂前骨筋膜鞘内容的是

A. 尺血管神经束　B. 拇长屈肌和指深屈肌

C. 正中神经　D. 桡血管和桡神经深支

E. 旋前方肌和旋前圆肌

3. 关于前臂屈肌后间隙的描述，错误的是

A. 位于前臂前区的远侧 1/4 段　B. 向远侧经腕管与鱼际间隙相交通

C. 前界为拇长屈肌腱和指深屈肌腱　D. 后界为旋前方肌

E. 内侧界为尺侧腕屈肌和前臂筋膜

4. 前臂后区手术的安全入路在

A. 桡侧腕长伸肌外缘　B. 尺侧腕伸肌外缘

C. 肱桡肌内侧缘　D. 指伸肌与桡侧腕（长、短）伸肌之间

E. 桡侧腕长、短伸肌腱之间

5. 关于尺血管神经束的描述，错误的是

A. 由尺血管和尺神经构成

B. 在前臂上段，尺神经和尺血管分离，神经位于血管尺侧

C. 在前臂远侧，经屈肌支持带的深面进入手掌

D. 尺静脉伴行于尺动脉的两侧

E. 在前臂中下段，尺血管神经束走行于指深屈肌和尺侧腕屈肌之间

6. 关于桡动脉的描述，错误的是

A. 于腕前区外侧份可触及其搏动
B. 在前臂近侧1/3段位于肱桡肌与旋前圆肌之间
C. 在前臂中1/3段与桡神经浅支伴行
D. 在前臂远侧1/3段位于桡侧腕屈肌腱尺侧
E. 于鼻烟壶处可触及其搏动
7. 关于尺动脉的描述，错误的是
A. 尺动脉经旋前圆肌深面行向内下
B. 在前臂近侧1/3段位于指浅屈肌深面
C. 在前臂远侧1/3段位于尺侧腕屈肌腱的桡侧缘
D. 在前臂近侧1/3段伴行于尺神经的尺侧
E. 远侧经屈肌支持带浅面、豌豆骨桡侧入手掌
8. 关于正中血管神经束的描述，错误的是
A. 由正中神经和同名血管构成
B. 在前臂中1/3段，位于指浅、深屈肌之间
C. 在前臂远1/3段，位于桡侧腕屈肌腱和掌长肌腱之间
D. 正中动脉发自骨间总动脉　　E. 指浅屈肌由正中神经支配

X型题

1. 有关桡血管神经束的描述，正确的是
A. 桡动脉近侧段走行于肱桡肌与旋前圆肌之间
B. 桡神经浅支位于肱桡肌深面，并发支支配该肌
C. 桡动脉远侧1/3段位于肱桡肌腱与桡侧腕屈肌腱之间
D. 在前臂中、下1/3交界处，桡神经浅支经桡侧腕屈肌腱深侧转至前臂后区
E. 由桡血管和桡神经浅支构成
2. 关于正中血管神经束的描述，正确的是
A. 由正中神经和同名血管构成　　B. 正中动脉来自骨间总动脉
C. 在前臂远侧1/3段，位于桡侧腕屈肌腱与掌长肌腱之间
D. 在前臂中1/3段，位于指浅、深屈肌之间
E. 以上均正确
3. 关于尺血管神经束的描述，正确的是
A. 经屈肌支持带的深面进入手掌
B. 在前臂上1/3段，尺神经位于尺血管的桡侧
C. 由尺血管和尺神经构成
D. 有双条尺静脉伴行于尺动脉的两侧
E. 在前臂，发肌支支配尺侧腕屈肌和指深屈肌尺侧半
4. 参与前臂骨筋膜鞘构成的结构有
A. 前臂骨间膜　B. 桡骨　C. 尺骨　D. 前臂深筋膜　E. 前臂内、外侧肌间隔
5. 位于臂后骨筋膜鞘内的结构有
A. 肱三头肌　　B. 肱深血管　　C. 桡神经
D. 肱骨肌管　　E. 尺神经臂下段

(三) 填空题

1. 在前臂上部,桡动脉位于________和________之间;在前臂下部,桡动脉位于________和________之间。在腕部,掌侧位置表浅,表面仅覆以________、________和________。

2. 正中神经在前臂前区穿________和________间,向下进入________深面。在前臂中1/3 段,位于________与________间。在前臂远侧 1/3 段,位于________与________间。

3. 尺动脉穿________深面行向内下,经________肌深面,至腕部位于________与________之间下行,经________入手掌。

4. 前臂屈肌后间隙在前臂前区远侧________处,位于________、________深面和________浅面之间,该间隙向远侧经________与________相交通。

(四) 简答题

1. 简述桡血管神经束的组成、走行及其相互位置关系?
2. 简述尺血管神经束的组成、走行及其相互位置关系?
3. 简述前臂前骨筋膜鞘的构成及内容?
4. 简述前臂屈肌后间隙的位置、构成、交通及临床意义?

(五) 论述题

前臂骨折在临床上常见,根据所学解剖学知识回答以下有关尺、桡骨骨折的问题。

(1) 当尺、桡骨同时受到暴力冲击或扭转性暴力时,尺、桡骨骨折线的表现怎样?
(2) 若直接或间接暴力可致尺骨上段 1/3 骨折,常合并桡骨头脱位,其骨折形式有哪些?
(3) 解释桡、尺骨骨折后其近、远断端的典型移位情况。
(4) 当手掌突然受外力冲击时, 为何多发生 Colles 骨折?
(5) 为何小儿易发生桡骨小头半脱位?

附参考答案

(一) 名词解释

1. 前臂前、后骨筋膜鞘　前臂深筋膜发出前臂内、外侧肌间隔,分别从前臂内、外侧缘深入到前臂内外侧、前后肌群之间,附着于尺、桡骨。臂深筋膜、前臂内、外侧肌间隔、尺、桡骨及前臂骨间膜共同围成前、后两个骨筋膜鞘。前方者为前臂前骨筋膜鞘。鞘内含有前臂前群肌,桡尺血管神经束,骨间前血管神经束和正中血管神经束等;前臂后骨筋膜鞘内含有前臂后群肌、骨间后神经血管束等。

2. 前臂屈肌后间隙　在前臂前区远侧 1/4 段,指深屈肌腱、拇长屈肌腱及其腱鞘的深面和旋前方肌浅面之间存在的潜在的疏松结缔组织间隙,称为前臂屈肌后间隙。其内、外侧界分别为尺、桡侧腕屈肌和前臂深筋膜。该间隙向远侧经腕管与手掌中间隙相交通。两个间隙感染时,炎症可相互蔓延。

(二) 选择题

A 型题

1. B　2. D　3. B　4. D　5. C　6. D　7. D　8. D

X 型题

1. ACE　2. ACD　3. CDE　4. ABCDE　5. ABCDE

（三）填空题

1. 肱桡肌，旋前圆肌，肱桡肌腱，桡侧腕屈肌腱，皮肤，浅筋膜，深筋膜 2. 旋前圆肌肱骨头，尺骨头，指浅屈肌，指浅屈肌，指深屈肌，桡侧腕屈肌腱，掌长肌腱 3. 旋前圆肌，指浅屈肌，尺侧腕屈肌腱，指浅深屈肌腱，腕尺侧管 4. 1/4，指深屈肌腱，拇长屈肌腱，旋前方肌，腕管，掌中间隙

（四）简答题

1. 桡血管神经束的组成、走行及其相互位置关系？

（1）组成：由桡动脉、桡静脉和桡神经浅支组成。

（2）走行及位置关系：走行于肱桡肌的内侧或深面。①桡动脉的两侧有两条同名的伴行静脉。在前臂上部桡血管位于肱桡肌和旋前圆肌之间，在前臂下部桡血管位于肱桡肌腱和桡侧腕屈肌腱之间；②桡神经浅支沿肱桡肌的深面、桡血管的外侧下行。在前臂上1/3部两者相距较远，在前臂中1/3段两者伴行于肱桡肌和桡侧腕屈肌之间，在前臂中、下1/3交界处两者又分开。桡神经的浅支经肱桡肌腱的深面转向背侧，经拇长展肌、拇短伸肌的浅面到达腕背，再下行至手背。

2. 简述尺血管神经束的组成、走行及其相互位置关系？

（1）组成：由尺动脉、尺静脉和尺神经组成。

（2）走行及位置关系：①尺动脉的两侧有同名静脉伴行。尺血管经旋前圆肌尺头的深面、指浅屈肌深面、至尺侧腕屈肌与指深屈肌之间下行，并经腕尺侧管进入手掌；②尺神经走行于尺血管的内侧。在前臂上段两者相距较远，在前臂中、下段两者靠近，相伴而行，并经腕尺侧管进入手掌。

3. 详述前臂前骨筋膜鞘的构成及内容？

（1）构成：由前臂前部深筋膜、前臂内侧和外侧肌间隔、桡骨、尺骨及前臂骨间膜共同构成。

（2）内容：有前臂前群肌（即肱桡肌、旋前圆肌、桡侧腕屈肌、掌长肌、尺侧腕屈肌、指浅屈肌、指深屈肌、拇长屈肌和旋前方肌）、桡血管神经束（桡动脉、桡静脉、桡神经浅支）、尺血管神经束（尺动脉、尺静脉、尺神经）、骨间前血管神经束（正中神经发出的骨间前神经、骨间总动脉发出的骨间前动脉、骨间前静脉）和正中神经等。

4. 简述前臂屈肌后间隙的位置、构成、交通及临床意义？

（1）位置及构成：位于前臂前区远侧1/4段。前面为指深屈肌腱和拇长屈肌腱，后方为旋前方肌，内、外侧界分别为尺侧腕屈肌、桡侧腕屈肌和前臂深筋膜。

（2）交通及临床意义：此间隙向远侧可经腕管与掌中间隙相通，两个间隙感染时可相互蔓延。

（五）论述题

（1）当尺、桡骨同时受到暴力冲击时，冲击处可发生尺、桡骨同一平面的横断性骨折或粉碎性骨折；跌倒时手着地，身体重力沿桡骨干向近侧端传导，可发生桡骨上1/2横断性骨折或短斜状骨折及尺骨下1/2骨折。当前臂受到扭转性暴力时，可发生尺、桡骨螺旋形骨折或斜骨折，骨折线大多从尺侧内上方斜向桡侧外下方，两骨骨折方向一致。

（2）可分伸直型和屈曲型两种。①伸直型：跌倒时肘关节伸直、前臂旋后位、手掌着地，引起尺骨上1/3骨折，断端向前或桡侧成角，桡骨头向前脱位；②屈曲型：较少见，跌倒时肘关

节屈曲、前臂旋前位、手掌着地、引起尺骨上1/3骨折。断端向后成角，桡骨头向后脱位。

(3) 尺骨中段骨折，近侧端由于肱肌牵拉而向前上抬起；远侧端因旋前方肌作用而偏向桡侧。桡骨中段骨折，骨折线在旋前圆肌止点以下，则桡骨近侧端受旋前圆肌作用和旋后肌；肱二头肌的旋后作用互相对抗牵拉，处于中间位，故移位不明显；但骨折远侧端由于旋前方肌的作用而旋转。骨折线在旋前圆肌止点以上，则桡骨近侧端受旋后肌和肱二头肌的牵拉，而呈旋后位，并稍屈曲；远侧端则因旋前圆肌和旋前方肌的作用而旋前。

(4) 此骨折多见于壮年和老年，多数为女性，骨折部位常发生于桡骨下端3cm范围内。由于桡骨下端逐渐变宽增粗，骨松质增多，骨密质较薄弱，当手掌突然触地，身体重力经前臂往下传递，而手掌触地后反作用力上冲，两者之力相持引起桡骨下端骨折，患肢出现远端骨折段移向背桡侧的典型移位，即Colles骨折。复位时除纠正上述变形外，还应矫正桡骨下端关节面的角度：下端关节面正常向掌侧倾斜10°~15°，向尺侧倾斜凹20°~25°，方可恢复腕部的正常运动功能。

(5) 在肘关节内有桡骨环状韧带，位于桡骨环状关节面周围，两端附着于尺骨桡切迹前、后缘，与尺骨桡切迹共同构成一个上口大下口小的骨纤维环，容纳桡骨头，防止桡骨头脱出。小儿4岁前，桡骨头还在发育之中，环状韧带松弛，当肘关节在伸直位前臂受到猛力牵拉时，桡骨头被环状韧带卡住，或部分环状韧带被夹在肱桡关节间，形成桡骨小头半脱位。

（海南医学院　马志健）

第六节　腕　和　手

一、内容提要

（一）腕和手的体表标志

1. 骨性标志　尺骨茎突，桡骨茎突，豌豆骨，桡骨背侧结节。

2. 腱性隆起　腕前区有桡侧腕屈肌腱、掌长肌腱、尺侧腕屈肌腱；指浅屈肌腱位于掌长肌腱和尺侧腕屈肌腱之间。手背有指伸肌腱、拇长伸肌腱、拇短伸肌腱和拇长展肌腱；其中，拇长展肌腱、拇短伸肌腱与拇长伸肌腱及桡骨茎突在手背外侧形成解剖学“鼻烟窝”。

3. 皮纹　腕前区有腕远侧横纹、腕中间横纹和腕近侧横纹。手掌有掌远侧纹、掌中纹和掌近侧纹。手指掌侧有指近纹、指中纹和指远纹，拇指只有指近纹和指远纹。

（二）腕前区和手掌

1. 浅层结构　腕前区的皮肤与浅筋膜薄而松弛，移动性较大。掌部皮肤厚、紧张而坚韧，无毛囊及皮脂腺，但汗腺丰富。掌心的浅筋膜致密，纤维隔穿行于其间将皮肤与掌腱膜相连；尺神经掌支、正中神经掌支和桡神经浅支分别分布于掌内侧1/3、外侧2/3和鱼际外侧部皮肤，彼此间分布互有重叠。

2. 腕前区的深层结构

(1) 腕前区深筋膜：为前臂深筋膜在腕前区的延续，分为浅、深两层。

1) 腕掌侧韧带：为腕部深筋膜浅层，两侧与腕背侧的伸肌支持带相延续。

2) 腕横韧带(屈肌支持带)：是腕部深筋膜深层，其尺侧端附于豌豆骨和钩骨钩，桡侧端附于手舟骨和大多角骨结节，横架于腕骨沟之上。

(2) 尺侧腕管：屈肌支持带尺侧附着于豌豆骨和钩骨钩，其与腕掌侧韧带远侧部共同构成尺侧腕管,管内有尺神经和尺动、静脉通过。

(3) 桡侧腕管:屈肌支持带在桡侧分两层附着于手舟骨结节和大多角骨结节两层之间形成桡侧腕管,管内有桡侧腕屈肌腱及其腱鞘通过。

(4) 腕管:由屈肌支持带和腕骨沟共同构成,管内有拇长屈肌腱及拇长屈肌腱鞘,指浅、深屈肌腱的8条肌腱及包被这8条肌腱的屈肌总腱鞘,以及正中神经通过。屈肌总腱鞘常与小指指滑膜鞘相通。拇长屈肌腱鞘一直延续到拇指的末节,与拇指的指滑膜鞘相通。

在腕横韧带的浅面,由桡侧向尺侧通行的结构有:桡血管、桡侧腕屈肌腱、掌长肌腱、尺血管和尺神经。

3. 手掌的深层结构

(1) 手掌的深筋膜:分浅、深两层。

1) 浅层:覆盖鱼际(鱼际筋膜)、小鱼际肌(小鱼际筋膜)和掌心部指浅屈肌腱的表面(掌腱膜)。掌腱膜略呈三角形,其顶端向近侧附着于腕横韧带的掌面,并与掌长肌腱相连;向远侧形成:①腱前束,为掌腱膜向远侧分成的四条纵行纤维束带。②横束,为纵行的腱前束深面的横行纤维。③指蹼间隙(联合孔),在掌腱膜远端,即三角形底部的指蹼皮下,由横形的掌浅横韧带与相邻的腱前束、近侧的横束围成。指蹼间隙向近侧与掌间隙交通,向远侧经蚓状肌管达指背,向掌侧达手掌皮下,向背侧达手背皮下。

2) 深层:覆盖于各掌骨及骨间肌前方的部分,称骨间掌侧筋膜;覆盖于拇收肌表面的部分,称拇收肌筋膜。

(2) 骨筋膜鞘及其内容:由掌腱膜两侧缘向深面发出掌外侧肌间隔和掌内侧肌间隔,分别附于第一和第五掌骨,围成三个骨筋膜鞘,即外侧鞘、中间鞘和内侧鞘。此外,掌外侧隔发出一片斜向深面附于第三掌骨的筋膜隔,称掌中隔。

1) 外侧鞘(鱼际鞘):由鱼际筋膜、掌外侧肌间隔和第1掌骨围成,内含拇短展肌、拇短屈肌、拇对掌肌、拇长屈肌腱及其腱鞘,以及到拇指的血管和神经等。

2) 中间鞘:由掌腱膜与掌内、外侧肌间隔,骨间掌侧筋膜和拇收肌筋膜围成,内有指浅、深屈肌腱及屈肌总腱鞘、蚓状肌及掌浅弓和指血管、神经等。

3) 内侧鞘(小鱼际鞘):由小鱼际筋膜、掌内侧肌间隔和第5掌骨围成。内有小指展肌、小指短屈肌、小指对掌肌和至小指的血管、神经。

(3) 血管、神经

1) 掌浅弓:由尺动脉的终支和桡动脉的掌浅支吻合而成,位于掌腱膜和指屈肌腱及屈肌总腱鞘、蚓状肌之间。分支有:1条小指尺掌侧动脉,分布于小指尺侧缘;3条指掌侧总动脉,至指蹼间隙处各分两条指掌侧固有动脉,分布于相邻两指相对缘皮肤。

2) 掌深弓:由桡动脉的终支和尺动脉的掌深支吻合而成,位于骨间掌侧肌与骨间掌侧筋膜之间;分支有3条掌心动脉,至掌指关节处,与相应的指掌侧总动脉吻合。

3) 尺神经:在豌豆骨外下方分为浅、深两支。浅支分布于手掌尺侧1/3及尺侧一个半手指的皮肤;深支伴掌深弓,分支支配小鱼际肌、第3、4蚓状肌、拇收肌和所有骨间肌。深支经豌豆骨与钩骨间的一段位置表浅,易受损伤而出现"爪形手"。

4) 正中神经:穿腕管入手掌后,即分为外侧支和内侧支。外侧支先发出一返支(支配除拇收肌外的鱼际肌),再分成3条指掌侧固有神经;内侧支发出的2条指掌侧总神经下行至指蹼间隙,掌指关节附近,每条又分为2支指掌侧固有神经;7条指掌侧固有神经伴同名动、静脉,分布于桡侧三个半手指掌侧及第2、3指和第4指桡侧中、远节背侧的皮肤。正中神经还发肌支支配第1、2蚓状肌。

（4）筋膜间隙：位于掌中间鞘深部，被掌中隔分成内侧的掌中间隙和外侧的鱼际间隙。

1）掌中间隙：其前界为掌中隔的后部、第3～5指屈肌腱和第2～4蚓状肌；后界为第3～4掌骨、骨间掌侧肌及其表面的骨间掌侧筋膜；内侧界为掌内侧肌间隔；外侧界为掌中隔。此间隙向近侧达屈肌总腱鞘的深面，经腕管可通前臂屈肌后间隙；向远侧，沿第2～4蚓状肌管可与第2～4指蹼间隙相通，进而可通达第3～5指指背和手背。

2）鱼际间隙：前界为掌中隔前部、示指屈肌腱和第1蚓状肌；后界为拇收肌筋膜；内侧界为掌中隔后部；外侧界为掌外侧肌间隔。近端为盲端；远端经第1蚓状肌管与示指背面相通。

（三）腕后区和手背

1. 浅层结构　皮肤薄而柔软，浅筋膜移动度较大，浅静脉丰富，相互吻合成手背静脉网。手背静脉网于桡侧向上延续为头静脉，于尺侧向上延续为贵要静脉。桡神经浅支与尺神经手背支分别分布于手背桡侧半和尺侧半皮肤。桡神经浅支发出的指背神经分布于第1指指背、第2指近节指背、第3指近节指背桡侧半的皮肤；尺神经手背支发出的指背神经分布于尺侧一个半指指背和第4、3指近节指背相对缘的皮肤。

2. 深层结构

（1）伸肌支持带（腕背侧韧带）：内侧附着于尺骨茎突和三角骨，外侧附着于桡骨远端外侧缘。此韧带向深面发出5个纤维隔，附着于桡、尺骨背面，形成6个骨纤维管道。有9条前臂伸肌肌腱及其腱鞘通过，从桡侧向尺侧依次为：①拇长展肌和拇短伸肌腱及其腱鞘；②桡侧腕长、短伸肌腱及其腱鞘；③拇长伸肌腱及其腱鞘；④指伸肌与示指伸肌腱及其腱鞘；⑤小指伸肌腱及其腱鞘；⑥尺侧腕伸肌腱及其腱鞘。

（2）手背深筋膜：分浅、深两层。

1）手背腱膜：手背深筋膜浅层与指伸肌腱结合，形成手背腱膜。

2）骨间背侧筋膜：手背深筋膜深层覆盖在第2～5掌骨及第2～4骨间背侧肌表面，称为骨间背侧筋膜。

（3）手背筋膜间隙

1）手背皮下间隙：位于手背浅筋膜与手背腱膜之间。

2）手背腱膜下间隙：位于手背腱膜与骨间背侧筋膜之间。

两个间隙常彼此交通，当手背感染时可互相扩散，使整个手背肿胀明显。

（4）指伸肌腱：在手背有4条，分别走向第2～5指，并在近节指骨底移行为指背腱膜。在接近掌骨头处，各腱之间被3束斜行的腱纤维束连结，称为腱间结合。

（四）手指

1. 浅层结构　手指掌侧皮肤厚于背侧，指腹处神经末梢和血管特别丰富。浅筋膜将皮肤连于指屈肌腱鞘。在指横纹处，无皮下组织，皮肤与腱鞘直接相连。当刺伤感染时，常导致腱鞘炎。

（1）指髓间隙：位于远节指骨远侧4/5的皮肤和骨膜之间。结构特点：为指端的密闭间隙；许多纤维隔连于远节指骨骨膜和指腹皮肤之间，将指腹的脂肪分成许多小叶，内有血管和神经末梢分布；当指端感染，局部压力较高，血管和神经末梢受压，引起剧烈疼痛，甚至可导致远节指骨远侧部坏死。

（2）手指血管、神经：每个手指均有4束血管神经（指掌侧固有血管神经、指背血管神经)，分别位于手指掌面、背面与侧面交界线上。临床上作手指手术，切口应在手指侧面中线上进行，以免损伤血管神经束。切口不宜超过指间关节，以免形成瘢痕，影响手指功能。

2. 深层结构

(1) 指屈肌腱：指浅屈肌腱向远侧分为两股，附着于中节指骨的侧缘，两股之间形成腱裂孔；指深屈肌腱走行于指浅屈肌腱的深面，穿出腱裂孔后，止于远节指骨底。指浅屈肌主要屈近侧指间关节，指深屈肌主要屈远侧指间关节。

(2) 指腱鞘：由两部分组成。

1) 腱纤维鞘：由手指深筋膜增厚而成，附着于指骨及关节囊的两侧，形成一骨纤维性管道，对肌腱起约束、支持和滑车作用，以增强肌的拉力。

2) 腱滑膜鞘：位于腱纤维鞘内，由滑膜构成，分脏、壁两层。鞘的脏层包被于肌腱表面，壁层贴附于腱纤维鞘的内面和骨表面；腱滑膜鞘两端密闭。第 2 ~4 指腱滑膜鞘从远节指骨底向近侧延伸，达掌指关节近侧。拇指和小指的滑膜鞘常分别与桡侧囊和尺侧囊相通。

(3) 指伸肌腱：指伸肌腱越过掌骨头后，向两侧扩展形成指背腱膜，又向远侧分为三束：中间束止于中节指骨底；两侧束在中节指背侧合并后止于末节指骨底。侧束近侧有骨间肌腱参与，中间部有蚓状肌腱加强。

二、测　试　题

(一) 名词解释

1. 解剖学“鼻烟窝”　2. 腕管　3. 尺侧腕管　4. 鱼际鞘　5. 掌中间隙　6. 指蹼间隙　7. 指髓间隙

(二) 选择题

A 型题

1. 解剖学“鼻烟窝”

A. 尺侧为拇短伸肌腱　B 桡侧为拇长伸肌腱　C. 尺侧为拇长展肌腱
D. 近侧为桡骨背侧结节　E. 窝底可触及桡动脉搏动及手舟骨

2. 鱼际间隙

A. 位于拇收肌筋膜的后方　B. 在鱼际鞘内　C. 内有掌浅弓
D. 向近侧，经腕管可通前臂屈肌后间隙　E. 位于掌中间鞘内，掌中隔的桡侧

3. 掌中间隙

A. 位于屈肌总腱鞘的深面，掌中隔的尺侧　B. 位于屈肌总腱鞘与掌腱膜之间
C. 内有掌浅弓　D. 内有掌深弓
E. 向远侧可经第 1 蚓状肌管通向第 2 指指背

4. 支配拇收肌的神经是

A. 尺神经　B. 桡神经　C. 正中神经　D. 腋神经　E. 肌皮神经

5. 患者主诉右手桡侧 3 个半手指发麻，夜间痛醒，医生检查后认为是通过腕管的神经受损，该神经为

A. 桡神经深支　B 桡神经浅支　C. 尺神经手背支　D. 正中神经　E. 尺神经

6. 虎口区皮肤感觉由何神经支配

A. 正中神经　B. 桡神经　C. 肌皮神经　D. 尺神经　E. 前臂外侧皮神经

7. 触摸桡动脉的骨性标志是

A. 豌豆骨 B. 桡骨粗隆 C. 桡骨茎突 D. 鹰嘴 E. 肱骨内上髁

8. 贵要静脉

A. 起于手背静脉网的内侧端 B. 在前臂与前臂外侧皮神经伴行

C. 在肘窝处穿过深筋膜汇入肱静脉 D. 在臂部行走于肱二头肌外侧沟内

E. 最后汇入锁骨下静脉

9. 关于小鱼际鞘的描述,正确的是

A. 前界为掌腱膜 B. 外侧界为掌中隔

C. 后界为骨间掌侧筋膜 D. 内有第4蚓状肌

E. 内有小指展肌、小指短屈肌和小指对掌肌

10. 有关桡侧腕管的描述,正确的是

A. 内有桡神经穿行 B. 内有拇长屈肌腱穿行

C. 内有正中神经穿行 D. 由腕掌侧韧带和屈肌支持带围成

E. 由屈肌支持带在桡侧所分成的两层围成

11. 小指滑膜鞘感染,常可蔓延至

A. 环指滑膜鞘 B. 拇长屈肌腱鞘 C. 拇指滑膜鞘

D. 屈肌总腱鞘 E. 中指滑膜鞘

12. 下列关于掌中间隙、鱼际间隙的叙述,何者错误

A. 两间隙都位于掌中间鞘 B. 两间隙向远侧都通向蚓状肌管

C. 两间隙近侧都通前臂屈肌后间隙 D. 两间隙邻接处有重叠现象

E. 两间隙前界均有指屈肌腱及蚓状肌通行

13. 关于掌浅弓的描述,正确的是

A. 位于屈肌总腱鞘的深面 B. 位于掌腱膜的深面

C. 由桡动脉终支与尺动脉浅支构成 D. 由弓的凸侧发出掌心动脉

E. 位于指浅、深屈肌腱之间

14. 关于掌深弓的描述,正确的是

A. 由尺动脉终支与桡动脉深支构成 B. 由弓的凸侧发出三条指掌侧总动脉

C. 位于掌中间隙内 D. 位于骨间掌侧筋膜与骨间肌之间

E. 由弓的凸侧发出一条小指尺掌侧总动脉

15. 患者,男性, 19岁, 右腕扭伤后疼痛并向环指、小指放射近1年。查体:右手皮肤正常, 尺侧一个半手指掌侧皮肤感觉稍迟钝;叩击尺侧腕管处有过电感, 压迫尺侧腕管时, 疼痛并向环指、小指放射;强力屈腕时症状加重。右手腕正侧位拍片未见异常。诊断: 右尺侧腕管综合征。如不予治疗,病情继续加重,可能导致

A. “猿掌” B.“垂腕” C.“爪形手”

D. 第1~4蚓状肌萎缩 E. 尺侧腕屈肌萎缩

X型题

1. 关于正中神经返支,正确的为

A. 大部分在屈肌支持带下方起于正中神经的桡侧

B. 勾绕拇短屈肌内侧缘,并经其浅面行向上外方进入拇短展肌深面

C. 若损伤,拇指出现不能内收

D. 若损伤,拇指出现不能对掌　　E. 体表定位为鱼际肌内侧缘中点

2. 正中神经在腕部损伤,出现

A. 鱼际萎缩　　B. 拇指不能对掌　　C. 拇指不能伸

D. 拇指屈力减弱　　E. 拇指外展力减弱

3. 手部滑膜鞘炎症扩散的途径,可通过下列哪些解剖位置关系来解释

A. 第2～4指滑膜鞘常各自独立存在

B. 小指腱滑膜鞘常延续至手掌,并与尺侧囊相通

C. 拇长屈肌的滑膜鞘常延续至手掌,并与桡侧囊相通

D. 桡侧囊和尺侧囊在屈肌支持带的深方伸入腕部

E. 桡侧囊和尺侧囊在大部分人相互交通

4. 经腕横韧带浅面通过的结构为

A. 正中神经　　B. 尺神经　　C. 掌长肌肌腱　　D. 尺动脉　　E. 指浅屈肌腱

5. 伸肌支持带深面通过的主要结构有

A. 拇长展肌和拇短伸肌腱及其腱鞘

B. 桡侧腕长伸肌和桡侧腕短伸肌腱及其腱鞘

C. 拇长伸肌腱及其腱鞘

D. 指伸肌和示指伸肌腱及其腱鞘

E. 小指伸肌腱及其腱鞘,以及尺侧腕伸肌腱及其腱鞘

(三) 填空题

1. 指浅屈肌腱向远侧分两股,向远侧附着于________,主要屈手指的________关节;指深屈肌腱走行于指浅屈肌腱深面,穿出腱裂孔后,止于________,主要屈手指的________关节。

2. 桡侧腕管内通行的结构是________;尺侧腕管内通行的结构为________。

3. 支配手部骨间肌的神经是________,支配第1、2蚓状肌的神经是________,支配拇收肌的神经是________。

(四) 简答题

1. 简述鱼际间隙的边界及交通关系。

2. 手背筋膜间隙是怎样围成的?

3. 经过腕横韧带浅面和深面的结构分别有哪些?

4. 简述手掌由浅入深的层次。

(五) 论述题

1. 试述手掌骨筋膜鞘的构成及其内容。

2. 试述手部皮肤和肌肉的神经支配。

3. 试述指腱鞘的结构。

(六) 案例分析题

患者,男性,15岁,学生,家住农村。患者被玻璃划伤右手小指中节以远部位,随即被送至所在地的镇医院诊治;医生予以清创缝合处理,术后伤口Ⅰ期愈合。但受伤2周后,患者偶然发现伤指末节不能自主屈曲,遂到所在地的县医院就诊;检查发现患者右小指末节指骨不能屈曲,近节和中节指骨屈曲正常,X线片显示患者右小指指骨正常。你认为患者右小指的什么结构受到了损伤?如何处理?

附参考答案

（一）名词解释

1. 解剖学“鼻烟窝”位于伸肌支持带和桡骨茎突的远侧，拇短伸肌腱和拇长伸肌腱之间；当伸拇指时，形成三角形凹陷。桡神经手背支和头静脉的属支跨过其浅面；窝的深面有桡动脉斜行越过，窝底有手舟骨和大多角骨。舟骨骨折时此处出现肿胀和明显压痛；此处是切开拇伸肌腱鞘和结扎桡动脉的理想径路。

2. 腕管位于腕掌侧，是屈肌支持带和腕骨沟共同构成的骨筋膜鞘。管内有拇长屈肌腱及拇长屈肌腱鞘，指浅、深屈肌腱的 8 条肌腱及屈肌总腱鞘，以及正中神经通过。屈肌总腱鞘向远侧常与小指指滑膜鞘相通。拇长屈肌腱鞘常向远侧延续，与拇指的指滑膜鞘相通。正中神经在腕管内受压可导致“腕管综合征”。

3. 尺侧腕管是在腕前区尺侧，由浅层的腕掌侧韧带的远侧部与深层的屈肌支持带所形成的间隙。尺神经、尺动脉和尺静脉通过尺侧腕管进入手掌。尺神经在管内受压可导致“尺侧腕管综合征”。

4. 鱼际鞘又称外侧鞘，由鱼际筋膜、掌外侧肌间隔和第一掌骨围成。内有鱼际肌（拇收肌除外）、拇长屈肌腱及其膜鞘，以及到拇指的血管、神经等。

5. 掌中间隙位于掌中间鞘的内侧半。前界为第 3～5 指的屈肌腱、屈肌总腱鞘及第 2～4 蚓状肌，后界是骨间掌侧筋膜，外侧以掌中隔与鱼际间隙为界，内侧是掌内侧间隔。向近侧经腕管与前臂屈肌后间隙相通，向远侧经蚓状肌管达指蹼间隙，并与指背和手背相交通。掌中间隙感染时，可经上述途径向近侧和远侧蔓延。

6. 指蹼间隙指蹼间隙又称联合孔，在第 2～5 指间掌骨头处，由位于指蹼深面的掌浅横韧带与掌腱膜的纵、横纤维束所围成，是手指血管、神经等出入的部位，又是手掌、手背与手指三者间的通道。

7. 指髓间隙又称指髓，位于远节指骨远侧 4/5 段掌侧的皮肤与骨膜之间。间隙两侧、掌面和各指末端都是致密的皮肤，近侧有纤维隔连于指远纹的皮下和指深屈肌腱末端，将指髓封闭成一个密闭的间隙。皮肤和远节指骨的骨膜之间有纤维隔相连，将指腹的脂肪分成小叶，内有血管和神经末梢分布。炎症时宜早期切开减压，以防末节指骨坏死。

（二）选择题

A 型题

1. E　2. E　3. A　4. A　5. D　6. B　7. C　8. A　9. E　10. E　11. D　12. C　13. B　14. D　15. C

X 型题

1. ABDE　2. ABDE　3. ABCD　4. BCD　5. ABCDE

（三）填空题

1. 中节指骨底的两侧，近侧指间关节，远节指骨底，远侧指间关节　2. 桡侧腕屈肌腱及其腱鞘，尺神经和尺动、静脉　3. 尺神经，正中神经，尺神经

（四）简答题

1. 鱼际间隙位于掌中间鞘桡侧的深面。前界为掌中隔的前部、示指屈肌腱和第 1 蚓状肌；后界为拇收肌筋膜；内侧界为掌中隔的后部；外侧界为掌外侧肌间隔。鱼际间隙的近侧

是封闭的盲端,向远侧可经第 1 蚓状肌管通向第 2 指指背。

2. 手背深筋膜分为浅、深两层。浅层即手背腱膜,是伸肌支持带的延续,并与伸肌肌腱结合,两侧分别附着于第 2、5 掌骨;深层为骨间背侧筋膜,由覆盖在第 2 ~ 5 掌骨及第 2 ~ 4 骨间背侧肌表面形成。手背浅筋膜与手背腱膜之间的间隙,称为手背皮下间隙;手背腱膜与骨间背侧筋膜之间的间隙,称为手背腱膜下间隙。二者常有交通,感染可相互蔓延。

3. 经过腕横韧带浅面的结构,由桡侧向尺侧依次为:桡血管、桡侧腕屈肌腱、掌长肌腱、尺血管和尺神经。

经过腕横韧带深面,即穿经腕管的结构包括:拇长屈肌腱及拇长屈肌腱鞘,指浅、深屈肌腱的 8 条肌腱及包被这 8 条肌腱的屈肌总腱鞘,以及正中神经。

4. 手掌由浅入深共 8 层:皮肤,浅筋膜,深筋膜,浅血管神经层,指浅、深屈肌腱、蚓状肌及滑膜囊层,掌间隙层,深血管神经层,掌骨、骨间肌及其筋膜、拇收肌及其筋膜层。

(五) 论述题

1. 手掌骨筋膜鞘由掌腱膜两侧缘向深面发出掌外侧隔和掌内侧隔,分别附于第一和第五掌骨,围成三个骨筋膜鞘,即外侧鞘、中间鞘和内侧鞘。

(1) 外侧鞘(鱼际鞘)由鱼际筋膜、掌外侧肌间隔和第 1 掌骨围成,内含拇短展肌、拇短屈肌、拇对掌肌、拇长屈肌腱及其腱鞘,以及至拇指的血管和神经等。

(2) 中间鞘由掌腱膜与掌内、外侧肌间隔,骨间掌侧筋膜和拇收肌筋膜围成,内有指浅、深屈肌腱及屈肌总腱鞘、蚓状肌及掌浅弓、指血管和神经等。

(3) 内侧鞘(小鱼际鞘)由小鱼际筋膜、掌内侧肌间隔和第 5 掌骨围成。内有小指展肌、小指短屈肌、小指对掌肌和至小指的血管和神经。

2. 手部皮肤和肌肉的神经支配如下:

(1) 手掌侧的神经分支及其对皮肤的支配:

正中神经掌支:手掌中部及鱼际的皮肤。

正中神经(7 条指掌侧固有神经):桡侧三个半手指掌侧面的皮肤;以及第 2、3 指中、远节指背的皮肤,第 4 指中、远节指背桡侧半的皮肤。

尺神经掌支:小鱼际皮肤。

尺神经浅支(3 条指掌侧固有神经):尺侧一个半手指掌侧面的皮肤。

桡神经浅支:鱼际外侧皮肤。

(2) 手背侧的神经分支及其对皮肤的支配如下:

桡神经浅支手背桡侧半皮肤,第 1 指指背皮肤,第 2 指近节指背皮肤,第 3 指近节指背桡侧半的皮肤。

尺神经手背支手背尺侧半皮肤,尺侧一个半手指指背皮肤,第 4、3 指近节指背相对缘的皮肤。

(3) 手部肌肉的神经支配如下:

正中神经肌支:拇短展肌、拇短屈肌、拇对掌肌和第 1、2 蚓状肌。

尺神经深支:小鱼际肌(小指展肌、小指短屈肌、小指对掌肌),第 3、4 蚓状肌,拇收肌和骨间肌(骨间掌侧肌、骨间背侧肌)。

3. 指腱鞘为包绕指浅、深屈肌腱的鞘管,由两部分组成:

(1) 腱纤维鞘由手指深筋膜增厚而成,附着于指骨及关节囊的两侧,形成一骨纤维性管道,对肌腱起约束、支持和滑车作用,以增强肌的拉力。

(2) 腱滑膜鞘位于腱纤维鞘内，为包绕肌腱的双层套管状结构，由滑膜构成，分为脏、壁两层。鞘的脏层包被于肌腱表面，壁层贴附于腱纤维层的内面和指骨表面；腱滑膜鞘两端密闭，在骨面移行到肌腱的两层滑膜部分，称为腱系膜，即腱纽，内有出入肌腱的血管和神经。第2～4指的滑膜鞘从远节指骨底向近侧延伸，达掌指关节的近侧。拇指和小指的滑膜鞘分别与桡侧囊和尺侧囊相通。

(六) 案例分析题

县医院医生检查后，拟诊为：右小指指深屈肌腱损伤。行手术探查，发现右小指的指深屈肌腱自玻璃划伤的切口处完全断裂，且已回缩至近节指骨处指浅屈肌腱的后方。将指深屈肌腱近端残端自指浅屈肌腱的后方经腱裂孔拉出，与肌腱远端残端吻合，术后石膏固定于屈掌屈指位，功能恢复良好。

本例漏诊原因，主要是有关医生对手部解剖学知识掌握不足，对手外伤处理经验欠缺。尤其在伤口整齐、简单等情况下，只注意皮肤外伤，没有进行详细检查，忽略了深部组织可能的损伤。导致在有肌腱断裂的情况下，仍按一般皮肤外伤缝合处理的错误，给患者带来了二次手术的痛苦。

三、案例分析

教材案例3-2

患者出现右手麻木，尤其是右手拇指、示指和中指有刺痛感，提示正中神经受损。这是因为：在手部，正中神经的皮支支配手掌外侧部皮肤，桡侧三个半手指掌侧面的皮肤，以及第2、3指中、远节指背和第4指中、远节指背桡侧半的皮肤感觉。正中神经受损所引起的疼痛可向上放射至肘和肩部。患者夜间常痛醒难以入眠，活动手部后，症状有所减轻，可能是由于在静息状态下，腕部血液回流减慢，导致局部水肿加剧，以及致痛物质聚集等因素引起。患者右手握持力减弱，拇指外展、屈曲力减弱，拇指对掌受限，也提示正中神经受损。原因在于：在手部，正中神经的肌支支配鱼际肌中的拇短展肌、拇短屈肌、拇对掌肌和第1、2蚓状肌。前三块肌肉，分别具有使拇指外展、屈曲和作对掌运动的功能，而第1、2蚓状肌则对第2、3指具有屈掌指关节、伸指间关节的作用。正中神经在手部所支配肌肉的肌力下降是右手握持力减弱的主要原因。

肌电图检查：正中神经传导速度减慢，波幅下降，进一步明确了正中神经受损。按压腕掌侧，手指疼痛加重，屈腕试验阳性，提示正中神经受损的部位在腕管。拇长屈肌、指浅屈肌和指深屈肌对手的握持有重要作用。虽然正中神经损伤不在前臂，在理论上，这三块肌肉仍可以正常收缩，但实际上，由于它们的肌腱均通过腕管，当屈腕、屈指时，肌腱在腕管内的滑动会引起疼痛加剧，患者保护性地不敢用力屈腕、屈指，从而导致手的握持力进一步减弱。这就可以解释患者右手无力，拿不起牙刷，端水盆突然失手的现象。综合上述分析，诊断为：右侧腕管综合征。其病因在于：患者长期反复机械地点击键盘和移动鼠标，使手腕处于没有间歇的疲劳状态，导致腕部结构慢性劳损，腕管狭窄，正中神经受压所致。

教材案例3-3

患者因左手掌被生锈的铁钉刺伤，大量的细菌和其他异物被带入伤口，极易引起受伤部位的感染和炎性水肿。故患者出现了手掌肿胀，掌心凹陷消失，压痛明显，活动受限，发热，白细胞数，尤其是中性粒细胞数明显增高等急性炎症的表现。

掌中间隙位于掌中间鞘尺侧半深面,前界为掌中隔的后部、第3～5指屈肌腱和第2～4蚓状肌;后界为第3～4掌骨、骨间掌侧肌及其表面的骨间掌侧筋膜;内侧界为掌内侧肌间隔;外侧界为掌中隔。患者掌心凹陷消失,压痛明显,其位置与掌中间隙位置相符;患者中、环、小指呈屈曲状态,主动及被动活动均受限,主要是由于掌中间隙感染引起炎性水肿波及其前界第3～5指屈肌腱和第2～4蚓状肌。由于掌中间隙向远侧可沿第2～4蚓状肌管通达第3～5指指背和手背,故导致感染向左手背蔓延;且由于手背腱膜下间隙和手背皮下间隙彼此交通,当手背感染时可互相扩散,整个手背肿胀更为明显。掌中间隙向近侧达屈肌总腱鞘深面,经腕管可通前臂屈肌后间隙;若炎症感染不能得到有效控制,感染可能向腕管和前臂扩散。掌中间隙向远侧可与第2～4指蹼间隙相通。故在临床上,掌中间隙感染若经大剂量抗生素治疗,短期内无好转,可选择中指与无名指间指蹼间隙进行切开引流。

（桂林医学院　田顺亮）

【上肢解剖与观察】

一、解剖胸壁与腋区

（一）尸位和皮肤切口

尸体仰卧、背部垫高。腋区和胸前外侧壁皮肤较薄,切皮时应浅些。切口如下:①沿胸部前正中线,自胸骨柄上缘向下至剑突做一纵切口;②自纵切口上端向外侧沿锁骨切至肩峰;③自纵切口下端向外下沿肋弓下缘切至腋后线稍后方;④自纵切口下端向外上方切至乳晕,环绕乳晕(如为女性标本则切口环绕乳房),再向外上方切至腋前襞上部,在此折转沿臂内侧面向下切至臂上、中1/3交界处,然后折转向外侧,环切臂部皮肤至臂外侧缘。

（二）解剖程序

1. 翻开皮肤　沿皮肤切口,将上内、下外两片皮瓣剥离并分别翻向外侧,上内侧片翻至臂背侧,下外侧片连同腋窝皮肤一起尽可能翻至腋后襞稍后处,显露浅筋膜。

2. 除去浅筋膜,寻找皮神经　此部浅筋膜内含有第2～7肋间神经的前皮支、外侧皮支,以及锁骨上神经末支。

(1) 沿胸骨外侧缘1～2 cm处,切开浅筋膜,可见肋间神经前皮支伴随胸廓内动脉穿支,穿出肋间隙前部。在女性,第3～6肋间隙的穿支分布于乳房。

(2) 沿腋中线,胸大肌下缘稍后方,切开浅筋膜,可见肋间神经外侧皮支穿出肋间隙。其中第2肋间神经的外侧皮支走向外侧,经腋窝皮下至臂内侧部上份,此即肋间臂神经。如为女尸,可将乳房从深筋膜表面剥下,保存待用。

3. 解剖胸大肌　沿三角肌胸大肌间沟切开深筋膜,找到头静脉末段,向近侧修洁至锁骨下窝处。此沟内还有胸肩峰动脉的三角肌支,并常见2～3个淋巴结沿头静脉末段排列。将三角肌起端前部切断翻向外后方,完全暴露胸大肌。

沿锁骨内侧半下缘切断胸大肌锁骨部,再沿胸骨外侧缘2～3 cm处纵行切断并在腹直肌鞘上方呈弧形切断胸大肌胸肋部和腹部,将该肌翻向外侧。可见胸肩峰血管和胸外侧神经一起穿过锁胸筋膜进入胸大肌深面,胸内侧神经的分支穿出胸小肌进入胸大肌。

4. 解剖锁胸筋膜　附着在锁骨及其下方的锁骨下肌下缘、胸小肌上缘以及喙突之间的深筋膜,称锁胸筋膜。此筋膜有胸肩峰血管、胸外侧神经和头静脉穿过。除去锁胸筋膜,显露腋鞘及其包被的腋血管和臂丛。

5. 修洁胸小肌　在胸小肌自第3～5肋起始端的稍上方切断该肌，将其翻向外上方，并游离至喙突处，打开腋腔前壁。剥除腋腔底部的腋筋膜和腔内的疏松结缔组织，注意观察埋藏于疏松结缔组织内的中央淋巴结。

6. 修洁腋血管及腋淋巴结

（1）解剖腋静脉：切开腋鞘，显露腋静脉。修洁腋静脉并切断各属支，保留注入该静脉上端的头静脉。在腋静脉近侧段周围的淋巴结为尖淋巴结，远侧段周围的为外侧淋巴结。

（2）在胸小肌上缘上方修洁腋动脉第1段：此段动脉发出胸上动脉，至第1、2肋间隙。

（3）在胸小肌深面修洁腋动脉第2段：此段近侧份发出胸肩峰动脉，分出胸肌支至胸大、小肌；远侧份发出胸外侧动脉，此动脉沿胸小肌下缘走行。追踪胸外侧动脉及其伴行静脉，并修洁位于其后方、沿前锯肌浅面下行的胸长神经。沿胸外侧血管排列的淋巴结为胸肌淋巴结。

（4）在胸小肌下缘以下修洁腋动脉第3段：在肩胛下肌下缘附近找出由此段发出的肩胛下动脉。该动脉为一短干，分为旋肩胛动脉和胸背动脉。胸背动脉及其伴行静脉以及同名神经，行于背阔肌前缘的内侧面。沿肩胛下血管周围排列的淋巴结为肩胛下淋巴结。在肩胛下动脉起点下方，从腋动脉第3段还发出旋肱前、后动脉。前者细小，向外侧绕肱骨外科颈前面至邻近结构；后者粗大，伴腋神经穿经四边孔，绕肱骨外科颈后面，至三角肌深面。

（5）修洁臂丛在腋腔内的分支：在腋腔上部，臂丛各束位于腋动脉第1段后外方，向下，臂丛三束分别位于腋动脉第2段的内、外、后方；在腋腔下部，臂丛各束的分支位于腋动脉第3段周围。

1）在腋动脉第2段的外侧，找出臂丛外侧束，循此束向上、下追踪下列各神经。

A. 胸外侧神经：穿过锁胸筋膜，分布于胸大肌。

B. 肌皮神经：在胸小肌下缘处起自外侧束，沿腋动脉前外侧走向外下方，穿入喙肱肌。

C. 正中神经外侧根：走向前内侧，于腋动脉第3段前外侧与内侧根合并成正中神经。

2）在腋动脉第2段的内侧，解剖出内侧束，循此束向上、下追踪下列各神经。

A. 胸内侧神经：于腋动、静脉间穿出，进入胸小肌分布于此肌，并有分支穿出此肌分布于胸大肌。

B. 正中神经内侧根：经过腋动脉第3段前方至其前外侧，与外侧根合并成正中神经，故正中神经的起始段位于腋、肱动脉的前外侧。

C. 前臂内侧皮神经：下行于腋动、静脉之间的前方。

D. 尺神经：分开腋动、静脉，在腋动脉的后内侧可找到尺神经。此神经下行于腋动脉和肱动脉的内侧、臂内侧肌间隔的前方。

E. 臂内侧皮神经：细小，从内侧束较高部位发出，行于腋静脉的内侧。

3）将腋动脉第3段牵向内侧，可在肩胛下肌、背阔肌和大圆肌肌腱前面找到臂丛后束。追踪后束发出的下列各神经。

A. 腋神经：粗大，发起后在腋动脉后方行向外下，与旋肱后血管一起向后穿经四边孔，分布于三角肌和小圆肌。

B. 肩胛下神经：有上、下两支，紧贴肩胛下肌前面向下行，分布于肩胛下肌和大圆肌。

C. 胸背神经：随肩胛下血管及胸背血管下行于背阔肌前缘的内侧面，分布于该肌。

D. 桡神经：向外拉开肌皮神经、正中神经和肱动脉，在大圆肌和背阔肌腱前方寻找臂丛后束发出的桡神经,向下追踪至其穿入肱三头肌深面,并略加追寻其至肱三头肌长头和内侧头的分支。

4）在腋腔内侧壁腋中线处,复查由臂丛锁骨上部发出的胸长神经。

修洁并观察腋腔各壁除去腋腔内的疏松结缔组织和中央淋巴结等,观察腋腔各壁的肌肉构成。内侧壁为前锯肌和第1～4肋间隙,外侧壁为喙肱肌及肱二头肌短头和长头,后壁为肩胛下肌、背阔肌和大圆肌,前壁为胸大肌、胸小肌、锁胸筋膜和锁骨下肌。

二、解剖臂前区及肘窝

（一）尸位和皮肤切口

尸体仰卧,上肢平置外展,手掌向上。因为上肢前面皮肤较薄,切口应尽量浅些,尤其是横切口。具体切口如下:①在臂、肘和前臂前区正中做一切口,自臂上部横切口的中点开始,沿上肢前面中线向远侧直切至腕前区的腕近侧横纹处;②沿腕近侧横纹做一横切口,向两侧切至前臂内、外侧缘;③在肘前区做一横切口,与纵切口垂直交叉,向两侧切至肱骨内、外上髁稍后方。

（二）解剖程序

1. 翻开皮肤沿上述切口提起皮缘,将臂、肘和前臂前区的皮肤剥离并翻向两侧。剥皮时应注意保护浅静脉和皮神经。

2. 追寻浅静脉和皮神经

（1）沿三角肌胸大肌间沟解剖头静脉,于臂外侧部寻找并修洁分布于该处皮肤的臂外侧上、下皮神经。在肘部前面、肱二头肌抵止腱外侧,寻找从深筋膜穿出的前臂外侧皮神经。

（2）在肘部前面的浅筋膜内,寻找连于贵要静脉和头静脉之间的肘正中静脉。沿臂下部向上追踪贵要静脉至其穿入深筋膜处。

（3）在臂上部内侧寻找前臂内侧皮神经,该神经在臂内侧中、下1/3交界处穿出深筋膜,向下与贵要静脉伴行。

（4）在前臂前区内侧向下追寻前臂内侧皮神经及与其伴行的贵要静脉,直至腕前区;将沿前臂前区外侧下行的前臂外侧皮神经以及伴行的头静脉一起剖出,直至腕前区。

（5）保留已剖出的浅静脉和皮神经,将前臂前区的浅筋膜完全剥除,充分显露深筋膜。

3. 切开深筋膜　按原皮肤切口部位,从臂上部起,沿前面正中线纵行切开深筋膜,直至腕前区的腕近横纹处。在肘前区和腕前区各做一横切口,将深筋膜剥离向两侧翻开,检查臂部和前臂部的内、外侧肌间隔,保留肘前区内侧的深筋膜和肱二头肌腱膜。

4. 解剖肱二头肌内侧沟内的结构

（1）由臂丛内侧束向下追踪臂内侧皮神经和前臂内侧皮神经。

（2）修洁正中神经:正中神经在臂上部位于肱动脉的前外侧或外侧,约在臂中份多斜过肱动脉前方(偶尔在后方)至其内侧;在肘窝内,神经位于动脉的内侧。

（3）修洁肱动脉:从腋动脉末段向下修洁肱动脉,注意其伴行的肱静脉和正中神经。在臂上部追寻由肱动脉后内侧发出的肱深动脉,直至其穿入肱骨肌管处为止。在臂中部稍上方,从肱动脉后内侧发出细长的尺侧上副动脉,向下与尺神经一起穿内侧肌间隔至臂后区。在肱骨内上髁上方约5 cm处,肱动脉后内侧发出尺侧下副动脉,下行于肱肌前面。

（4）修洁肱静脉:肱静脉一般多为两条,行于肱动脉的两侧。追寻由前臂上行的贵要静脉,可见其穿过深筋膜,注入肱静脉,或沿肱动脉内侧上行至腋窝内,注入腋静脉。

(5) 修洁尺神经:从臂丛内侧束向下修洁,直至肱骨内上髁后方的尺神经沟。注意观察其与尺侧上副动脉的伴行及其在臂中份穿臂内侧肌间隔(由臂前区至臂后区)的情况。

5. 解剖臂肌前群

(1) 修洁肱二头肌和喙肱肌:将已切断的三角肌前份尽量翻向外侧,辨认出肱二头肌的长、短二头,并观察两头汇合成肌腹以及向下形成肱二头肌肌腱的情况。喙肱肌和肱二头肌短头共同起于肩胛骨的喙突,止于肱骨中份内侧。寻找穿过喙肱肌的肌皮神经。

(2) 修洁肱肌:提起肱二头肌,可见肱肌起自肱骨下段前面。两肌之间有肌皮神经由内上向外下方走行,沿途发支至该两肌,并于肱二头肌肌腱的外缘处穿出深筋膜,移行为前臂外侧皮神经。

6. 辨认前臂肌前群浅层各肌　前臂肌前群浅层的最外侧者是肱桡肌,起自肱骨外上髁稍上方的骨嵴,其腱向下行至腕前区桡侧。其余各肌均起自肱骨内上髁,从桡侧向尺侧依次为旋前圆肌、桡侧腕屈肌、掌长肌和尺侧腕屈肌。在上述各肌深面为指浅屈肌。

三、解剖肘窝

1. 观察肘窝的构成　清除肘窝内的疏松结缔组织,找到肱二头肌肌腱。沿肱二头肌肌腱内侧缘处切断肱二头肌腱膜,并将其翻向内下方。观察肘窝:肘窝为三角形的浅窝,上界为肱骨内、外上髁间的连线,下外侧界为肱桡肌,下内侧界为旋前圆肌。

2. 追踪桡神经　在肘窝外上方,将肱桡肌和桡侧腕长伸肌拉向外侧,在该二肌与肱肌之间寻找桡神经。桡神经主干发出至肱桡肌及桡侧腕长伸肌的分支。约在肱骨外上髁前方或稍下方处,桡神经分为浅、深二支。深支被肱桡肌覆盖,从旋后肌上缘处穿入该肌,于肌内绕桡骨上端外侧面,斜向后下行。桡神经深支进入旋后肌之前发出至旋后肌及桡侧腕短伸肌的分支。浅支在肱桡肌的深面下行,达前臂前区。

3. 在肘窝内,于肱二头肌肌腱内侧修洁肱动脉末段,至其分为尺、桡动脉为止。为便于观察可将其伴行静脉切除。

4. 于肱动脉内侧修洁正中神经,直至其穿入旋前圆肌处。稍加寻找正中神经向内侧发出至旋前圆肌、桡侧腕屈肌和指浅屈肌的分支。

5. 将旋前圆肌肱头(浅层部分)切断并翻向外下方,显露穿过该肌两头之间的正中神经和该肌的尺头(深层部分)。再拉开旋前圆肌尺头,其深面有由尺动脉发出的骨间总动脉及其伴行静脉。

6. 在肱动脉分叉处,寻找肘深淋巴结,观察后予以摘除。

四、解剖肩胛区和三角肌区深层结构

1. 切断三角肌后份　将手指自三角肌后缘深面伸入,把肌肉与其深部的结构分离开,沿肩胛冈和肩峰下方 1 ~2 cm 处切断三角肌,将三角肌翻向外下,可见到腋神经和旋肱后动、静脉由四边孔穿出后进入三角肌。

2. 沿正中线外侧 2 ~3cm 处切开斜方肌,然后修洁冈上、下肌。

3. 观察三边孔和四边孔　修洁小圆肌、大圆肌和肱三头肌长头,此时可见三者围成两孔,外侧者为四边孔,内侧者为三边孔。寻认两孔的边界和通过的结构。

4. 解剖臂后区和肱骨肌管

(1) 沿臂后面正中纵行切开深筋膜,剥离翻向两侧,显露肱三头肌。沿桡神经走行方向切断该肌的外侧头,即切开肱骨肌管,显露桡神经和肱深血管。

(2) 修洁桡神经:向上追踪至腋腔,向下追踪至臂外侧肌间隔。并寻认其发出至肱三头肌的肌支以及臂外侧下皮神经、臂后皮神经和前臂后皮神经。

(3) 追踪肱深动脉:此动脉在肱骨肌管内分成桡侧副动脉(在前外方)和中副动脉(在后内方),桡神经与桡侧副动脉伴行。

5. 解剖肘后区在肱骨内上髁后方、鹰嘴内侧的尺神经沟内,找出尺神经。

五、解剖前臂前区

1. 解剖并观察前臂深筋膜、肱二头肌腱及腕掌侧韧带　观察前臂前面的深筋膜,注意在肘部,由于肱二头肌腱膜的加强而增厚,该腱膜起自肱二头肌腱的内侧缘斜向下内至前臂上份的内侧面。注意观察肱二头肌腱膜的形状和范围,保留此腱膜,以便复习时作为标志。前臂下份的筋膜较薄,但近腕部则有若干横行纤维加强,为腕掌侧韧带。

2. 解剖并观察前臂的血管神经　在前臂观察正中神经、尺神经、尺动脉的位置:①正中神经:在掌长肌的桡侧切开深筋膜,可找到正中神经,在腕部位于掌长肌肌腱和桡侧腕屈肌肌腱之间。②尺动脉及尺神经:尺动脉自旋前圆肌深份的深面穿过,亦经过指深屈肌的深面,它与正中神经交叉,从神经深面经过,斜向内侧,达前臂上 1/3 与中 1/3 交界处,转而垂直向下,在此处与尺神经构成血管神经束。将尺侧腕屈肌拉向内侧,在前臂下 1/3,尺动脉的内侧找出尺神经,向上追踪到肘部,找出它在肱骨内上髁下方,观察尺侧腕屈肌二头之间自背侧穿至前臂前面的情况。

3. 解剖骨间总动脉　骨间总动脉发自尺动脉,后即分为骨间前动脉和骨间后动脉。骨间前动脉经旋前圆肌深面,与骨间前神经伴行向下。骨间后动脉在肘窝处穿过骨间膜孔而到达前臂后区。

六、解剖前臂后区

1. 解剖并观察前臂后区的浅层结构:在前臂的远侧端,腕关节上方的桡侧,可解剖出桡神经的浅支。在肱骨内上髁的后上方,清理出自上臂前区穿出至后区的尺神经及与它伴行的动脉。追踪尺神经到肱骨尺神经沟,在此处转至前臂的前面,继续追踪至尺骨头的内侧,解剖并观察尺神经分出的手背支。

2. 解剖前臂背侧深筋膜及腕背侧韧带:清理并切开前臂后面的深筋膜,上 1/3 深筋膜有肌肉起始,不宜强行剥离。保留腕背侧韧带,观察该处的筋膜,既厚又坚韧,紧紧地与前臂肌肉连在一起。浅层肌肉不但起自肱骨外上髁,而且大部分的肌束起自深筋膜。由于筋膜的坚韧性,深部蓄脓时在长时间内不会在前臂后区形成明显的肿胀。

3. 解剖前臂背侧深层结构:清理前臂背侧肌并切断指伸肌,分离前臂背侧各肌,并结合系统解剖的知识,复习辨认各肌。认清旋后肌并观察肌纤维,在该肌浅深两份之间寻认骨间后神经(即桡神经的深支),该神经在拇长展肌的表面与血管伴行向下,到拇长伸肌外侧缘走向拇长伸肌深面,与前面穿过来的骨间前动脉伴行。

七、解剖腕和手

(一) 腕前区、手掌和手指掌面的解剖与观察

若尸体手部处于屈曲位,影响手掌的解剖,完成前臂前区解剖后,可将指浅、深屈肌腱在腕上部横断,将手恢复标准解剖学姿势后,再逐项进行后续的解剖操作。应注意:指深屈肌腱的横断位置应高于指浅屈肌腱的横断位置;避免将正中神经视作肌腱而横断。

1. 皮肤切口及翻皮

(1) 沿腕远侧纹自桡侧向尺侧做横切口。

(2) 沿第1~5指指根部做一横切口。

(3) 自腕部横切口中点向下做一纵切口,经手掌,沿中指掌侧面至中指末端。

(4) 将腕前区及手掌的皮肤由纵切口向两侧翻起;将中指皮片翻向两侧。翻皮时应注意:手指皮肤折痕处缺乏脂肪,勿损伤此处的指神经、血管及纤维鞘。

2. 浅层结构的解剖与观察　在鱼际处的浅筋膜内,寻找前臂外侧皮神经的终支、桡神经浅支和正中神经掌支的分支;在小鱼际处的浅筋膜内,寻找尺神经掌支并观察掌短肌。

3. 腕前区深层结构的解剖与观察

(1) 解剖尺侧腕管和腕横韧带:去除浅筋膜,暴露深筋膜,观察腕前区横行的纤维增厚部位,即腕掌侧韧带;在豌豆骨桡侧,纵行切开腕掌侧韧带,观察尺侧腕管的构成,并解剖出在管内走行的尺血管和尺神经。切除腕掌侧韧带,暴露其深面的腕横韧带。腕横韧带在桡侧附着于手舟骨和大多角骨,尺侧附着于豌豆骨和钩骨,腕横韧带与腕骨沟围成腕管。

(2) 解剖腕管:将刀柄插入腕横韧带深面作保护,将腕横韧带纵行切断。向两侧翻起开腕横韧带,确认腕管内容物:正中神经,拇长屈肌腱及拇长屈肌腱鞘,指浅、深屈肌腱及屈肌总腱鞘。注意观察拇长屈肌腱向远侧进入手掌外侧鞘,而正中神经和指浅、深屈肌腱则向远侧进入手掌中间鞘。观察腱滑膜鞘:包绕指浅、深屈肌腱表面的薄膜为屈肌总腱鞘,包绕拇长屈肌腱表面的薄膜为拇长屈肌腱鞘。

4. 手掌深层结构的解剖与观察

(1) 解剖掌腱膜

1) 除去手掌中央部、大鱼际和小鱼际部的浅筋膜,暴露并观察掌腱膜。

2) 在指根处观察指蹼间隙的构成后,横行切断掌腱膜伸向远侧的纵束,注意勿伤及深面的血管、神经。

3) 用镊子提起掌腱膜侧缘仔细剥离掌腱膜,同时留心观察并切断由掌腱膜侧缘向深面发出的纤维隔,理解手掌筋膜鞘的构成:掌腱膜尺侧缘向第5掌骨发出的内侧隔,参与围成内侧筋膜鞘;掌腱膜桡侧缘向第1掌骨发出的外侧隔,参与围成外侧筋膜鞘;掌腱膜深面即中间鞘。掌腱膜桡侧缘还发出掌中隔包绕示指屈肌腱和第1蚓状肌后附着于第3掌骨。

4) 切断掌短肌并向内侧牵拉。

5) 自远侧、桡侧和尺侧逐渐剥离掌腱膜,使之连同掌长肌肌腱一起翻向近侧。

(2) 解剖尺动脉、掌浅弓:

1) 找到豌豆骨,确认尺动脉与尺神经经豌豆骨桡侧、屈肌支持带浅面,穿尺侧腕管下行至手掌。

2) 在豌豆骨外下方找到尺动脉掌深支,它穿小鱼际肌进入掌深部(暂不追踪);追踪尺

动脉主干向下，延续于掌浅弓。

3）在腕部桡侧找出桡动脉掌浅支，追踪观察它穿经鱼际肌，并与尺动脉掌深支吻合成掌浅弓。

4）追踪掌浅弓发出的四条分支：一条小指尺掌侧动脉到小指尺侧缘，三条指掌侧总动脉在掌骨头平面各分成二支指掌侧固有动脉到第2、3、4、5指相邻的相对缘。追踪观察手指的指掌侧固有动脉。

（3）解剖尺神经及其分支：尺神经与尺动脉伴行，在豌豆骨外下方分成浅、深二支：深支与尺动脉掌深支伴行，穿小鱼际肌进入掌深部（暂不追踪）；浅支与尺动脉伴行。追踪观察尺神经浅支的分支：在掌短肌深面分支支配该肌，然后再分成二支，一支为小指掌侧固有神经，分布到小指尺侧皮肤，另一支为指掌侧总神经，它又分为二支指掌侧固有神经，分布到小指桡侧和第4指尺侧皮肤。

（4）解剖正中神经及其分支：正中神经在屈肌支持带下缘附近发出分支：正中神经返支，行向外上进入鱼际肌，支配除拇收肌以外的鱼际肌。指掌侧总神经有三支，发出细小分支支配第1、2蚓状肌；在掌骨头处各分为二支指掌侧固有神经，分布至桡侧三个半指的皮肤。

（5）解剖屈指肌腱和蚓状肌：在腕部和手掌纵行切开屈肌总腱鞘，暴露指浅、深屈肌腱，观察其位置关系。修洁并观察四块蚓状肌，它们起于指深屈肌腱的桡侧，止于第2～5指的指背腱膜。

（6）探查手掌筋膜间隙：手掌筋膜间隙位于掌中间鞘内、屈指肌腱及其总腱鞘的深面。掌腱膜桡侧缘发出掌中隔包绕示指屈肌腱和第1蚓状肌后向深面附着于第3掌骨，从而将筋膜间隙分为桡侧的鱼际间隙和尺侧的掌中间隙。

1）鱼际间隙：将示指屈肌腱及蚓状肌牵拉向尺侧，观察掌中隔和拇收肌及其筋膜；确认鱼际间隙是位于示指屈肌腱及第1蚓状肌、掌中隔、拇收肌筋膜和掌外侧肌间隔之间的潜在间隙。该间隙近侧为盲端，向远侧经第1蚓状肌管与示指背侧相通。

2）掌中间隙：从中指和无名指屈肌腱之间向两侧分开，观察深面的骨间掌侧筋膜；确认掌中间隙是位于中指、无名指和小指屈肌腱及其蚓状肌、骨间掌侧筋膜、掌中隔和掌内侧肌间隔之间的潜在间隙。注意观察该间隙向近侧经腕管与前臂屈肌后间隙相通，向远侧经第2、3、4蚓状肌管与第3、4、5指背侧相通。

（7）解剖鱼际肌

1）清理鱼际筋膜，暴露鱼际肌，注意保留正中神经返支。在浅层，外侧是拇短展肌，内侧是拇短屈肌，正中神经返支行于拇短屈肌表面，经拇短屈肌与拇短展肌之间穿入鱼际肌。

2）从正中神经返支下方切断拇短展肌和拇短屈肌，翻开后观察：位于拇短展肌深面是拇对掌肌，位于拇短屈肌深面是拇长屈肌腱和拇收肌。观察拇收肌横头附着于第2、3掌骨。

（8）解剖小鱼际肌

1）清除掌短肌和小鱼际筋膜，暴露小鱼际肌。

2）确认位于浅层尺侧的小指展肌和桡侧的小指短屈肌。注意尺神经和尺动脉的深支经二肌之间进入掌深部。

3）切断小指展肌并翻开，可见位于其深面的小指对掌肌。

（9）解剖掌深弓

1）切断小指短屈肌并翻开，追踪尺动脉和尺神经深支进入掌深部，它们经骨间掌侧筋膜深面行向桡侧。

2）切断拇收肌横头上部肌束，寻找从手背穿过第 1 掌骨间隙进入手掌的桡动脉，它分出拇主要动脉到拇指和示指桡侧缘，桡动脉的终末支与尺动脉深支吻合成掌深弓。追踪由掌深弓凸侧所发出的三条掌心支，它们注入指掌侧总动脉。

（10）追踪解剖尺神经深支：它与掌深弓伴行，沿途分支支配小鱼际肌、第 3、4 蚓状肌、骨间肌和拇收肌。

（11）解剖骨间掌侧肌：清除骨间掌侧筋膜，暴露三块骨间掌侧肌：它们分别起于第 2 掌骨的尺侧、第 4、5 掌骨的桡侧，止于近节指骨根部和指背腱膜。

5. 手指掌面的解剖与观察（只解剖中指）

（1）沿中指两侧，自指蹼间隙起寻找并修洁指掌侧固有血管、神经，并向手指远端追寻。

（2）去除手指掌侧浅筋膜，显露指纤维鞘。

（3）纵行切开中指的腱纤维鞘，观察屈指肌腱的止点：指浅屈肌腱末端分成二股止于中节指骨侧缘；指深屈肌腱穿过指浅屈肌腱二股之间的裂孔止于末节指骨。提起指浅、深屈肌腱，观察腱与指骨之间的腱系膜，它们由腱滑膜鞘返折形成。

（二）腕后区、手背及手指背面的解剖与观察

1. 皮肤切口及翻皮

（1）在腕后区做横切口与腕前区横切口相衔接。

（2）于手背掌指关节处做横切口。

（3）自腕后区横切口中点起作纵切口，通过掌指关节之横切口，向下延续至中指末节的背面为止。

（4）将手背及中指背侧的皮肤分别翻向两侧。

手背的浅筋膜较薄而松弛，做皮肤切口及翻皮时，避免过深，应注意保护位于浅筋膜内的浅静脉和皮神经。

2. 浅层结构的解剖与观察　沿前臂已解剖出的浅静脉和皮神经向手背追踪。细心修洁手背静脉网，并观察其汇成头静脉和贵要静脉的情况；修洁并观察尺神经手背支和桡神经浅支在手背的分布及二者的吻合情况。

3. 深层结构的解剖与观察

（1）解剖伸肌支持带：清除腕后区的浅筋膜，显露伸肌支持带，观察其形态和附着部位；纵行切开伸肌支持带，观察伸肌支持带发出向深面至桡、尺骨的五个纤维隔及形成的六个骨纤维通道，辨认各伸肌腱及其滑膜鞘的排列情况。

（2）解剖手背各肌腱：向下追踪各肌腱至手背；观察指伸肌腱在手背近掌骨头处有横向腱束相连形成腱间联合；继续向下，指伸肌腱扩展成指背腱膜包绕近节指骨背面，继续向远侧分为三束：中间束止于中节指骨底，两侧束向远侧趋近并合并，止于远节指骨底。

（3）解剖“鼻烟窝”：追踪行向拇指的三条肌腱，确认解剖学“鼻烟窝”的三角形边界：桡侧界为拇长展肌腱和拇短伸肌腱；尺侧界为拇长伸肌腱；上界为伸肌支持带下缘、桡骨茎突。逐渐去除窝内的疏松结缔组织，在窝底找到桡动脉及与其伴行的同名静脉，向远端追踪直至其行穿第一骨间背肌入手掌。

（4）解剖骨间背侧肌：在掌骨之间，除去骨间背侧肌表面的筋膜，可见 4 块骨间背侧肌填充于手背面四个掌骨间隙，肌腱止于第 2、3、4 近节指骨根部和指背腱膜。

（桂林医学院　田顺亮）

第四章　下　　肢

【学 习 目 标】

一、掌　　握

1. 大、小隐静脉的起止、行程、瓣膜、交通关系。
2. 梨状肌上、下孔及坐骨小孔的组成及其穿行结构。
3. 坐骨神经与梨状肌的关系。
4. 股三角,收肌管的境界、位置、构成及其内容的毗邻。
5. 股鞘和股管,股后区坐骨神经的行程、分支分布。
6. 腘窝的位置、境界、构成及其内容的毗邻。
7. 踝管的构成及其内容的排列关系。

二、熟　　悉

1. 腹股沟浅淋巴结的分群、位置及流注关系。
2. 小腿各区血管、神经的走行和分布。

三、了　　解

1. 下肢的境界、分部和分区。
2. 下肢的表面解剖;下肢力线颈干角及对比关系。
3. 下肢各部骨筋膜鞘的组成及其内容。

第一节　概　　述

一、内 容 提 要

(一) 境界与分区

下肢与躯干直接相连。前方以腹股沟与腹部分界,后方以髂嵴与腰、骶部分界。上端内侧为会阴部。下肢全长分臀、股、膝、小腿、踝和足部。除臀部外,其余各部又分若干区。

(二) 表面解剖

1. 体表标志

(1) 臀部与股部:臀部上界可扪及髂嵴全长及其前端的髂前上棘和后端的髂后上棘。髂前上棘后上方约5cm处,可扪及髂结节。其下方约10cm处,能触及股骨大转子。两侧髂嵴最高点连线过第4腰椎棘突。屈髋时,臀下部内侧可摸及坐骨结节。腹股沟内侧端前内上方可扪及耻骨结节,向内为耻骨嵴。两侧耻骨嵴连线中点稍下方为耻骨联合上缘。髂前上棘与耻骨结节连线深面为腹股沟韧带。

(2) 膝部:前方可扪及髌骨和下方髌韧带,下端可触及胫骨粗隆。髌骨两侧可分别触及上方股骨内、外侧髁和下方胫骨内、外侧髁。股骨内、外侧髁的突出部为股骨内、外上髁。

屈膝时,膝部后方两侧,可摸到明显的股二头肌腱(外侧)和半腱肌、半膜肌腱(内侧)。

(3) 小腿:前面为纵行的胫骨前缘。在胫骨粗隆后外方,可触及腓骨头及下方腓骨颈。

(4) 踝与足:踝部两侧可看到和扪及内踝和外踝,后方可扪及跟腱,下方为跟骨结节。足内侧缘中部稍后有舟骨粗隆,外侧缘中部可触及第5跖骨粗隆。

2. 对比关系 下肢骨折或关节脱位时,骨性标志间的正常位置关系可能发生变化,这些变化有助于对病理改变进行临床诊断和治疗。常用的对比关系有:

(1) Nelaton线:侧卧,髋关节屈90°~120°,自坐骨结节至髂前上棘的连线。正常时该线恰通过股骨大转子尖。当髋关节脱位或股骨颈骨折时,大转子尖可向此线上方移位。

(2) Kaplan点:仰卧,两下肢并拢伸直,两髂前上棘处于同一水平面时,由两侧大转子尖过同侧髂前上棘作延长线。正常时两侧延长线相交于脐或脐以上,相交点称Kaplan点。髋关节脱位或股骨颈骨折时,此点偏移至脐下并偏向健侧。

3. 颈干角和膝外翻角 股骨颈与股骨体长轴之间向内的夹角叫颈干角,正常成人约125°~130°。大于此角为髋外翻,小于此角为髋内翻。股骨体长轴轴线与胫骨长轴线在膝关节处相交成向外的夹角,正常时约170°,其补角称膝外翻角,男性略小于女性。若外侧夹角<170°为膝外翻,呈"X"形腿,>170°为膝内翻,呈"O"形腿或弓形腿。

4. 体表投影

(1) 臀上动/静脉与神经:髂后上棘与股骨大转子尖连线的中、内1/3交点为臀上动、静脉和神经经梨状肌上孔出入盆腔的投影点。

(2) 臀下动、静脉与神经:其出入盆腔的投影点在髂后上棘至坐骨结节连线的中点。

(3) 坐骨神经:其出盆点在髂后上棘至坐骨结节连线中点外侧2~3cm处。坐骨神经干的投影位置为股骨大转子与坐骨结节连线的中、内1/3交点至股骨内、外侧髁之间中点(或腘窝上角)的连线。

(4) 股动脉:大腿微屈并外展、外旋时,由髂前上棘至耻骨联合连线的中点至收肌结节连线的上2/3段。

(5) 腘动脉:股后面中、下1/3交界线,与股后正中线交点内侧约2.5cm处至腘窝中点连线为斜行段投影。腘窝中点至腘窝下角连线为垂直段投影。

(6) 胫前动脉:腓骨头到胫骨粗隆连线的中点与内、外踝前面连线中点的连线。

(7) 胫后动脉:腘窝下角至内踝与跟腱内缘之间中点的连线。

(8) 足背动脉:内、外踝经足背连线的中点至第1、2跖骨底之间的连线。

(齐齐哈尔医学院 姚立杰)

二、测 试 题

(一) 名词解释

1. Nelaton线 2. Kaplan点

(二) 选择题

A型题

1. 关于Kaplan点的叙述,下列哪项是正确的

A. 髋关节脱位时,该点偏向患侧 B. 股骨颈骨折时,该点在脐上

C. 股骨颈骨折时，该点偏向患侧
D. 正常情况下，该点在脐或脐上
E. 测量时应为侧卧位，两腿伸直并拢

2. Nelaton 线是侧卧、髋关节半屈位时
A. 坐骨结节至髂后上棘的连线
B. 坐骨结节至髂前上棘的连线
C. 坐骨棘至髂前上棘的连线
D. 大转子尖至髂后上棘的连线
E. 大转子尖至髂前上棘的连线

3. 关于颈干角的叙述，下列哪项是错误的
A. 是股骨颈与股骨体长轴之间向内的夹角
B. 股骨颈骨折，颈干角一般无改变
C. 成人平均为 127°(125° ~130°)
D. 大于此角者，为髋外翻
E. 小于此角者，为髋内翻

X 型题

与坐骨神经体表投影有关的点是
A. 胫骨内、外侧髁间的中点
B. 髂后上棘与坐骨结节连线中点外侧 2 ~3cm
C. 髂后下棘与外踝连线的中点
D. 坐骨结节与大转子连线的中、内 1/3 交点
E. 股骨内、外侧髁间的中点

（三）简答题

1. 何谓颈干角和膝外翻角？有何临床意义？

附参考答案

（一）名词解释

1. 侧卧，髋关节屈 90° ~120°，自坐骨结节至髂前上棘的连线称 Nelaton 线。正常时，该线恰通过股骨大转子尖。当髋关节脱位或股骨颈骨折时，大转子尖可向此线上方移位。

2. 仰卧，两下肢并拢伸直，两髂前上棘处于同一水平面时，由两侧股骨大转子尖过同侧髂前上棘作延长线。正常时两侧延长线相交于脐或脐以上，相交点称 Kaplan 点。髋关节脱位或股骨颈骨折时，此点偏移至脐下并偏向健侧。

（二）选择题

A 型题

1. D　2. B　3. B

X 型题

BDE

（三）简答题

股骨颈与股骨体长轴间的夹角称颈干角。正常成人为 125° ~130°。大于此角为髋外翻，小于此角为髋内翻。股骨体长轴轴线与胫骨长轴线在膝关节处相交形成向外的夹角，正常时约为 170°，其补角称膝外翻角。男性者略小于女性。若外侧夹角<170°(或膝外翻角>10°)为膝外翻(又称“X”形腿)，若>170°(或膝外翻角<10°)为膝内翻(又称“O”形腿或“弓形腿”)。

第二节 臀 部

一、内 容 提 要

（一）浅层结构

臀区皮肤厚，有丰富的皮脂腺和汗腺。皮下脂肪多，个体差异较大。浅筋膜内有臀上皮神经、臀中皮神经和臀下皮神经（股后皮神经分支）等。

（二）深层结构

1. 深筋膜　臀区深筋膜又称臀筋膜，十分坚固，遮盖在臀大肌和臀中肌的表面，发出许多纤维隔伸入臀大肌的肌束内。臀筋膜不易从肌肉表面剥离。

2. 肌层　臀区的肌肉由外向内，由浅入深为阔筋膜张肌、臀大肌、臀中肌、臀小肌、梨状肌、闭孔内肌腱、上孖肌、下孖肌和股方肌等。在臀肌之间，由于血管神经的穿行或疏松结缔组织的填充，形成很多间隙。间隙之间沿血管神经相通，形成感染蔓延的通道。因臀大肌深面的间隙广泛及臀筋膜厚而致密，臀区深部脓肿不易向浅层扩散，多数向深部蔓延。其播散途径如下：①可经梨状肌上、下孔通盆腔；②可经过坐骨小孔到达坐骨直肠窝；③可沿着坐骨神经周围疏松结缔组织到达大腿后面。

3. 出入坐骨大、小孔的结构　从骶骨外侧缘向坐骨棘和坐骨结节各发出两条韧带，即骶棘韧带和骶结节韧带，这两条韧带与坐骨大、小切迹围成坐骨大、小孔。

（1）坐骨大孔：为骨盆至臀区的通道。其中有梨状肌通过。该肌起自骶骨前外侧，止于股骨大转子尖端，它将坐骨大孔分为上下两份。上份叫梨状肌上孔，下份叫梨状肌下孔。①经过梨状肌上孔的血管、神经：计有臀上动、静脉和臀上神经，它们主要走在臀中肌和臀小肌之间，分支分布于臀大，中、小肌（臀上神经不支配臀大肌）；②经过梨状肌下孔的血管、神经：由外向内依次为坐骨神经，股后皮神经，臀下动、静脉和臀下神经（臀下神经分布于臀大肌），闭孔内肌神经，阴部内动、静脉和阴部神经。

（2）坐骨小孔：为臀区与会阴部的交通孔道。其中有阴部内动、静脉和阴部神经，还有闭孔内肌肌腱通过。

（3）坐骨神经：人体最长、最粗的神经，由梨状肌下孔穿出至臀区，它穿过梨状肌的部位常有变异。因坐骨神经与梨状肌关系密切，当梨状肌损伤、出血肿胀时，易压迫坐骨神经引起腰腿痛，称梨状肌损伤综合征。

二、测 试 题

（一）名词解释

臀部十字吻合

（二）选择题

A 型题

1. 穿过梨状肌上孔的神经是

A. 臀上神经　B. 坐骨神经　C. 股后皮神经　D. 臀下神经　E. 阴部神经

2. 发生急性腰扭伤时，哪条神经易受牵拉错位

A. 臀上皮神经　B. 臀下皮神经　C. 臀内侧皮神经

D. 髂腹下神经外侧支 E. 髂腹股沟神经

3. 出梨状肌下孔入坐骨小孔的结构是

A. 臀下血管及神经 B. 臀下血管及阴部神经 C. 闭孔血管及神经

D. 阴部内血管及阴部神经 E. 阴部神经及臀上神经

4. 出入梨状肌下孔的结构中,居最外侧的是

A. 股后皮神经 B. 坐骨神经 C. 臀下神经 D. 臀上神经 E. 阴部神经

5. 关于坐骨神经的叙述,下列哪项是正确的

A. 起自腰丛 B. 多数由梨状肌下孔出盆腔 C. 在臀中、小肌间下行

D. 分支支配股二头肌短头 E. 分支支配股四头肌

6. 坐骨大孔由下列结构围成

A. 坐骨大切迹、骶棘韧带和梨状肌 B. 坐骨大切迹、骶结节韧带和梨状肌

C. 坐骨大切迹、骶棘韧带和骶结节韧带 D. 坐骨大切迹与骶结节韧带

E. 坐骨大切迹与骶棘韧带

7. 坐骨神经在臀区发出

A. 臀下皮神经 B. 股后皮神经 C. 闭孔内肌支

D. 阴部神经 E. 以上都不对

8. 坐骨神经与梨状肌的关系,最为常见的是

A. 胫神经出梨状肌下孔,腓总神经出梨状肌上孔

B. 以一总干穿梨状肌 C. 以一总干穿梨状肌下孔

D. 以一总干穿梨状肌上孔 E. 胫神经出梨状肌上孔,腓总神经出梨状肌下孔

X 型题

1. 穿过梨状肌下孔的结构有

A. 阴部内血管 B. 阴部神经 C. 臀上血管、神经

D. 臀下血管、神经 E. 梨状肌

2. 髋关节动脉网的动脉来自

A. 臀上动脉 B. 臀下动脉 C. 旋股内、外侧动脉

D. 第 1 穿动脉 E. 膝降动脉

3. 关于臀部的境界,下列哪些是正确的

A. 上界为髂嵴 B. 下界为臀沟 C. 内侧界为骶、尾骨的外侧缘

D. 外侧界为髂前上棘至股骨大转子连线 E. 外侧界为髂后上棘至股骨大转子连线

4. 通过坐骨小孔的结构是

A. 阴部内动脉 B. 阴部内静脉 C. 阴部神经 D. 坐骨神经 E. 臀下血管

5. 下列哪些疾病能引起腰腿痛

A. 固定的臀上皮神经受牵拉 B. 臀筋膜损伤时 C. 梨状肌损伤综合征

D. 股外侧皮神经损伤 E. 坐骨神经损伤

（三）填空题

髋关节的韧带分为囊外韧带和囊内韧带两部分,囊外韧带主要有________、________、________,囊内韧带主要有________。

（四）简答题

1. 梨状肌上、下孔通过的内容及其位置关系?

2. 坐骨小孔的构成及穿行的结构？

（五）论述题

髋周围动脉网的构成及临床意义？

（六）案例分析题

某女患者，60 岁，右股内侧出现一包块，经检查确诊为“股疝”，出现嵌顿并发生绞窄，根据所学解剖知识解释该病例。

附参考答案

（一）名词解释

臀部十字吻合位于臀大肌深面，股方肌与大转子附近。十字吻合分别由两侧的旋股内、外侧动脉，上部的臀上、下动脉和下部的股深动脉第一穿动脉等形成。其次，在近髋关节的盆侧壁处，还有旋股深动脉、髂腰动脉、骶外侧动脉、骶正中动脉等及期间的吻合支。

（二）选择题

A 型题

1. A　2. A　3. D　4. B　5. B　6. E　7. E　8. C

X 型题

1. ABD　2. ABCD　3. ABCD　4. ABC　5. ABCE

（三）填空题

髂股韧带、耻骨韧带、坐骨韧带，股骨头韧带

（四）简答题

1. 梨状肌上孔通过的内容自外侧向内侧依次为臀上神经、臀上动脉和臀上静脉。梨状肌下孔通过的内容自外侧向内侧依次为坐骨神经、股后皮神经、臀下神经、臀下动脉、臀下静脉、阴部内静脉、阴部内动脉和阴部神经。

2. 坐骨小孔由骶棘韧带、坐骨小切迹和骶结节韧带围成，其间通过的结构由外侧向内侧依次为阴部内动、静脉和阴部神经。

（五）论述题

髋关节周围有髂内、外动脉及股动脉等的分支分布，通常所称的“臀部十字吻合”位于臀大肌深面，股方肌与大转子附近。十字吻合的两侧分别为旋股内、外侧动脉；上部为臀上、下动脉；下部为第 1 穿动脉等组成吻合丰富的动脉网。其次，在近髋关节的盆侧壁处，还有旋髂深动脉、髂腰动脉、骶外侧动脉、骶正中动脉等及其间的吻合支。盆内脏器两侧之间的动脉吻合也较丰富。故结扎一侧髂内动脉时，可借髋周围动脉网建立侧支循环，以代偿髂内动脉分布区的血液供应。

（六）案例分析题

股环内侧界为腔隙韧带，前界为腹股沟韧带，后界为耻骨梳韧带，外侧界为股静脉内侧的纤维隔，因股环前、后和内侧均为韧带性结构，不易延伸，故股疝易发生较窄。

（齐齐哈尔医学院　姚立杰）

第三节　股　　部

一、内 容 提 要

股前内侧区

（一）浅层结构

1. 大隐静脉起自足背静脉弓，注入股静脉，全程可以3点来确定。①内踝前方；②膝部内后方；③卵圆窝（即耻骨结节外下方3～4cm处）。在穿卵圆窝之前收纳接受5条属支，它们是腹壁浅静脉、阴部外静脉、旋髂浅静脉、股内侧浅静脉、股外侧浅静脉。大隐静脉还借许多穿静脉与深部静脉交通，此外还有交通支与小隐静脉吻合。

2. 股动脉进入股三角处发出3条浅动脉，它们是腹壁浅动脉、旋髂浅动脉、阴部外动脉，与上述同名浅静脉伴行。

3. 腹股沟浅淋巴结位于腹股沟韧带下方及大隐静脉近侧段的浅筋膜内，约8～10个，分上、下两组，呈"T"形排列，上组即腹股沟上内侧浅淋巴结和上外侧浅淋巴结，下组即腹股沟下浅淋巴结。它收纳下肢浅淋巴管，并收集下腹壁、外生殖器、会阴部和臀部的淋巴管。

4. 皮神经　①股外侧皮神经，分布于股前外侧区皮肤；②股神经前皮支，分布于股前内侧及膝关节前面的皮肤；③闭孔神经皮支，分布于股内侧上部的皮肤；④髂腹股沟神经，分布于股前内侧区上份及阴囊或大阴唇的皮肤；⑤生殖股神经的股支，分布于腹股沟韧带下方的皮肤；⑥隐神经，为股神经最长的分支，分布于髌下、小腿内侧部和足内侧部的皮肤。

（二）深层结构

1. 阔筋膜外侧部由髂嵴前份连至胫骨外侧髁的部分特别厚，称髂胫束。束的上份裂为两层，包容阔筋膜张肌并供其附着。其在耻骨结节外下方3～4cm处有一个凹陷称卵圆窝，表面覆盖一层多孔的筛筋膜，有大隐静脉、浅血管和浅淋巴管等结构穿过。深筋膜向深部发出三个肌间隔，将大腿肌肉分成前、内、后3群。

2. 肌腔隙和血管腔隙

（1）肌腔隙：前界为腹股沟韧带，后外侧界为髂骨，内侧界为髂耻弓。内有髂腰肌、股神经和股外侧皮神经。

（2）血管腔隙：前界为腹股沟韧带，后界为耻骨梳韧带，外侧界为髂耻弓，内侧界为腔隙韧带。内有股鞘、股血管、生殖股神经股支和淋巴管。

1）股鞘：为包裹股动脉和股静脉上段的筋膜鞘，其前壁由腹横筋膜延伸而来，后壁为髂筋膜。股鞘呈漏斗形，长3～4cm，内腔被2个筋膜隔分为外、中、内3个腔，外侧腔容纳股动脉，中间腔容纳股静脉，内侧腔称股管。股管内有腹股沟深淋巴结和脂肪组织。

2）股血管：实际上是一个潜在性的间隙。股管呈三棱形，平均长1.5cm，管的前壁与阔筋膜融合，后壁与耻骨肌筋膜愈合，外侧壁是分隔股管与股静脉的筋膜隔，管的上口称股环。股环的前界为腹股沟韧带，后界为耻骨梳韧带，内侧界为腔隙韧带，外侧界为与股静脉分隔的筋膜隔。

3. 股三角的上界为腹股沟韧带，外侧界为缝匠肌内侧缘，内侧界为长收肌内侧缘，前壁为阔筋膜，后壁为髂腰肌、耻骨肌和长收肌及其筋膜。股三角内由外向内有股神经、股动脉、股静脉及其分支，还有股管等结构。

(1) 股神经:在股三角发出许多分支分布于股前肌群及股前内侧区皮肤。其最长的分支为隐神经,并向下进入收肌管。

(2) 股动脉:为髂外动脉在腹股沟中点下方延续,贯穿整个股三角,进入收肌管经大收肌腱裂孔至腘窝。于腹股沟韧带下方2~5cm,从股动脉后外侧壁发出粗大的股深动脉。走在长收肌深面,发出4条穿动脉贴股骨内侧穿过大收肌行向大腿后面,营养股后肌群。股深动脉在起点附近发出旋股内、外侧动脉,主要营养大腿前内侧群肌肉,并参与髋关节网。

(3) 股静脉:为股动脉的伴行静脉,其属支均与同名动脉伴行。

4. 收股管位于大腿中1/3,缝匠肌的深面。其前壁为缝匠肌、大收肌腱板,外侧壁为股内侧肌,后壁为大收肌和长收肌。管的上口通股三角,下口经大收肌腱裂孔通向腘窝。管内自前向后有隐神经和股内侧肌神经、股动脉、股静脉。

5. 闭孔神经分前、后两支,分别位于短收肌前后方,支配股内收肌群以及股内侧部的皮肤。

股 后 区

(一) 浅层结构

股后区浅筋膜内有股后皮神经走行。

(二) 深层结构

坐骨神经是人体最长、最粗的神经,由梨状肌下孔穿出至臀部(它穿过梨状肌的部位常有变异),经坐骨结节与大转子之间,垂直下降,在股后中、下1/3交界处分为胫神经和腓总神经二大分支。坐骨神经的体表投影:①出盆处位于髂后上棘至坐骨结节连线的上、中1/3交界处;②在臀部走在股骨大转子与坐骨结节之间的中点;③在股部相当于股骨两髁之间的中点。以上3点连成一条抛物线即为坐骨神经的体表投影。

二、测 试 题

(一) 名词解释

1. 股环 2. 股鞘 3. 股管 4. 股三角 5. 肌腔隙 6. 血管腔隙 7. 隐静脉裂孔 8. 收肌腱裂孔 9. Hunter 管

(二) 选择题

A 题型

1. 关于股鞘的叙述,下列哪项是正确的

A. 由腹横筋膜和阔筋膜包绕股动、静脉上段形成

B. 与肌腔隙相通

C. 其上口为股环,覆盖有较厚结缔组织

D. 内有股神经、股动脉、淋巴结等

E. 呈漏斗状,长3~4cm

2. 关于腹股沟浅淋巴结的叙述,下列哪项是正确的

A. 沿腹股沟韧带下方平行排列

B. 沿大隐静脉近侧段两侧纵行排列

C. 来自下肢的浅淋巴管主要注入上群内侧组

D. 呈"T"形排列,分上、下两群

E. 下群的输出管只注入髂外淋巴结

3. 关于股后区后骨筋膜鞘的叙述,下列哪项是正确的

A. 容纳股后群肌、股后皮神经和坐骨神经等
B. 由阔筋膜后份、股外侧肌间隔、股后肌间隔及骨膜围成
C. 与前骨筋膜鞘相通
D. 与腘窝和臀部不相连通
E. 坐骨神经位于其内,且在股二头肌短头和大收肌之间

4. 下列关于股三角的境界,正确的是
A. 上界为腹股沟韧带 B. 外侧界为股薄肌的内侧缘
C. 内侧界为大收肌的外侧缘 D. 其尖位于缝匠肌与股薄肌相交处
E. 顶为缝匠肌所覆盖

5. 坐骨神经的体表投影是
A. 髂后上棘与坐骨结节连线的中点
B. 股骨大转子与坐骨结节连线的中、外 1/3 交点
C. 坐骨结节到腘窝上角的连线
D. 股骨大转子与坐骨结节连线中点到腘窝上角的连线
E. 以上都不正确

6. 关于大隐静脉的叙述,下列哪项是正确的
A. 是下肢管径最大最薄的浅静脉 B. 其内无静脉瓣
C. 在穿筛筋膜之前有 5 条属支 D. 穿隐静脉裂孔注入髂外静脉
E. 大隐静脉曲张须高位结扎时应保留各属支,以防血流不畅

7. 关于肌腔隙的叙述,下列哪项是正确的
A. 前界为髂骨 B. 内侧界为髂耻弓 C. 后界为耻骨梳韧带
D. 有股血管和股神经通过 E. 内有股鞘

8. 股疝容易发生嵌顿现象的原因是
A. 股环周围结构缺乏伸缩性 B. 股管过于狭窄 C. 股管方向朝下
D. 股鞘偏于内下方 E. 卵圆窝的镰状缘锐利

9. 股三角内位于最外界的结构是
A. 大隐静脉 B. 股动脉 C. 股神经 D. 股外侧皮神经 E. 隐神经

10. 关于隐静脉裂孔(卵圆窝)的叙述,下列哪项是正确的
A. 位于耻骨结节外下方 8cm 处 B. 为阔筋膜的裂孔 C. 有隐神经通过
D. 其内侧缘明显而锐利 E. 有小隐静脉通过

11. 关于股静脉的叙述,下列哪项是正确的
A. 由小隐静脉向上延续而成 B. 全程与股动脉伴行
C. 在股三角内位于股神经股动脉之间 D. 穿肌腔隙移行为髂外静脉
E. 不收纳大隐静脉回流的血

12. 关于股动脉的叙述,下列哪项是正确的
A. 在股三角内,发出旋股内、外侧动脉 B. 全长与股神经伴行
C. 在腹股沟韧带中点深面接续髂内动脉 D. 行经股静脉与股神经之间
E. 在股三角内发出腹壁下动脉、旋髂浅动脉和阴部外动脉

13. 关于股静脉的叙述,下列哪项是正确的
A. 由小隐静脉向上延续而成 B. 全程与股动脉伴行

C. 在股三角内位于股神经股动脉之间　D. 穿肌腔隙移行为髂外静脉

E. 不收纳大隐静脉回流的血

14. 关于血管腔隙的叙述,下列哪项是正确的

A. 前界为耻骨梳韧带　B. 后界为髂骨　C. 内侧为髂耻弓

D. 外侧为腔隙韧带　E. 内有股鞘、股血管、淋巴结等通过

15. 下列关于股环的描述,错误的是

A. 前界为腹股沟韧带　B. 后界为耻骨梳韧带

C. 内侧界是腔隙韧带(陷窝韧带)　D. 外侧借纤维隔与股静脉分开

E. 经常有异常的闭孔动脉穿过

16. 下列结构中通过血管腔隙的结构有

A. 股神经和股血管　B. 股外侧皮神经　C. 髂腰肌及一些淋巴结

D. 闭孔血管和神经　E. 股血管和股鞘

17. 下列结构中通过肌腔隙的结构是

A. 股动脉和股静脉　B. 股神经和大隐静脉

C. 股外侧皮神经和髂腰肌　D. 生殖股神经股支

E. 股浅淋巴结

18. 关于闭孔神经的叙述,下列哪项是正确的

A. 是骶丛的分支　B. 经肌腔隙入股三角　C. 支配股后群肌肉

D. 经闭膜管入股部,支配股内收肌　E. 经闭膜管入股部,支配股四头肌

X 题型

1. 关于股神经的叙述,正确的是

A. 经过肌腔隙进入股三角　B. 支配耻骨肌和大收肌

C. 在腹股沟韧带下方分成数支　D. 发出股内、外侧皮神经分布于大腿

E. 隐神经为其最长的分支

2. 下列关于肌腔隙与血管腔隙正确的是

A. 位于腹股沟韧带与髋骨之间的间隙　B. 由髂耻弓分隔

C. 是腹、盆腔与股前区的重要通路　D. 肌腔隙位于血管腔隙的外侧

E. 大隐静脉注入部位

3. 通过肌腔隙的结构是

A. 股外侧皮神经　B. 生殖股神经股支　C. 股管　D. 髂腰肌　E. 股神经

4. 下列关于股三角境界的叙述,正确的是

A. 上界为腹股沟韧带　B. 内侧界为长收肌的内侧缘

C. 向下与收肌管的上口相连接　D. 外侧界为缝匠肌的外侧缘

E. 前壁为阔筋膜

5. 下列关于股三角境界的叙述,正确的是

A. 上界为腹股沟韧带　B. 内侧界为长收肌的内侧缘

C. 向下与收肌管的上口相连接　D. 外侧界为缝匠肌的外侧缘

E. 前壁为阔筋膜

6. 下列关于股三角境界的叙述,正确的是

A. 上界为腹股沟韧带　B. 内侧界为长收肌的内侧缘

C. 向下与收肌管的上口相连接　　D. 外侧界为缝匠肌的外侧缘
E. 前壁为阔筋膜

7. 下列关于血管腔隙说法，正确的是
A. 后界为耻骨梳韧带　　B. 内侧界为腔隙韧带
C. 股血管通过此腔隙　　D. 腔隙内股管位于最内侧
E. 股外侧皮神经也通过该腔隙

8. 肌腔隙内的内容物有
A. 股血管　B. 股管　C. 股外侧皮神经　D. 股神经　E. 大隐静脉

9. 收肌管内有下列结构通过
A. 股血管、股深血管　　B. 股血管、膝降动脉
C. 隐神经、膝降动脉、股内侧肌神经　　D. 股血管、隐神经、膝降动脉
E. 股深血管、隐神经

（三）填空题

1. 阔筋膜在大腿外侧的纵行纤维显著增厚，称为________，其内包容________肌；阔筋膜在耻骨结节外下方 3～4cm 处，形成的卵圆形薄弱区称为________（又名________），其表面覆盖一层多孔的疏松结缔组织，称为________。该孔的外缘锐利而明显，称为________。

2. 肌腔隙前界为________，后外侧界为________，内侧界为________，内有________、________及________通过。

3. 股管是底向上的短锥形筋膜管，平均长 1.5cm，管的前壁由________形成，与阔筋膜融合，后壁由________形成，与耻骨肌筋膜愈合，外侧壁是分隔________与________的筋膜隔。

4. ________为股管的上口，其前界为________，后界为________，内侧界为________，外侧界借纤维隔与________相邻。

5. 在腹股沟韧带与髋骨之间有一间隙，由髂腰筋膜增厚形成的________，将该间隙分成外侧的________和内侧的________。

6. 血管腔隙前界为________，后界为________，外侧界为________，内侧界为________（或________）。其容纳的结构为________、________、________、________、________。

7. 后骨筋膜鞘内可见股二头肌长头和短头、________和________，________，在股二头肌长头和大收肌之间，阔筋膜的深面可见________神经。

（四）简答题

1. 简述股管的位置、形态结构，并运用所学解剖学知识解释股疝为什么容易发生嵌顿？
2. 简述收肌管的构成及其内通过的结构。
3. 简述股三角的境界及其内容。
4. 简述股部骨筋膜鞘的构成及内容。

（五）论述题

试述大腿肌的分群、名称、功能及神经支配。

第四节 膝 部

一、内容提要

膝前区

（一）浅层结构

1. 有股外侧皮神经、股神经前皮支和内侧皮支、腓肠外侧皮神经以及隐神经髌下支分布。
2. 髌前皮下囊位于皮肤与髌韧带之间。

（二）深层结构

1. 髌韧带为股四头肌腱在髌骨下方的延续，附着于胫骨粗隆。
2. 缝匠肌、股薄肌以及半腱肌三块肌的肌腱共同形成的外形类似鹅足的腱性部分，附着于胫骨近侧内侧面，称为“大鹅足”。

膝后区

（一）浅层结构

1. 小隐静脉 在此穿腘筋膜注入腘静脉。
2. 腓肠外侧皮神经 由腓总神经发出，于腘窝外侧角穿出深筋膜。

（二）深层结构

1. 腘窝呈菱形，上内侧界为半腱肌、半膜肌肌腱；上外侧界为股二头肌腱；下界内，外侧均为腓肠肌。腘窝中央由浅入深分别是胫神经、腘静脉、腘动脉。靠近腘窝的外侧缘有腓总神经通过。

2. 由坐骨神经发出经腘窝上角垂直下行至腘窝下角，胫神经在腘窝内发出若干分支，支配小腿后肌群及膝关节和小腿皮肤。

3. 腓总神经 由坐骨神经发出后，沿腘窝外侧缘，走向腘窝外侧角，继续斜向下，绕过腓骨颈，穿腓骨长肌起点的深面。在此分为腓浅和腓深神经。

4. 腘动、静脉 在收肌腱裂孔处与股动、静脉相移行，腘动、静脉周围有结缔组织紧紧包绕。腘动脉在腘窝内发出 5 条关节支，即膝上内、外侧动脉，膝中动脉和膝下内、外侧动脉，它们和膝最上动脉、胫前返动脉等吻合，共同参加膝关节网。

二、测 试 题

（一）名词解释

1. 腘窝 2. 髌韧带

（二）选择题

A 题型

1. 关于腘动脉的叙述，下列哪项是正确的

A. 腓动脉起自腘动脉　　B. 至腘肌下缘处分为胫前、后动脉

C. 与隐神经伴行　　D. 于半膜肌的浅面下行

E. 在腘窝内它位于胫神经的浅面

2. 不是腘动脉的膝关节动脉支的是

A. 膝上内侧动脉　　B. 膝上外侧动脉　　C. 膝降动脉

D. 膝下内侧动脉　　E. 膝下外侧动脉

3. 关于腘深淋巴结的叙述,下列哪项是正确的

A. 位于小隐静脉周围

B. 其输出淋巴管注入腹股沟浅淋巴结

C. 呈“T”形分部,分上、下两群

D. 收纳小腿以下的深淋巴以及小腿后、外侧部和足外侧部的浅淋巴

E. 收纳小腿、足部全部深、浅淋巴

4. 腘窝内由浅入深排列的结构是

A. 腓总神经、胫神经、腘动脉　　B. 胫神经、腘动脉、腓总神经

C. 胫神经、腘动脉、腘静脉　　D. 胫神经、腘静脉、腘动脉

E. 腘动脉、腘静脉、胫神经

5. 同时屈髋关节和膝关节的肌是

A. 股薄肌　　B. 缝匠肌　　C. 股四头肌　　D. 半腱肌　　E. 股二头肌

X 题型

1. 关于腘动脉的叙述,正确的是

A. 在腘肌下缘处分为胫前、后动脉　　B. 在收肌腱裂孔处续于股动脉

C. 关节支有:膝上内、外侧动脉,膝降动脉,膝下内、外侧动脉

D. 在腘窝内,腘动脉位于胫神经和腘静脉之间

E. 其肌支供应小腿三头肌和跖肌

2. 膝关节动脉网由下列哪些动脉参与构成

A. 股动脉的膝降动脉　　B. 旋股外侧动脉的降支

C. 腘动脉的 5 条关节支　　D. 旋股内侧动脉的降支　　E. 胫前返动脉

3. 腘窝的内容有

A. 腘血管　　B. 腓总神经　　C. 胫神经　　D. 腘深淋巴结　　E. 隐神经

(三) 填空题

1. 腘窝的内容在中线上由浅入深依次为________、________、________,沿腘窝外上界走行的为________。

2. 腘动脉在收肌腱裂孔处续于________,在腘肌下缘处分为________和________两终支分布至小腿。

3. 腘窝有顶、底及四壁,外上界为________,内上界为________,下内界为________,下外界为________,腘窝顶为________,腘窝底自上而下为________、________、________、________。

(四) 简答题

1. 简述髋周(膝关节)动脉网的组成。

2. 简述腘窝的境界,其内由浅入深排列哪些结构?

（五）论述题

试述膝关节的解剖（骨、软骨、韧带、类型及运动膝关节的主要肌肉）。

附参考答案

（一）名词解释

略。

（二）选择题

A 题型

1. B　2. C　3. D　4. D　5. D

X 题型

1. ABE　2. ABCE　3. ABCDE

（三）填空题～（五）论述题

略。

（南通大学　张志军　吕广明）

第五节　小　腿　部

一、内 容 提 要

（一）小腿前外侧区

1. 浅层结构　皮肤血液供应较差，损伤后愈合较慢。浅筋膜较疏松，含少量脂肪，轻度水肿时，在内踝上方按压易出现压痕。浅筋膜内含大隐静脉及其属支、隐神经、腓浅神经等。

（1）大隐静脉：起自足背静脉弓的内侧，经内踝前方 1 cm 处上行（此处为临床行大隐静脉切开的常用部位）达小腿前内侧。

（2）隐神经：伴大隐静脉行至足内侧缘。

（3）腓浅神经：于小腿前外侧中、下 1/3 交点处穿深筋膜至皮下，随即分成足背内侧皮神经和足背中间皮神经至足背。

2. 深层结构　深筋膜较致密，在腓侧发出前、后两个肌间隔附着于腓骨前、后缘的骨膜。小腿前外侧区的深筋膜与前肌间隔、后肌间隔、胫骨和腓骨骨膜以及小腿骨间膜共同围成前骨筋膜鞘和外侧骨筋膜鞘，容纳相应的肌群、血管和神经。

（1）前骨筋膜鞘：有小腿前群肌、腓深神经和胫前血管。小腿前群肌包括胫骨前肌、趾长伸肌和踇长伸肌，均由腓深神经支配。胫前动脉于腘肌下缘处发自腘动脉，向前穿骨间膜上端进入小腿前骨筋膜鞘，沿骨间膜前面下行，先行于胫骨前肌和趾长伸肌之间，后行于胫骨前肌和踇长伸肌之间，至伸肌上支持带下缘处移行为足背动脉。腓深神经于腓骨颈高度起自腓总神经，穿腓骨长肌起始部及前肌间隔进入前骨筋膜鞘与胫前血管伴行，沿途发出肌支支配小腿前群肌。

（2）外侧骨筋膜鞘：有小腿外侧群肌及腓浅神经等。小腿外侧群肌包括腓骨长肌和腓骨短肌，均由腓浅神经支配。腓浅神经于腓骨颈高度起自腓总神经，下行于腓骨长、短肌之间，发出肌支支配此二肌。腓浅神经于小腿前外侧中、下 1/3 交点处穿深筋膜至皮下，分布于小腿外侧及足背皮肤。

(二) 小腿后区

1. 浅层结构　皮肤柔软,弹性好,血供丰富,是临床上常用的带血管蒂皮瓣移植的供皮区。浅筋膜内有小隐静脉及其属支、腓肠内侧皮神经、腓肠外侧皮神经和腓肠神经。

(1) 小隐静脉:起自足背静脉弓的外侧端,伴腓肠神经绕外踝后方上行至小腿后区,再沿小腿后面中线上行,抵腘窝下角处穿腘筋膜,注入腘静脉。

(2) 腓肠外侧皮神经:发自腓总神经,于腘窝外侧角穿深筋膜浅出,分布于小腿后区外上部皮肤。

(3) 腓肠内侧皮神经:发自胫神经,于小腿中份穿深筋膜浅出,分布于小腿后区的皮肤。

(4) 腓肠神经:由腓肠内侧皮神经和腓肠外侧皮神经的交通支吻合而成,伴小隐静脉下行,经外踝后方至足背外侧部,分布于小腿后区下部和足背外侧部的皮肤。

2. 深层结构　小腿后区的深筋膜与后肌间隔、胫骨和腓骨骨膜以及小腿骨间膜共同围成后骨筋膜鞘,内有小腿后群肌及血管神经束。

(1) 小腿后群肌:有深、浅两层,浅层有腓肠肌、比目鱼肌、跖肌,深层有腘肌、趾长屈肌、胫骨后肌和䠋长屈肌,均由胫神经支配。

(2) 胫后动脉:为腘动脉的直接延续,穿比目鱼肌腱弓深面,下行于小腿后群肌浅、深两层之间,经踝管入足底。胫后动脉在起始处发出腓动脉。

(3) 胫神经:伴胫后血管下行于小腿后群肌浅、深两层之间,经踝管进入足底。胫神经沿途发出肌支支配小腿后群肌,皮支为腓肠内侧皮神经。

二、测　试　题

(一) 名词解释

1. 小腿前骨筋膜鞘　2. 小腿后骨筋膜鞘　3. 小腿外侧骨筋膜鞘

(二) 选择题

A 型题

1. 小隐静脉
A. 全长与腓肠神经伴行　　B. 全长与腓肠内侧皮神经伴行
C. 起自足背静脉弓的内侧端　　D. 穿腘筋膜,注入腘静脉
E. 绕外踝前方上行至小腿后区

2. 有关胫前动脉的描述,下列哪项是错误的
A. 在腘肌下缘处起自腘动脉
B. 向前穿小腿骨间膜进入小腿前区
C. 主干与腓浅神经及二条同名静脉伴行
D. 下行至伸肌上支持带的下缘处,移行为足背动脉
E. 沿途发出分支分布于小腿前群肌、膝关节及踝关节

3. 有关胫后动脉的描述,下列哪项是错误的
A. 在腘肌下缘处起自腘动脉
B. 穿比目鱼肌腱弓深面,沿小腿后群肌浅、深两层之间下行
C. 经踝管转入足底,分为足底内侧动脉和足底外侧动脉

D. 尚发出一支较粗的腓动脉　　E. 与腓深神经伴行

4. 腓深神经支配

A. 小腿前群肌和足背肌　　B. 小腿外侧群肌　　C. 小腿后群肌

D. 足底肌　　E. 股后群肌

5. 腓浅神经支配

A. 小腿前群肌和足背肌　　B. 小腿外侧群肌　　C. 小腿后群肌

D. 足底肌　　E. 股后群肌

6. 下列哪条神经损伤可导致足不能背屈及伸趾

A. 腓深神经　B. 腓浅神经　C. 股神经　D. 胫神经　E. 闭孔神经

7. 腓浅神经损伤时,可表现为

A. 足不能背屈及伸趾

B. 足不能内翻,小腿内侧及足背皮肤感觉丧失

C. 足不能外翻,小腿外侧及足背皮肤感觉丧失

D. 足不能内翻,小腿外侧及足背皮肤感觉丧失

E. 足不能外翻,小腿内侧及足背皮肤感觉丧失

8. 穿经小腿骨间膜上端的结构是

A. 腓深神经　B. 腓浅神经　C. 胫前动脉　D. 胫后动脉　E. 胫神经

9. 小腿前骨筋膜鞘内的结构不包括

A. 腓深神经　B. 腓骨长肌　C. 胫前动脉　D. 趾长伸肌　E. 胫骨前肌

10. 小腿后骨筋膜鞘内的结构不包括

A. 腓深神经　B. 腓肠肌　C. 比目鱼肌　D. 胫骨后肌　E. 趾长屈肌

11. 于小腿前外侧中、下 1/3 交点处穿深筋膜浅出的神经是

A. 腓肠神经　　B. 腓浅神经　　C. 腓深神经

D. 胫神经　　E. 腓肠外侧皮神经

12. 使足内翻的肌是

A. 腓骨长肌和腓骨短肌　　B. 趾长伸肌和𧿹长伸肌　　C. 趾长屈肌和𧿹长屈肌

D. 胫骨前肌和胫骨后肌　　E. 胫骨前肌和趾长伸肌

13. 使足外翻的肌是

A. 腓骨长肌和腓骨短肌　　B. 趾长伸肌和𧿹长伸肌　　C. 趾长屈肌和𧿹长屈肌

D. 胫骨前肌和胫骨后肌　　E. 胫骨前肌和趾长伸肌

14. 下面哪块肌不能使踝关节跖屈

A. 腓肠肌　B. 趾长屈肌　C. 腓骨长肌　D. 比目鱼肌　E. 胫骨前肌

15. 可以使踝关节背屈的肌是

A. 腓骨短肌　B. 趾长伸肌　C. 腓骨长肌　D. 比目鱼肌　E. 胫骨后肌

X 型题

1. 腓总神经主干损伤的主要表现是

A. 足不能背屈　B. 足不能跖屈　C. 足不能外翻　D. 足不能内翻　E. 趾不能伸

2. 胫神经支配

A. 腓肠肌　B. 比目鱼肌　C. 腘肌　D. 趾长屈肌　E. 胫骨后肌

3. 使踝关节背屈的肌肉有

A. 腓骨长肌 B. 腓骨短肌 C. 胫骨前肌 D. 趾长伸肌 E. 腓肠肌

4. 使踝关节跖屈的肌肉有

A. 腓骨长肌 B. 腓骨短肌 C. 胫骨后肌 D. 趾长伸肌 E. 腓肠肌

5. 胫后动脉

A. 在腘肌下缘发自腘动脉 B. 穿小腿骨间膜至小腿前骨筋膜鞘

C. 行于小腿后群肌深、浅两层之间 D. 发出腓动脉

E. 经外踝后方至足底

（三）填空题

1. 小腿外侧群肌包括________和________，均由________支配；小腿前群肌包括________、________和________，均由________支配。

2. 小隐静脉起自足背静脉弓的________，伴________神经绕外踝后方上行至小腿后区，再沿小腿后面中线上行，抵腘窝下角处穿腘筋膜，注入________。

3. 胫前动脉在腘肌下缘由________分出后，向前穿骨间膜上端进入小腿前骨筋膜鞘内，紧贴骨间膜前面伴________神经下行。胫前动脉上1/3段位于________和________间，下2/3段位于________和________间，主干下行至伸肌上支持带下缘处移行为________。

4. 足内翻肌是________、________，足外翻肌是________、________。

5. 腓肠神经多数由________和________的交通支吻合而成。

（四）简答题

1. 简述小腿后群肌的名称、作用和神经支配。

2. 简述小隐静脉的起始、行程。

3. 胫前、胫后动脉行径如何？分别与何神经伴行？

4. 使足背屈、跖屈的肌肉分别有哪些？分别由什么神经支配？

5. 使足内翻、外翻的肌肉分别有哪些？分别由什么神经支配？

（五）论述题

1. 试述小腿前、后、外侧骨筋膜鞘的构成及内容。

2. “马蹄足”、“内翻足”、“马蹄内翻足”、“钩状足”分别是什么肌群麻痹所致？其支配的神经是什么？

（六）案例分析题

1. 患者，男，20岁，因车祸撞伤左小腿，即感左小腿剧烈疼痛，患肢不能活动，急诊入院。体格检查：左小腿上内侧肿胀、青紫，有骨擦感。X线检查显示左胫骨上端骨折。临床诊断：左胫骨上端骨折。

请思考以下问题：

（1）胫骨上端骨折易损伤什么动脉？为什么？

（2）脉搏消失是诊断动脉损伤的重要依据，请根据所学解剖学知识回答应在何处检测脉搏以判断动脉是否受损？

2. 患者，男，19岁，大学生，3天前踢球后，感觉右小腿前外侧疼痛。次日，疼痛加剧，难以忍受，就诊入院。体格检查：右小腿前外侧肿胀，皮肤张力大，压痛明显，足不能背屈，足跖屈时疼痛加剧，小腿前群肌肌力下降，足背动脉搏动微弱，第1、2趾相对面的背侧皮肤感觉迟钝。X线检查未见明显骨折征象。B超检查示右小腿前群肌部分肌纤维结构紊乱、回声偏

低,提示渗出性改变。临床诊断:右小腿前骨筋膜鞘综合征。

请思考以下问题:

(1) 小腿前骨筋膜鞘综合征的解剖学基础是什么?

(2) 解释出现上述症状和体征的原因。

3. 患者,女,56 岁。2 年前,每久站立或走远路时出现左小腿下段疼痛。疼痛放散至足背及踝前,休息、按摩和晨起减轻。疼痛发作与站立及行走时间长短有关,以致患者怕走远路。体格检查:左小腿下段外侧有固定压痛点,Tinel 征阳性(Tinel 征指叩击神经损伤或神经损害的部位或其远侧,而出现其支配皮区的放电样麻痛感或蚁走感,代表神经再生的水平或神经损害部位),足背、踝前皮肤感觉减退。肌电图检查示左腓浅神经感觉传导速度减慢,X 线检查无异常。临床诊断:左腓浅神经卡压综合征。

请思考以下问题:

(1) 腓浅神经的走行和分布?

(2) 腓浅神经卡压综合征的解剖学基础是什么?

(3) 解释患者出现"站立性"性疼痛的原因。

附参考答案

(一) 名词解释

1. 小腿前骨筋膜鞘由小腿深筋膜、小腿前肌间隔、胫骨和腓骨骨膜以及小腿骨间膜围成,鞘内容纳小腿前群肌、胫前血管和腓深神经。

2. 小腿后骨筋膜鞘由小腿深筋膜、小腿后肌间隔、胫骨和腓骨骨膜以及小腿骨间膜围成,该骨筋膜鞘借小腿后群浅、深肌层之间的小腿后筋膜分隔为浅、深两部。浅部容纳小腿后群浅层肌,深部容纳小腿后群深层肌及血管神经束。

3. 小腿外侧骨筋膜鞘由小腿深筋膜、小腿前肌间隔、小腿后肌间隔及腓骨骨膜围成,鞘内容纳小腿外侧群肌和腓浅神经等。

(二) 选择题

A 型题

1. D 2. C 3. E 4. A 5. B 6. A 7. C 8. C 9. B 10. A 11. B 12. D 13. A 14. E 15. B

X 型题

1. ACE 2. ABCDE 3. CD 4. ABCE 5. ACD

(三) 填空题

1. 腓骨长肌,腓骨短肌,腓浅神经,胫骨前肌,趾长伸肌,踇长伸肌,腓深神经 2. 外侧端,腓肠,腘静脉 3. 腘动脉,腓深,胫骨前肌,趾长伸肌,胫骨前肌,踇长伸肌,足背动脉 4. 胫骨前肌,胫骨后肌,腓骨长肌,腓骨短肌 5. 腓肠内侧皮神经,腓肠外侧皮神经

(四) 简答题

1. 小腿后群肌有浅、深两层,浅层有腓肠肌、比目鱼肌、跖肌,深层有腘肌、趾长屈肌、胫骨后肌和踇长屈肌,主要功能是使足跖屈,均由胫神经支配。

2. 小隐静脉起自足背静脉弓的外侧端,伴腓肠神经绕外踝后方上行至小腿后区,再沿小腿后面中线上行,抵腘窝下角处穿腘筋膜,注入腘静脉。

3. 胫前动脉于腘肌下缘处发自腘动脉，向前穿骨间膜上端进入小腿前骨筋膜鞘，沿骨间膜前面下行，先行于胫骨前肌和趾长伸肌之间，后行于胫骨前肌和踇长伸肌之间，至伸肌上支持带下缘处移行为足背动脉。胫前动脉与腓深神经伴行。胫后动脉为腘动脉的直接延续，穿比目鱼肌腱弓深面，下行于小腿后群肌浅、深两层之间，经踝管入足底。胫后动脉与胫神经伴行。

4. 使足背屈的肌肉有胫骨前肌、趾长伸肌和踇长伸肌，均由腓深神经支配。使足跖屈的肌肉有腓肠肌、比目鱼肌、跖肌、胫骨后肌、趾长屈肌和踇长屈肌，均由胫神经支配。使足跖屈的肌肉还有腓骨长肌、腓骨短肌，均由腓浅神经支配。

5. 使足内翻的肌肉有胫骨前肌、胫骨后肌，前者由腓深神经支配，后者由胫神经支配。使足外翻的肌肉有腓骨长肌、腓骨短肌，两者均由腓浅神经支配。

（五）论述题

1. 小腿前骨筋膜鞘由小腿深筋膜、小腿前肌间隔、胫骨和腓骨骨膜以及小腿骨间膜围成，鞘内容纳小腿前群肌、胫前血管和腓深神经。小腿外侧骨筋膜鞘由小腿深筋膜、小腿前肌间隔、小腿后肌间隔及腓骨骨膜围成，鞘内容纳小腿外侧群肌和腓浅神经等。小腿后骨筋膜鞘由小腿深筋膜、小腿后肌间隔、胫骨和腓骨骨膜以及小腿骨间膜围成，该骨筋膜鞘借小腿后群浅、深肌层之间的小腿后筋膜分隔为浅、深两部。浅部容纳小腿后群浅层肌，深部容纳小腿后群深层肌及血管神经束。

2. 小腿前群肌麻痹可使足不能背屈和伸趾，形成"马蹄足"，小腿前群肌由腓深神经支配。小腿外侧群肌麻痹导致足不能外翻，形成"内翻足"，小腿外侧群肌由腓浅神经支配。若腓总神经损伤，则小腿前群肌和小腿外侧群肌均麻痹，导致足不能背屈、趾不能伸、足下垂、内翻，形成"马蹄内翻足"。小腿后群肌麻痹，导致足不能跖屈，内翻力弱，由于小腿前群肌和外侧群肌的过度牵拉，使足成背屈、外翻位，形成"钩状足"，小腿后群肌由胫神经支配。

（六）案例分析题

案例分析 1

骨折后引起血管损伤的机制有三种：骨折直接作于血管致血管断裂；直接暴力造成血管挫裂伤或痉挛；骨折移位及肌肉的牵拉引起血管撕裂。

腘动脉在收肌腱裂孔处续于股动脉，位置最深，紧贴股骨腘面和膝关节囊后壁下行，至腘肌下缘分出胫前动脉和胫后动脉两终支。胫前动脉向前穿骨间膜上端进入小腿前骨筋膜鞘，沿骨间膜前面下行，至伸肌上支持带下缘处移行为足背动脉。胫后动脉穿比目鱼肌腱弓深面，下行于小腿后群肌浅、深两层之间，经踝管入足底。

腘动脉的近端固定于收肌腱裂孔，腘动脉的五条关节支也对腘动脉起固定作用，胫前、胫后动脉的近端分别固定于小腿骨间膜和比目鱼肌腱弓，动脉位置的相对固定导致回旋余地减少，其周围解剖关系的任何改变均可增加血管的张力；腘动脉位于腘窝的深面，贴近胫骨平台后缘的唇状突起，胫前、胫后动脉的起始处贴近胫骨上端骨膜，当胫骨上端骨折时，大多为由前向后的直接暴力，加上腘肌的牵拉使胫骨骨折远端向后移位。鉴于以上原因，胫骨上端骨折时易合并腘动脉及胫前、胫后动脉损伤。

足背动脉在踝关节前方行于踇长伸肌腱和趾长伸肌腱之间，位置表浅，可触及搏动。胫后动脉在内踝和足跟之间的中点可触及搏动。若上述部位未能触及动脉搏动或搏动减弱，则提示腘动脉或胫前、胫后动脉损伤。

案例分析 2

小腿前骨筋膜鞘是由小腿深筋膜、小腿前肌间隔、胫骨和腓骨骨膜以及小腿骨间膜围成的骨筋膜间隙，其境界如下：前面是小腿深筋膜，后面是小腿骨间膜，内侧是胫骨嵴及其外侧面骨膜，外侧是腓骨骨膜及小腿前肌间隔，胫腓关节在上方，小腿伸肌支持带在下方。鞘内容纳小腿前群肌、胫前血管和腓深神经。小腿前骨筋膜鞘鞘壁坚韧，弹性较小，而且几乎密闭，任何原因引起的鞘内压力升高，出现血管、神经、肌肉压迫症状和体征，称之为小腿前骨筋膜鞘综合征。平常缺乏运动锻炼的人，突然增加运动量或过度运动，可能引起肌肉肿胀、肌纤维撕裂和肌肉内出血，导致鞘内压力升高，压迫鞘内容物，引发本综合征。

小腿前群肌包括胫骨前肌、趾长伸肌和拇长伸肌，主要作用是伸踝关节。腓深神经肌支支配小腿前群肌和足背肌，皮支分布于第 1、2 趾相对面的背侧皮肤。小腿前群肌和腓深神经受累后，小腿前群肌肌力下降，足不能背屈，第 1、2 趾相对面的背侧皮肤感觉迟钝。足跖屈时，受累的小腿前群肌被动受到牵拉，导致右小腿前外侧疼痛加剧。胫前动脉受压后，可导致足背动脉搏动减弱或消失。鞘内压力升高，可压迫胫前血管，影响肌肉和神经的血供，导致组织缺血坏死，出现小腿前外侧肿胀，剧烈疼痛等症状。

案例分析 3

（1）腓浅神经于腓骨颈高度由腓总神经发出，先行于腓骨长肌与腓骨之间，继行于腓骨长、短肌之间，再向下行于腓骨短肌与小腿前肌间隔之间。腓浅神经在小腿外侧中、下 1/3 交点附近穿深筋膜浅出，分为足背内侧皮神经和足背中间皮神经。腓浅神经肌支支配腓骨长、短肌，皮支分布于小腿下 1/3 前外侧和足背皮肤。

（2）刘丰春等的解剖学观察显示 50% 的腓骨下端存在较锐利的骨前嵴，并且 63.3% 的骨前嵴位于腓骨的下 1/5。腓骨下端骨前嵴较高的出现率，是造成腓浅神经卡压综合征的骨性结构基础。其次，在腓浅神经皮支的解剖学观察中发现，33.3% 皮支越过骨前嵴，其中 16.7% 皮支遭受小腿深筋膜或伸肌上支持带不同程度的卡压。另外，由于骨前嵴主要出现于腓骨下 1/5，并且由小腿深筋膜增厚形成的伸肌上支持带也在此部位向外止于腓骨，故腓浅神经皮支穿出部位越低，遭受卡压的可能性越大、卡压程度越重。由上可见，造成腓浅神经卡压综合征的解剖学基础包括腓骨下端锐利的骨前嵴、小腿深筋膜或伸肌上支持带以及腓浅神经皮支的走行与分布。

（3）腓浅神经卡压综合征的患者在持久站立中，为维持足弓，支撑体重，腓骨长肌、胫骨前肌等持续收缩，引起小腿前面的深筋膜紧张，加重对腓浅神经的卡压，从而导致出现“站立性”性疼痛的症状。

三、案例分析

案例 4-1

患者，男性，32 岁。因骑摩托车与他人相撞，左小腿痛感剧烈，不能行走，急诊入院。体检：左小腿外部皮肤擦伤，淤血，肿胀。触诊压痛感明显，并有骨摩擦感，足下垂并轻度内翻，小腿前外侧区皮肤和足背皮肤感觉障碍。经影像检查被确诊为左腓骨颈骨折。临床诊断：左腓骨颈骨折。

请思考以下问题：

1. 此处骨折最易损伤何神经？

2. 请用解剖学知识解释出现这些症状的原因。

案例 4-1 分析

1. 腓总神经在腘窝上角由坐骨神经发出后，沿股二头肌腱向外下行至腓骨头下方绕腓骨颈，在此处，腓总神经紧贴腓骨骨面，所以腓骨颈骨折易损伤该神经。

2. 腓总神经绕过腓骨颈外侧，在腓骨长肌深面分为腓深神经和腓浅神经。腓深神经支配小腿前群肌和足背肌，皮支分布于第 1～2 趾背相对缘的皮肤；腓浅神经支配小腿外侧群肌，皮支分布于小腿前外侧及足背皮肤。所以，腓总神经损伤会影响小腿前、外侧群肌的功能，而小腿后群肌作用相对增强，导致足下垂并轻度内翻（马蹄内翻足），同时小腿前外侧区皮肤及足背皮肤感觉障碍。

第六节　踝与足部

一、内容提要

（一）踝前区与足背

1. 浅层结构　浅筋膜内有足背静脉弓及其属支，其内、外侧端分别是大、小隐静脉的起点。浅筋膜内的皮神经有隐神经、腓深神经、腓肠神经和腓浅神经的终支。

2. 深层结构

（1）伸肌上支持带：又称小腿横韧带，由深筋膜在踝关节前上方增厚形成，呈宽带状连于胫骨和腓骨下端之间。伸肌上支持带深面有两个间隙，内侧者有胫骨前肌腱、胫前血管和腓深神经通过；外侧者有踇长伸肌腱、趾长伸肌腱和第 3 腓骨肌腱通过。

（2）伸肌下支持带：又称小腿十字韧带，由深筋膜在踝关节前方和足背区增厚形成，多呈横的“Y”形，外侧端附于跟骨外侧面，内侧端分为上、下两束，分别附于内踝及足内缘。伸肌下支持带向深部的骨面发出纤维隔，形成 3 个骨纤维管。其中内侧者有胫骨前肌腱通过；中间者有踇长伸肌腱、足背血管和腓深神经通过；外侧者有趾长伸肌腱和第 3 腓骨肌腱通过。

（3）足背动脉：于伸肌上支持带下缘续于胫前动脉，在踝关节前方行于踇长伸肌腱和趾长伸肌腱之间，此处位置表浅，易于触摸。主干继续沿踇短伸肌内缘和深面前行达第 1 跖骨间隙。足背动脉沿途发出的分支有：跗外侧动脉、跗内侧动脉、弓状动脉、足底深支、第 1 跖背动脉。

（4）腓深神经：多行于足背动脉内侧，肌支支配足背肌，皮支分布于第 1、2 趾相对缘背侧的皮肤。

（5）足背筋膜间隙：是足背深筋膜深、浅两层之间的间隙，容纳趾长伸肌腱、趾短伸肌、足背动脉及其分支和伴行静脉以及腓深神经。

（二）踝后区

1. 踝管　踝后区的深筋膜在内踝和跟结节内侧面之间增厚形成屈肌支持带，又称分裂韧带。此韧带与跟骨内侧面、内踝之间共同围成的管道称踝管，其内通过的结构从前向后依次为：胫骨后肌腱、趾长屈肌腱、胫后血管及胫神经、踇长屈肌腱。

2. 腓骨肌上、下支持带　为外踝后下方的深筋膜增厚形成，有固定腓骨长、短肌腱的作用。

(三) 足底

1. 足底腱膜　足底深筋膜分为浅、深两层,浅层覆盖于足底肌表面,深层覆盖于骨间肌跖侧。浅层的两侧较薄,中间部增厚称足底腱膜(又称跖腱膜)。足底腱膜向后附着于跟骨结节,向前分成五束附着于各趾趾关节囊和趾腱鞘。足底腱膜两侧缘向深部发出内、外侧肌间隔,分别止于第1、5跖骨,将足底分为内、中、外三个骨筋膜鞘。

(1) 内侧骨筋膜鞘:容纳踇展肌、踇短屈肌、踇长屈肌腱以及血管、神经。

(2) 中间骨筋膜鞘:容纳趾短屈肌、足底方肌、踇收肌、趾长屈肌腱、蚓状肌、足底动脉弓及其分支、足底外侧神经及其分支等。

(3) 外侧骨筋膜鞘:容纳小趾展肌、小趾短屈肌及血管、神经。

2. 足底血管、神经　胫后动脉及胫神经穿经踝管至足底,随即分为足底内、外侧动脉和足底内、外侧神经。足底外侧动脉的终支和足背动脉的足底深支吻合形成足底动脉弓。

3. 足弓由跗骨和跖骨借韧带和关节连结而成,可分为内、外侧纵弓及横弓。

(1) 内侧纵弓由跟骨、距骨、足舟骨、三块楔骨和第1~3跖骨连结而成。内侧纵弓主要由胫骨后肌腱、趾长屈肌腱、踇长屈肌腱、足底方肌、足底腱膜及跟舟足底韧带等结构维持。

(2) 外侧纵弓:由跟骨、骰骨和第4、5跖骨连结而成。外侧纵弓主要腓骨长肌腱、足底长韧带及跟骰足底韧带等结构维持。

(3) 横弓:由骰骨、三块楔骨和第1~5跖骨连结而成。横弓主要由腓骨长肌腱、胫骨前肌腱及踇收肌横头等结构维持。

二、测　试　题

(一) 名词解释

1. 踝管　2. 足弓　3. 足底动脉弓　4. 足底腱膜　5. 小腿横韧带　6. 小腿十字韧带

(二) 选择题

A 型题

1. 可触及胫后动脉搏动的部位是

A. 外踝后方　B. 外踝前方　C. 内踝后方　D. 内踝前方　E. 踝关节前面

2. 足背筋膜间隙内的结构不包括

A. 腓浅神经　B. 腓深神经　C. 趾长伸肌腱　D. 趾短伸肌　E. 足背动脉

3. 属于足底内侧骨筋膜鞘的结构是

A. 踇长屈肌腱　B. 足底方肌　C. 小趾展肌　D. 趾短屈肌　E. 足底动脉弓

4. 属于足底中间骨筋膜鞘的结构是

A. 踇长屈肌腱　B. 足底方肌　C. 小趾展肌　D. 趾短伸肌　E. 踇展肌

5. 属于足底外侧骨筋膜鞘的结构是

A. 蚓状肌　B. 足底方肌　C. 小趾展肌　D. 趾短伸肌　E. 踇展肌

6. 内侧纵弓的维持结构不包括

A. 足底长韧带　B. 足底方肌　C. 趾长屈肌腱　D. 胫骨后肌腱　E. 足底腱膜

7. 属于外侧纵弓维持结构的是

A. 胫骨后肌腱　B. 腓骨长肌腱　C. 趾长屈肌腱　D. 胫骨前肌腱　E. 足底腱膜

8. 踝管内位于最前的结构是
A. 胫后动脉　B. 趾长屈肌腱　C. 胫神经　D. 胫后静脉　E. 胫骨后肌腱

X 型题

1. 下列哪些结构不经过踝管
A. 胫后血管　B. 小隐静脉　C. 腓肠神经　D. 胫神经　E. 趾长屈肌腱
2. 关于足底腱膜,下列哪些是正确的
A. 是足底深筋膜增厚的部分　B. 后端附着于距骨头
C. 其两侧缘向深部发出两个肌间隔　D. 在加强足纵弓的作用
E. 又称跖腱膜
3. 下面哪些是足背动脉的分支
A. 跗外侧动脉　B. 跗内侧动脉　C. 弓状动脉　D. 足底深支　E. 第 1 跖背动脉
4. 属于足底中间骨筋膜鞘的结构有
A. 小趾展肌　B. 足底方肌　C. 趾长屈肌腱　D. 足底动脉弓　E. 趾短屈肌

(三) 填空题

1. 踝管内的结构由前向后依次为:________、________、胫后血管及胫神经、________。
2. 足底弓由________和________吻合而成。
3. 足背静脉弓的内侧端和外侧端分别是________和________的起点。
4. 足底外侧骨筋膜鞘容纳________、________及血管、神经。

(四) 简答题

1. 简述踝管的组成及通过踝管的结构。
2. 简述足背动脉的行程和分支。
3. 简述伸肌上支持带深面的间隙内通过的结构。
4. 简述伸肌下支持带深面的骨纤维管内通过的结构。

(五) 论述题

1. 试述足弓的构成、作用及维持结构。
2. 足底分为哪三个骨筋膜鞘?各有什么内容物?

(六) 案例分析题

1. 患者,女,30 岁,5 小时前下楼梯时不慎扭伤右踝部,右踝外侧疼痛剧烈,伤足不敢用力着地,行走十分困难。体格检查:患者右足外踝周围明显肿胀,外踝前下方有广泛的压痛。足内翻时疼痛加剧,足背屈、外翻时疼痛较轻。X 线检查无异常。临床诊断:右踝关节外侧韧带扭伤。

请思考以下问题:

(1) 踝关节的构成?
(2) 请用解剖学知识解释踝关节外侧韧带容易发生扭伤的原因。

2. 患者,男,30 岁,原举重运动员,现某餐饮店面包师,自诉站立和行走时双足疼痛,且日渐加重,来院就诊。体格检查:身高 170 cm,体重 83 公斤。患者裸足站立,可见两侧纵弓的内侧部消失。触诊足底舟骨粗隆处有压痛。足指数 = 26(足指数 = 足弓高度×100/足长度,正常为 29 ~ 31)。患者负重时足印检查为全足印。X 线检查显示纵弓平塌。临床诊断:扁平足。

请思考以下问题：

（1）足弓的构成和维持结构？

（2）患者出现扁平足的原因是什么？为什么患者足底舟骨粗隆处有压痛？

附参考答案

（一）名词解释

1. 踝管是屈肌支持带与跟骨内侧面、内踝之间共同围成的管道，其内通过的结构从前向后依次为：胫骨后肌腱、趾长屈肌腱、胫后血管及胫神经、踇长屈肌腱。

2. 足弓是指由跗骨和跖骨借其连结构成的向上隆起的穹隆，可分为内、外侧纵弓和横弓。足弓具有支持、缓冲震荡和保护足底血管、神经免受压迫的作用。

3. 足底动脉弓由足底外侧动脉和足背动脉的足底深支吻合而成。

4. 足底腱膜由足底深筋膜的浅层在中间部增厚形成，又称跖腱膜，其向后附着于跟骨结节，向前分成五束附着于各跖趾关节囊和趾腱鞘。

5. 小腿横韧带由深筋膜在踝关节前上方增厚形成，呈宽带状连于胫骨和腓骨下端之间。

6. 小腿十字韧带由深筋膜在踝关节前方和足背区增厚形成，多呈横的"Y"形，外侧端附于跟骨外侧面，内侧端分为上、下两束，分别附于内踝及足内缘。

（二）选择题

A 型题

1. C　2. A　3. A　4. B　5. C　6. A　7. B　8. E

X 型题

1. BC　2. ACDE　3. ABCDE　4. BCDE

（三）填空题

1. 胫骨后肌腱，趾长屈肌腱，踇长屈肌腱　2. 足底外侧动脉，足背动脉的足底深支　3. 大隐静脉，小隐静脉　4. 小趾展肌，小趾短屈肌

（四）简答题

1. 踝管是屈肌支持带与跟骨内侧面、内踝之间共同围成的管道，其内通过的结构从前向后依次为：胫骨后肌腱、趾长屈肌腱、胫后血管及胫神经、踇长屈肌腱。

2. 足背动脉于伸肌上支持带下缘续于胫前动脉，在踝关节前方行于踇长伸肌腱和趾长伸肌腱之间，主干继续沿踇短伸肌内缘和深面前行达第 1 跖骨间隙。足背动脉沿途发出的分支有：跗外侧动脉、跗内侧动脉、弓状动脉、足底深支、第 1 跖背动脉。

3. 伸肌上支持带深面有两个间隙，内侧者有胫骨前肌腱、胫前血管和腓深神经通过；外侧者有踇长伸肌腱、趾长伸肌腱和第 3 腓骨肌腱通过。

4. 伸肌下支持带向深部的骨面发出纤维隔，形成 3 个骨纤维管。其中内侧者有胫骨前肌腱通过；中间者有踇长伸肌腱、足背血管和腓深神经通过；外侧者有趾长伸肌腱和第 3 腓骨肌腱通过。

（五）论述题

1. 足弓是指由跗骨和跖骨借其连结构成的向上隆起的穹隆，可分为内、外侧纵弓和横

弓。内侧纵弓由跟骨、距骨、足舟骨、三块楔骨和第 1 ~ 3 跖骨连结而成。外侧纵弓由跟骨、骰骨和第 4、5 跖骨连结而成。横弓由骰骨、三块楔骨和第 1 ~ 5 跖骨连结而成。内侧纵弓主要由胫骨后肌腱、趾长屈肌腱、踇长屈肌腱、足底方肌、足底腱膜及跟舟足底韧带等结构维持。外侧纵弓主要腓骨长肌腱、足底长韧带及跟骰足底韧带等结构维持。横弓主要由腓骨长肌腱、胫骨前肌腱及踇收肌横头等结构维持。足弓具有支持、缓冲震荡和保护足底血管、神经免受压迫的作用。

2. 足底深筋膜分为浅、深两层,浅层覆盖于足底肌表面,深层覆盖于骨间肌跖侧。浅层的两侧较薄,中间部增厚称足底腱膜(又称跖腱膜)。足底腱膜向后附着于跟骨结节,向前分成五束附着于各跖趾关节囊和趾腱鞘。足底腱膜两侧缘向深部发出内、外侧肌间隔,分别止于第 1、5 跖骨,将足底分为内、中、外三个骨筋膜鞘。内侧骨筋膜鞘容纳踇展肌、踇短屈肌、踇长屈肌腱以及血管、神经;中间骨筋膜鞘容纳趾短屈肌、足底方肌、踇收肌、趾长屈肌腱、蚓状肌、足底动脉弓及其分支、足底外侧神经及其分支等;外侧骨筋膜鞘容纳小趾展肌、小趾短屈肌及血管、神经。

(六) 案例分析题

案例 1 分析

(1) 踝关节又名距小腿关节,由胫、腓骨的下端与距骨构成。其中,胫骨下端的胫骨下关节面、内踝关节面及腓骨下端的外踝关节面组成关节窝,距骨滑车作为关节头。踝关节的关节囊前、后壁薄而松弛,两侧有内侧韧带、外侧韧带加强。内侧韧带(又称三角韧带)坚韧,连于内踝尖与足舟骨、距骨和跟骨,主要功能是限制踝关节的过度背屈和足外翻。外侧韧带较薄弱,连于外踝与距骨、跟骨之间,由距腓前韧带、距腓后韧带及跟腓韧带组成,主要功能为限制踝关节过度跖屈和足内翻。踝关节能作背屈(伸)和跖屈(屈)运动。

(2) 由于外踝的位置低于内踝,内侧韧带强于外侧韧带,使足内翻的肌肉(胫骨前肌、胫骨后肌)力量大于使足外翻的肌肉(腓骨长肌、腓骨短肌),上述因素决定了足内翻出现的机会更多。距骨滑车关节面的特点是前宽后窄,当踝关节背屈时,较宽的滑车前部嵌入关节窝内,关节较稳定。但在踝关节跖屈(如下楼梯、下坡、下山)时,较窄的滑车后部进入关节窝内,关节头和关节窝之间形成较大的间隙,于是足能作轻微的侧方运动,致使关节不够稳定。由于足内翻的力量大于足外翻,故足在踝关节跖屈状态下更容易发生内翻运动,从而造成外侧韧带等限制足内翻运动的结构损伤。

案例 2 分析

(1) 足弓指由跗骨和跖骨借其连结构成的向上隆起的穹隆,分为内、外侧纵弓和横弓。内侧纵弓由跟骨、距骨、足舟骨、三块楔骨和第 1 ~ 3 跖骨连结而成,弓的最高点为距骨头,其前端承重点在第 1 跖骨头,后端承重点在跟骨结节,此弓较高,具有较强的弹性缓冲作用,故又称弹性足弓。内侧纵弓主要由胫骨后肌腱、趾长屈肌腱、踇长屈肌腱、足底方肌、足底腱膜及跟舟足底韧带等结构维持。外侧纵弓由跟骨、骰骨和第 4、5 跖骨连结而成,弓的最高点在骰骨,其前端承重点在第 5 跖骨头,后端承重点在跟骨结节,此弓相对较低,弹性缓冲作用较弱,主要与负重有关,故又称支撑足弓。外侧纵弓主要腓骨长肌腱、足底长韧带及跟骰足底韧带等结构维持。横弓由骰骨、三块楔骨和第 1 ~ 5 跖骨连结而成,弓的最高点在中间楔骨,此弓主要由腓骨长肌腱、胫骨前肌腱及踇收肌横头等结构维持。

(2) 扁平足是一种以足弓低平或消失、足部疼痛为特征的足部畸形。引发扁平足的原因除少数有先天或遗传因素外,多与长时间站立、负重行走、肥胖、骨形态异常、肌萎缩等有关。本例患者体重过高，并且由于职业的原因需要长时间站立，长期如此，可使维持足弓的结构疲软和慢性劳损，造成足弓塌陷或消失，从而导致扁平足。

距骨是纵弓的基柱，它承受体重，然后下传至足弓的两侧。距骨头下面有跟舟足底韧带，该韧带又称弹簧韧带或跳跃韧带。跟舟足底韧带连于跟骨的载距突和足舟骨跖侧面之间，其结构宽而厚，坚强有力，对内侧纵弓起弓弦的作用，是足部最重要的韧带。扁平足患者足弓下陷，距骨头下沉，将跟舟足底韧带向下推挤，可引起紧依舟骨粗隆后方韧带所在处的局部疼痛和压痛。

三、案例分析

案例 4-2

患者，女性，38 岁。自述站立或行走过久时，左内踝后部疼痛不适，休息后即可缓解。最近 1 周病情加重，上述症状反复出现，发作时间逐渐延长，左足根内侧与足底麻木，有蚁行感。既往有左踝关节扭伤史。体格检查：左足趾皮肤干燥，发亮，汗毛脱落，足部肌肉萎缩。用手轻叩左内踝后方，足底部针刺感加剧，足极度背伸时加重。经影像检查被诊断为左踝管综合征。临床诊断为：左踝管综合征。

请思考以下问题：

1. 踝管综合征可能累及哪些结构？
2. 请用解剖学知识解释出现这些症状的原因。

案例 4-2 分析

1. 踝管是屈肌支持带与跟骨内侧面、内踝之间共同围成的管道，其内通过的结构有：胫骨后肌腱及腱鞘、趾长屈肌腱及腱鞘、胫后血管、胫神经、踇长屈肌腱及腱鞘。因而患踝管综合征时上述结构将被累及。

2. 踝关节内侧反复扭伤，使踝管内肌腱产生摩擦而形成腱鞘炎，腱鞘肿胀、肥厚从而使踝管相对狭窄，由于管内压力增高，产生胫神经受压等症状。而胫神经穿踝管至足底后，随即分为足底内、外侧神经，分布于足底的肌肉和皮肤，故患者可出现足底麻木、蚁行感、肌肉萎缩等症状。穿经踝管的胫骨后肌腱、趾长屈肌腱、踇长屈肌腱是维持足弓的重要结构，故患者过久站立或行走时，为维持足弓的结构，支撑体重，穿经踝管的各肌腱负荷增加，导致疼痛加重。用手轻叩左内踝后方或使足极度背伸都可增加胫神经的紧张度，使胫神经受压的症状加重。胫神经内交感纤维受损，可出现神经支配区皮肤干燥、发亮、汗毛脱落等自主神经紊乱的症状。

（南昌大学　吕　诚）

【下肢解剖与观察】

一、臀　　部

1. 切口　尸体俯卧位，作如下切口：

（1）从两侧髂后上棘连线中点向下沿骶部正中线切至尾骨尖。

（2）从纵行切口上端向外沿髂嵴做一弧形切口至髂前上棘。

(3) 从纵行切口下端向外沿臀沟做一弧形切口至大转子。

(4) 环绕肛门至会阴(阴囊或大阴唇)后部做一弧形切口。

2. 解剖浅筋膜和浅层结构

(1) 由于臀部皮肤厚,浅筋膜中脂肪层也较厚,故翻皮时可连同脂肪层一并翻起,但应注意观察从竖脊肌外侧缘穿出的臀上皮神经越过髂嵴上缘到达臀部(第1～3腰神经后支),在臀大肌下缘中点附近寻找臀下皮神经(股后皮神经的分支)。臀中皮神经不必一一寻觅,这些皮神经亦不予保留。

(2) 股后部浅筋膜中没有重要结构,可直接去除。

3. 解剖深筋膜　臀部深筋膜致密且发出纤维束深入到臀大肌的肌束内。观察可见臀筋膜向上附于髂嵴,向外下方移行于阔筋膜,向下移行于股后深筋膜。观察后沿肌纤维方向进行修洁,不必完全去除,以能观察到肌纤维的走向为准。

4. 解剖深层结构

(1) 观察及切断臀大肌:首先观察臀大肌起止点和纤维的走行方向,同时可见臀大肌上外方的一部分臀中肌。然后修洁并分离臀大肌的上、下缘,用手指或刀柄分别从上、下缘伸入臀大肌深面,尽可能使臀大肌与深面的结构分离。然后尽量靠近臀大肌起点将其切断,注意臀大肌有部分纤维起自骶结节韧带,须用刀将肌纤维从韧带上剥离,将该肌翻向外下。操作时应注意:①分离和切断下缘时,切勿损伤骶结节韧带;②翻肌时,遇到由深面连于臀大肌的臀上血管浅支、臀下血管和臀下神经,观察清楚后,在靠近臀大肌处切断,但需注意股后皮神经贴附于臀大肌的深面,切勿切断该神经。

臀大肌翻起后,观察臀大肌的止端。可见肌的深部(约1/4)附着于股骨的臀肌粗隆;其余部分(约3/4)止于髂胫束。在臀大肌与大转子之间有滑液囊,此外在臀大肌与坐骨结节之间亦可见一较小的滑液囊。

(2) 清理臀大肌深面的疏松结缔组织,钝性分离臀中肌与梨状肌,以刀柄或手指由臀中肌下缘插入深面,然后切断该肌起点,翻开臀中肌,观察其深面的臀小肌及分布于臀中、小肌之间的臀上神经和臀上血管深支。

(3) 清理梨状肌上、下孔的结构

1) 经梨状肌上孔出入盆腔的有:臀上神经、臀上动脉和臀上静脉。

2) 经梨状肌下孔出入盆腔的结构,由外向内依次为:坐骨神经、股后皮神经、臀下神经、臀下动脉、臀下静脉、阴部内动脉、阴部内静脉、阴部神经。阴部内动、静脉和阴部神经出梨状肌下孔后随即绕坐骨棘进入坐骨小孔至坐骨肛门窝。待解剖会阴部时再仔细观察。另外,注意观察坐骨神经与梨状肌的关系。

3) 在膝部放一木枕将下肢抬高使大腿过伸,坐骨神经和股后群肌肉松弛。牵开坐骨神经,清理其深面的肌肉,自上而下有上孖肌、闭孔内肌腱、下孖肌和股方肌。注意观察和领会闭孔内肌腱的走向。

二、股后区和腘窝

1. 切口

(1) 在腘窝下方平胫骨粗隆水平作一横切口。

(2) 从臀沟中点向下沿股后正线作一纵行切口至腘窝下缘。

(3) 股后区和腘窝的皮肤翻向两侧。

2. 解剖浅筋膜和浅层结构

(1) 股后部浅筋膜中没有重要结构,可直接去除。

(2) 在腘窝上部浅筋膜中寻觅浅出的股后皮神经分支,追踪至从深筋膜穿出处。

3. 解剖深筋膜　观察股后区及腘窝的深筋膜,观察完毕后,沿股后部中线自上向下纵行切开深筋膜,翻向两侧,并去除之。注意保留股外侧的髂胫束和深筋膜下的股后皮神经。切开厚而坚韧的腘筋膜,在小隐静脉末端附近,有时可找到 1 ~2 个腘浅淋巴结。修洁组成腘窝境界的肌肉,观察腘窝的境界,腘窝呈菱形,其内上界为半腱肌和半膜肌,外上界为股二头肌,内下、外界分别是腓肠肌内、外侧头。

4. 解剖深层结构

(1) 股后肌群:内侧浅面有半腱肌,其止腱细长;深面为半膜肌,上部有较长的腱膜。外侧为股二头肌,辨认其长头与短头。观察各肌的起、止点。

(2) 坐骨神经:由臀区向下追踪并修洁坐骨神经,该肌从臀大肌深面下行,经股二头肌长头的深面,至腘窝上角处分成胫神经和腓总神经。观察坐骨神经在股后区肌支的分布。验证坐骨神经的体表投影。

(3) 在坐骨神经的深面寻找股深动脉发出的穿动脉,观察它们穿过短收肌、大收肌营养股后区肌肉的情况。

(4) 腘窝的内容:自股后部坐骨神经干向下清理,沿腘窝外上界找到腓总神经,追踪至腓骨头下方,并观察腓肠外侧皮神经的发出部位。在腘窝中线修洁胫神经,清除周围脂肪,以显示胫神经的分支,腓肠内侧皮神经和至小腿三头肌的神经。

将胫神经拉向外侧,显露包裹腘动、静脉的筋膜鞘,纵行切开筋膜鞘,分离腘静脉与腘动脉。清理腘静脉,观察小隐静脉注入部位和腘深淋巴结。最后清理腘动脉,观察其发出的 5 条分支,膝上内、外侧动脉、膝中动脉、膝下内、外侧动脉。如腘静脉的属支妨碍观察动脉,可去除之。

向左右牵开腘窝内的神经和血管,观察腘窝底的构成,自上而下为:股骨的腘平面,膝关节囊及腘肌。

三、股前内侧区

1. 切口　尸体仰卧位,作如下切口:

(1) 从髂前上棘沿腹股沟至耻骨结节做一斜行切口。

(2) 从耻骨结节向下、向后沿阴囊根部或大阴唇外侧缘至大腿内侧面作切口。

(3) 平胫骨粗隆水平作一横行切口。

(4) 自腹股沟中点向下,沿大腿前面正中线作一纵切口至胫骨粗隆水平的横行切口处。

注意切口不要过深。分段剥离皮肤,并向两侧翻起,翻皮不能太厚,以免损伤皮神经和大隐静脉。

2. 解剖浅筋膜

(1) 大隐静脉及其属支、腹股沟浅淋巴结:用食指和中指触摸腹股沟内下方,可感觉到一些半椭圆形隆起,即腹股沟浅淋巴结。用镊子钝性分离浅筋膜,暴露淋巴结。沿腹股沟韧带下方排列的淋巴结称腹股沟上浅淋巴结;沿大隐静脉末段两侧排列的淋巴结称腹股沟下浅淋巴结。观察后将淋巴结清除。在耻骨结节下外约 3cm,即隐静脉裂孔处。寻找和修洁大隐静脉及其属支,分离并保留大隐静脉的5条属支。①旋髂浅静脉,来自髂前上棘附近;②腹壁浅静脉,来自脐的下外方、③阴部外静脉,来自外生殖器;④股内侧浅静脉,来自股前内侧区,有时此静脉注入点较低;⑤股外侧浅静脉,来自股前外侧区。前三条静脉有同名浅动脉伴行。观察这5条属支汇入大隐静脉的类型,然后向下追踪和分离大隐静脉,注意观察其深交通支,常在大腿下部多见,提起大隐静脉即可看到。纵行切开大隐静脉的近侧端,观察静脉瓣。

(2) 皮神经:在皮神经穿出深筋膜部位寻认下列皮神经,不必全部修净。如尸体的浅筋膜较厚,可于股前正中纵行切开浅筋膜,用镊子钝性将浅筋膜从深筋膜上分别向内和向外剥离,在剥离的过程中即可看到皮神经穿出深筋膜的部位,然后将皮神经从浅筋膜中分离出来。

1) 股外侧皮神经:在髂前上棘下方约5~10cm处穿出。

2) 股前皮神经:在大腿前部上、中1/3交界处穿出。

3) 股内侧皮神经:在大腿内侧中、下1/3交界处穿出。

4) 闭孔神经皮支:在大腿内侧上部穿出。

5) 隐神经:在膝关节内侧穿出,向下与大隐静脉伴行。

6) 腓浅神经:在小腿前外侧中、下1/3交界处穿出。

3. 解剖深筋膜和深层结构 保留大隐静脉主干及其重要属支和皮神经(可将皮神经从末稍处游离),清除浅筋膜,暴露深筋膜。在耻骨结节外下方,用镊子清除大隐静脉末端周围疏松结缔组织(筛筋膜),显示隐静脉裂孔锐利的外侧缘和下缘。观察隐静脉裂孔形状和位置。

沿腹股沟韧带下方1cm处与韧带平行切开阔筋膜(注意勿损伤深面的结构),再于切口的中点向下纵行切开阔筋膜至髌骨上方。用刀柄将阔筋膜与肌肉分离,翻向两侧,再用手指插入阔筋膜的深面向外侧探查,可感觉到阔筋膜在大腿外面明显增厚形成髂胫束,继续向后探查验证股外侧肌间隔。在髂胫束的前缘纵行切开阔筋膜,上至髂前上棘,下达髌骨外侧缘,以保留髂胫束。观察髂胫束上份分两层包裹阔筋膜张肌。

4. 股前群肌 清除股前部的阔筋膜,修洁缝匠肌和股四头肌,沿肌间隙分离股直肌,股内、外侧肌。观察:①缝匠肌的起止点;②股四头肌4个头的位置及纤维方向;③股四头肌腱止于髌骨,部分纤维经髌骨前面和两侧向下延伸至髌韧带表面,髌韧带起于髌骨下缘,向下附着于胫骨粗隆。

5. 股三角及其内容

(1) 股三角的境界:上界为腹股沟韧带,外侧界为缝匠肌内侧缘,内侧界为长收肌内侧缘。

(2) 腹股沟韧带深面的间隙

1) 肌腔隙:将缝匠肌的起点向外侧牵拉,可见位于腹股沟韧带外侧半深面被筋膜包裹的髂腰肌,在腹股沟韧带下方横行切开髂腰肌筋膜,用手指向上探查肌腔隙的交通,用镊子在髂腰肌的内侧稍分离即可找到股神经。

2)血管腔隙:在腹股沟韧带内侧半深面,可见一包绕血管的筋膜鞘即为股鞘,纵行切开股鞘的前壁,暴露位于外侧部的股动脉和行于中间的股静脉,并观察股静脉内、外两侧的纤维隔。在股静脉内侧,自卵圆窝向上修去充填于该处的疏松结缔组织,用尖镊将股静脉内侧的筋膜分开一个小洞并向上细心探查,可见一被疏松结缔组织填充(有时含一个淋巴结)的漏斗形小腔隙即为股管。清除疏松结缔组织并试以小指插入股管向上探查股管的境界。股管经股环通腹腔,股环前界为腹股沟韧带,后界为耻骨梳韧带,外侧界借纤维隔与股静脉相邻,内侧界为腔隙韧带(陷窝韧带)。女性的股环较男性略宽。

(3) 股动、静脉:因动静脉相互伴行,可同时解剖并观察,必要时可将静脉属支切除以充分暴露动脉分支。在股三角内清理股动脉主干，注意股动脉上端除发出的三条浅动脉（腹壁浅动脉、旋髂浅动脉和阴部外动脉），向下分离追踪至股三角尖，观察其潜入缝匠肌的深面，最终进入收肌管。在腹股沟韧带下方约 3 ~ 5cm 处寻找起于股动脉后外侧壁的股深动脉，然后清理它发出的旋股内侧动脉、旋股外侧动脉和穿动脉等分支。旋股外侧动脉多从股深动脉外侧壁发出，行于缝匠肌和股直肌深面分升、横、降 3 支。旋股内侧动脉从股深动脉内侧壁发出，经髂腰肌和耻骨肌之间穿向深面。穿动脉从股深动脉主干发出，贴近股骨内侧穿大收肌入股后部，如个别穿动脉不易判定可结合股后部进行确认。

（4）股神经及其分支：在腹股沟韧带下方，股动脉的外侧找到股神经。清理股神经，追踪其支配耻骨肌、缝匠肌、股四头肌和分布于股前区皮肤的分支，注意最长的终支隐神经，它与股动、静脉伴行进入收肌管。

（5）收肌管：把缝匠肌向外侧牵开。可见有光泽的大收肌腱板架于股内侧肌和大收肌之间。在大收肌腱板下部有隐神经和膝降动脉从管内穿出。用刀尖划开大收肌腱板，用刀柄向前外侧推起股内侧肌，观察收肌管内容物，从前向后依次排列为隐神经和膝降动脉，股动脉、股静脉。用刀柄向下探查，理解收肌管下端经收肌腱裂孔通腘窝。

6. 股内侧群肌和闭孔神经　由内向外修洁股薄肌、长收肌和耻骨肌。在近长收肌起点处切断该肌，向外下方翻开，暴露深面的短收肌和大收肌。清理短收肌表面的闭孔神经前支和短收肌深面的闭孔神经后支。

四、小腿前、外侧区

1. 切口　尸体仰卧位，作如下切口：

（1）经内、外踝连线点作一横切口。

（2）沿胫骨前缘至内、外踝连线点作一纵切口。

（3）剥离皮肤，并向两侧翻起，翻皮不能太厚，以免损伤腓浅神经和大隐静脉。

2. 解剖浅筋膜

（1）大隐静脉：在内踝前方或股骨内侧髁内后缘处找到大隐静脉，修洁静脉表面的结缔组织，在小腿处，隐神经与大隐静脉伴行，应保留。

（2）腓浅神经：在小腿外侧中、下 1/3 交界处穿出。

3. 解剖深筋膜　清除小腿残留的浅筋膜，并修洁深筋膜，辨认深筋膜增厚形成的韧带：①伸肌上支持带，在小腿下部，踝关节的上方，深筋膜横行纤维增厚形成，又称小腿横韧带。②伸肌下支持带，在踝关节的前下方靠近足背处深筋膜显著增厚，呈横位的“Y”形，又称小腿十字韧带。

沿胫骨外侧髁前方向下纵行切开深筋膜（保留伸肌上、下支持带），并翻向两侧或切除。可见小腿上部的深筋膜较厚，与深面肌肉紧密附着，不易分离。

4. 解剖深层结构

（1）小腿前群肌：于小腿下 1/3 处，修洁小腿前群肌腱，再沿肌间隙向上分离肌腹。观察小腿前群肌，从内侧到外侧依次为胫骨前肌、踇长伸肌、趾长伸肌和其外侧的腓骨第三肌。沿正中线切开伸肌上支持带，观察其深面经过的肌腱皆包以腱滑膜鞘。

（2）小腿外侧肌群：在小腿外侧将腓骨长、短肌腱分开，腓骨短肌在腓骨长肌的深面，注意保护在两肌之间的腓浅神经。

（3）小腿的血管、神经：用刀柄分开胫骨前肌和趾长伸肌，在小腿骨间膜前面可见一血管神经束,即胫前动、静脉与腓深神经。向下追踪可见它们行于胫骨前肌与踇长伸肌之间,一直追踪至足背。向上尽量分开胫骨前肌和趾长伸肌,于胫骨粗隆水平处切断胫骨前肌,切除胫骨前肌上份残端的肌纤维,沿胫前动脉向上找出胫前返动脉。在腓骨头后方找出腓总神经,沿其走向切开腓骨长肌的起点,可见该神经绕腓骨颈外侧分成腓深神经和腓浅神经。腓浅神经向下行于腓骨长、短肌之间,并分支支配该二肌,然后于小腿前外侧中、下1/3交界处穿出深筋膜。腓深神经穿趾长伸肌起始处后,伴随胫前动、静脉下行。

五、小腿后区

1. 切口　尸体俯卧位,作如下切口:

(1) 在内外踝水平经踝关节后方作一横切口。

(2) 从腘窝下缘已有的横切口沿小腿后正中线作一纵行切口直达足跟。

(3) 剥离皮肤,并向两侧翻起,翻皮不能太厚,以免损伤腓神经和小隐静脉。

2. 解剖浅筋膜　在外踝后下方解剖出小隐静脉和伴行的腓肠神经,向上追踪至穿入腘窝的深筋膜。注意小隐静脉穿入腘筋膜的位置,观察小腿后面中、下部处,小隐静脉是否有穿支与深静脉交通。沿腓肠神经向上解剖,于小腿后正中线深筋膜深面寻找胫神经发出的腓肠内侧皮神经;在腓骨头后方约5cm处,找出从腓总神经发出的腓肠外侧皮神经和腓神经交通支,观察腓肠神经的形成。

3. 解剖深筋膜和深层结构　清除小腿残留的浅筋膜,并修洁深筋膜。

(1) 观察小腿后群浅层肌,在血管、神经进入处的下方切断腓肠肌的内侧头,并将其翻向外下方,此时可见一细长的跖肌腱行于腓肠肌和比目鱼肌之间,切勿认为是神经。向上分离可见细小的跖肌肌腹位于腓肠肌外侧头的深面。

(2) 修洁比目鱼肌,仔细解剖穿过其上缘呈到"U"形腱弓(比目鱼肌腱弓)的胫神经、胫后动、静脉。自腱弓内侧端向下内将比目鱼肌连于胫骨上内侧端的起点切断,并向下将比目鱼肌与胫骨内后缘分离,将比目鱼肌翻向外侧,可见该肌深面的小腿后肌间隔,它分隔小腿后群浅、深两层肌肉。胫神经、胫后动、静脉行于肌间隔之间,观察后保留血管、神经,将筋膜清除,以显露深层肌。

(3) 分离小腿后面深层的血管、神经束。胫后动、静脉和胫神经三者全程伴行,发出分支至小腿后群肌。沿腘动脉向下分离,可见在腘肌下缘腘动脉分为胫前动脉和胫后动脉。胫前动脉向前穿骨间膜至小腿前面,胫后动脉为腘动脉的直接延续,与胫神经伴行于浅、深两层肌肉之间下行,经跟腱内侧,屈肌支持带深面进入足底。胫后动脉的粗大分支腓动脉,起于胫后动脉上部,在拇长屈肌深面沿腓骨内侧下降。

(4) 观察小腿深层肌,腘肌位于胫骨上端后面,呈三角形,它的下方有三条长肌,居于外侧的踇长屈肌较粗大,内侧是较纤细的趾长屈肌,胫骨后肌居于二者之间。注意观察这三块肌在下行过程中位置关系的变化以及各肌的起、止点(多数肌的止点在足部,应于足底解剖时注意),并体会它们的作用。

六、足　部

1. 切口

(1) 沿趾蹼背侧作一横切口达足背内、外侧缘。从踝前部横切口中点沿足背中线作一纵切口直达第 3 趾尖。将皮肤翻向两侧。

(2) 沿趾蹼近侧从内向外侧作一横切口,剥离足底皮肤。足底的皮肤与浅筋膜均较坚厚。特别是在足底跟部浅筋膜形成很厚的脂肪垫,可与皮肤一并翻起。

2. 解剖踝管　修净屈肌支持带,检查其向跟骨发出的纤维隔,从前向后依次检查各纤维管及其通过结构;①胫骨后肌腱;②趾长屈肌腱;③胫后动、静脉和胫神经;④踇长屈肌腱。

3. 解剖足背

(1) 足背静脉弓:从内踝前方的大隐静脉下端开始,向下外方追踪并修净足背静脉弓至外踝后方,可见小隐静脉起于该静脉弓的外侧端。同时寻找与小隐静脉伴行的足背外侧皮神经(腓肠神经的终末支)。

(2) 在外踝前方找到腓浅神经皮支,向下追踪其分支足背内侧皮神经和足背中间皮神经至足背远端。在第 1、2 趾蹼处切开浅筋膜,寻找腓深神经的终末支。

(3) 修除足背深筋膜:在伸肌下支持带下缘作一横切口,将足背部的深筋膜修除。然后在趾长伸肌腱的深面找出踇短伸肌和趾短伸肌,并观察其止点。

4. 解剖足底

(1) 浅筋膜:足底浅筋膜较厚,纤维束纵横交错,较难清除。可从足跟开始向前仔细剥除。在足底腱膜的内、外侧缘,可见到足底内侧神经皮支和足底外侧神经皮支。

(2) 深筋膜和足底浅层:可分为内侧部、中间部和外侧部三部分。内侧部最薄,外侧部较厚,中部最厚称足底腱膜(跖腱膜)。足底腱膜向前分裂成 5 束,终止于 5 个足趾;其两侧缘向足底深部发出内侧肌间隔和外侧肌间隔,分别附着于第 1 和第 5 跖骨,构成足底内侧、外侧和中间 3 个骨筋膜间隙。在跟结节前方 3cm 处切断足底腱膜,刀刃向腱膜面将其剥离,切断内、外侧肌间隔,向远侧翻起。从内向外修洁踇展肌、趾短屈肌、小趾展肌。在趾短屈肌两侧分别可见足底内、外神经和血管。

(3) 足底中层:在跟结节前方切断趾短屈肌,向远侧翻起,观察深面的结构:①踇长屈肌腱和趾长屈肌腱。观察此二肌腱在足底内侧交叉的情况,踇长屈肌腱在趾长屈肌腱深面并与其交叉;②观察起于跟骨止于趾长屈肌腱的足底方肌以及起于趾长屈肌腱止于趾背的 4 条蚓状肌;③在足底内侧切断拇展肌的起端,翻向远侧,即可见足底内、外侧神经和血管分别来自屈肌支持带深面的胫神经和胫后血管;观察斜行于足底方肌浅面的足底外侧神经、血管及其分支;观察行于踇展肌与趾短屈肌之间的足底内侧神经、血管及其分支。

(4) 足底深层

1) 在跟结节前方切断足底方肌、趾长屈肌腱和踇长屈肌腱,翻向远侧,暴露踇短屈肌、踇收肌、小趾短屈肌。

2) 在足底内侧,踇展肌深面观察来自踝管的胫骨后肌腱;在在足底外侧,切断小趾展肌止端,翻向近侧,露出腓骨长肌腱(来自外踝后方)。观察二肌腱的止点,前者止于舟骨粗隆、楔骨和第 1 ~3 跖骨底;后者斜向前内止于第一跖骨底和第一楔骨。

3) 切断踇收肌斜头及横头起端,翻向远侧,露出由足底外侧动脉与足背动脉的足底深支吻合而成的足底动脉弓、足底外侧神经深支,以及 3 块骨间跖侧肌和 4 块骨间背侧肌。

(广西医科大学　黄绍明)

第五章 胸　　部

【学习目标】

一、掌　　握

1. 女性乳房的结构特点、淋巴引流及其临床意义。
2. 固有胸壁的构成,肋间血管神经的行程、位置排列及临床意义。
3. 肺段的名称,肺门和肺根结构的位置关系。
4. 动脉导管三角的境界和内容。
5. 胸膜的分部,胸膜腔、胸膜窦的位置和临床意义。
6. 纵隔的定义、境界、分区和内容。

二、熟　　悉

1. 胸廓内动脉的行程临床意义。
2. 心包的组成和心包窦的位置。
3. 食管胸段的毗邻。
4. 胸导管的行程及毗邻。

三、了　　解

1. 胸部的境界、组成、体表标志及胸部标志线。
2. 胸膜及肺下界的体表投影。

第一节 概　　述

内容提要

(一) 境界与分区

1. 境界　胸部上界为颈静脉切迹、锁骨上缘、胸锁关节、肩峰与第7颈椎棘突的连线,下界为剑突、肋弓、第11肋前端、第12肋下缘和第12胸椎棘突的连线。

2. 分区

胸壁:以胸廓为支架,表面覆以皮肤、筋膜和肌等软组织,内衬胸内筋膜。胸壁分为胸前外侧区和胸后区。

胸腔:胸壁和膈围成胸腔,胸腔两侧部容纳肺和胸膜囊,中部为纵隔。

(二) 体表标志

1. 骨性标志

颈静脉切迹:为胸骨柄上缘的切迹,平对第2、3胸椎之间。

胸骨角:胸骨柄与胸骨体连接处微向前突的角,该角两侧平对第2肋软骨,是计数肋的标志。向后平对第4胸椎体下缘,纵隔内一些重要器官在此平面行程和形态改变,如主动脉弓与升、降主动脉的分界，气管分为左、右主支气管，胸导管由右转向左行，左主支气管与食管交叉等。

剑突：上接胸骨体处称剑胸结合，平第 9 胸椎，上端两侧与第 7 肋软骨相连，下端游离。

锁骨和锁骨下窝：锁骨从颈静脉切迹至肩峰全长均可触及，其中、外 1/3 交界处下方有一凹陷称锁骨下窝。窝深处有腋动、静脉和臂丛通过，窝内可摸到肩胛骨的喙突。

肋弓和胸骨下角：剑突两侧向外下可触及肋弓，是肝、脾的触诊标志，其最低处平对第 2、3 腰椎体之间。两侧肋弓与剑胸结合共同围成胸骨下角，角内有剑突。剑突与肋弓之间的角为剑肋角。左剑肋角是心包穿刺常用部位。

2. 标志线

前正中线：经胸骨正中所作的垂直线。

胸骨线：经胸骨最宽处外侧缘所作的垂直线。

锁骨中线：经锁骨中点所作的垂直线。

胸骨旁线：经胸骨线与锁骨中线之间中点的垂直线。

腋前线和腋后线：分别经腋前、后壁与胸壁交界处的垂直线。

腋中线：经腋前、后线之间中点的垂直线。

肩胛线：两臂下垂时经肩胛骨下角的垂直线。

脊柱旁线：沿脊柱横突外侧端的连线，常为一稍凸向内侧的弧形线。

后正中线：经身体后面正中的垂直线，相当于各棘突尖的连线。

第二节 胸　　壁

内容提要

（一）浅层结构

1. 皮肤　胸前外侧区皮肤较薄，除胸骨表面皮肤外，均有较大的活动度。胸前部皮肤面积大，质地和颜色与面部相近，可用于颌面部创伤的修复。

2. 浅筋膜由疏松结缔组织和脂肪组织构成，内含脂肪、皮神经、浅血管、浅淋巴管和乳腺。胸前、外侧区的皮神经来自颈丛锁骨上神经和上 6 对肋间神经的分支（外侧皮支和前皮支）。肋间神经的皮支分布具有明显的节段性和重叠分布特点。一条肋间神经损伤，其分布区的感觉障碍不明显，只有在相邻两条肋间神经同时受损，才出现这一共同管理带状区的感觉障碍。浅动脉主要是胸廓内动脉、肋间后动脉和腋动脉的分支。浅静脉汇入胸廓内静脉、肋间后静脉及胸腹壁静脉。胸腹壁静脉起于脐周静脉网，沿腹壁上部至胸前外侧部上行，汇入胸外侧静脉，收集腹壁上部、胸前外侧区浅层的静脉血。胸腹壁静脉是上、下腔静脉之间的重要交通之一，当肝门静脉回流受阻时，借此静脉建立门—腔静脉侧支循环，血流量增大而产生曲张。

3. 乳房位于胸前壁，青春期未授乳女性的乳房呈半球形，位于第 2 ~ 6 肋高度，胸大肌表面，胸骨旁线和腋中线之间。乳房由乳腺、脂肪和皮肤等构成。乳腺位于浅筋膜浅、深两层之间，被结缔组织分隔成 15 ~ 20 个乳腺叶。每一腺叶有一个输乳管，以乳头为中心呈放射状排列，末端开口于乳头的输乳孔。乳腺脓肿切开引流时，宜作放射状切口，以防损伤输乳管。乳腺叶间脂肪组织包于乳腺周围，称脂肪囊，其内有许多一端连于皮肤和浅筋膜浅层，一端连于浅筋膜深层的结缔组织纤维束，称乳房悬韧带或 Cooper 韧带。乳腺癌时，乳房悬韧带受侵犯相对缩短，牵引皮肤向内凹陷，皮肤表面呈橘皮样变，是乳腺癌重要体征之一。

乳房的淋巴回流:外侧部和中央部→胸肌淋巴结;上部→尖淋巴结和锁骨上淋巴结;内侧部→胸骨旁淋巴结;深部→胸肌间淋巴结或尖淋巴结;内下部→腹壁和膈下淋巴管→肝淋巴管。淋巴转移是乳腺癌转移的最常见途径,乳腺癌易转移至腋窝淋巴结及锁骨上淋巴结,具体转移途径如上述5种。乳腺癌手术需同时清除这些淋巴结。

(二) 深层结构

1. 深筋膜分浅、深二层。浅层覆盖于胸大肌前面,深层位于胸大肌深面,上端附于锁骨,向下包裹锁骨下肌和胸小肌,并覆盖在前锯肌表面,其中位于喙突、锁骨下肌和胸小肌上缘的部分称锁胸筋膜。胸肩峰动脉的分支和胸内、外侧神经穿出该筋膜至胸大、小肌,头静脉和淋巴管则穿过此筋膜入腋腔。手术切开锁胸筋膜时应注意保护胸内、外侧神经,以防损伤引起胸大、小肌瘫痪。

2. 胸前外侧区肌层由浅至深可分为4层。第1层为胸大肌、腹外斜肌和腹直肌上部;第2层为锁骨下肌、胸小肌和前锯肌;第3层为肋间肌;第4层为胸横肌。

3. 肋与肋之间的间隙称肋间隙,间隙内有筋膜、肋间肌、血管和神经等结构。肋间肌位于肋间隙内,由浅入深为肋间外肌、肋间内肌和肋间最内肌。肋间后动、静脉和肋间神经从肋角至脊柱段走行不恒定,在肋角和腋中线之间三者排列顺序自上而下为静脉、动脉、神经,行于肋沟内。在腋中线至胸骨之间,肋间前、后血管分为上、下支,分别沿肋上、下缘走行。胸膜腔穿刺宜在肋角外侧于下位肋的上缘进针,临床常在肩胛线第8~9肋间隙进行。在腋中线至胸骨之间,肋间前、后血管分为上、下支,分别沿肋上、下缘走行,该区穿刺应在肋间隙中部。

第三节 膈

一、内容提要

(一) 位置和分部

1. 位置 膈位于胸、腹腔之间,封闭胸廓下口。

2. 分部 膈中央部由腱膜构成,称中心腱,周围部为肌纤维。根据肌纤维起始部位不同分为胸骨部、肋部和腰部。

(二) 裂隙与裂孔

1. 裂隙

(1) 腰肋三角位于膈的腰部与肋部起点之间。腹腔器官可经三角突向胸腔形成膈疝。

(2) 胸肋三角位于膈的胸骨部与肋部起点之间,内有腹壁上血管和来自腹壁和肝上面的淋巴管通过。

2. 裂孔

(1) 主动脉裂孔位于第12胸椎平面,由膈左、右脚和第12胸椎体围成,其内有降主动脉和胸导管通过。

(2) 食管裂孔位于主动脉裂孔的左前方,约平第10胸椎体平面,有食管和迷走神经前、后干通过。食管裂孔由来自右膈脚的肌束组成,若右膈脚肌纤维环发育不良,腹部器官可自此处突入胸腔形成食管裂孔疝。

(3) 腔静脉孔位于食管裂孔的右前方,约在第8胸椎平面,居正中线右侧2~3cm处,有下腔静脉通过。

（广州医学院　洪乐鹏　黄婉丹）

二、测　试　题

（一）名词解释

1. 胸骨角　2. 剑肋角　3. Cooper 韧带　4. 腰肋三角

（二）选择题

A 型题

1. 胸骨角
A. 为胸骨柄和剑突结合处　B. 是肋弓与胸骨结合所成的角
C. 平对第 5 胸椎体下缘　D. 是胸骨柄与体连接处微向前突的夹角
E. 以上都不是

2. 女性乳房外侧部淋巴注入
A. 胸肌淋巴结　B. 尖淋巴结　C. 膈上淋巴结　D. 胸骨旁淋巴结　E. 尖淋巴结

3. 不参与构成胸壁的肌是
A. 胸大肌　B. 胸小肌　C. 前锯肌　D. 腹横肌　E. 腹外斜肌

4. 膈主动脉裂孔
A. 平第 10 胸椎体　B. 平第 8 胸椎体　C. 位于食管裂孔左前方
D. 平第 12 胸椎体　E. 是三个裂孔中位置最高的一个

5. 胸膜腔穿刺时，进针位置宜选
A. 腋中线以后，应沿下一肋骨的上缘　B. 腋中线以前，应于肋间隙上缘
C. 腋中线以后，应于肋间隙的中间　D. 腋中线以前，应于肋间隙的下缘
E. 腋中线以后，应沿上一肋骨的下缘

6. 通过膈肌裂孔的结构应除外
A. 下腔静脉　B. 胸主动脉　C. 胸导管　D. 迷走神经　E. 奇静脉

7. 关于胸部的体表标志，下列哪项错误
A. 肩胛骨上角平对第 2 肋　B. 胸骨柄上缘相当于第 2 ~ 3 胸椎
C. 胸骨角相当于第 4 胸椎下缘　D. 肩胛骨下角平对第 8 肋或第 8 肋间隙
E. 胸骨体与剑突连接处相当于第 9 胸椎水平

8. 关于腰肋三角的叙述正确的是
A. 内脏神经穿过　B. 奇静脉穿过　C. 胸廓内血管通过
D. 下腔静脉通过　E. 其前方与肾的后面相邻

9. 关于肋弓的叙述不正确的是
A. 由第 8 ~ 10 肋软骨前端依次连于上位肋软骨形成
B. 两侧肋弓和剑胸结合构成胸骨下角
C. 剑突与肋弓构成剑肋角
D. 肋弓是肝、脾触诊标志
E. 两侧剑肋角常作为心包穿刺的进针部位

10. 自肋角向前,肋间后血管和肋间神经的位置排列
A. 静脉、神经、动脉 B. 静脉、动脉、神经 C. 动脉、神经、静脉
D. 神经、动脉、静脉 E. 动脉、静脉、神经
11. 一患乳腺脓肿的患者,医生对其行放射状切口引流,原因是
A. 以免损伤乳腺 B. 以免损伤乳房悬韧带 C. 以免损伤输乳管
D. 以免损伤血管 E. 以免损伤神经
12. 一心包积液患者,医生左剑肋角进行抽取积液,原因是
A. 以免损伤胸膜 B. 以免损伤左迷走神经 C. 以免损伤肺
D. 以免损伤左膈神经 E. 以免损伤胸廓内动脉
13. 某女经乳腺癌根治术后出现"翼状肩",其原因可能是
A. 损伤了胸背神经 B. 损伤了迷走神经 C. 损伤了膈神经
D. 损伤了胸长神经 E. 损伤了胸内侧神经

X 型题

1. 胸部的体表标志有
A. 颈静脉切迹 B. 肩胛下角 C. 肋弓 D. 剑突 E. 胸骨角
2. 穿过膈的主动脉裂孔的结构有
A. 迷走神经 B. 膈神经 C. 降主动脉 D. 内脏大神经 E. 胸导管
3. 有关胸部表面的结构的说法,正确的是
A. 胸骨角平对第 2 肋软骨水平 B. 肩胛下角约对第 7 肋
C. 男性乳头约对第 4 肋间隙
D. 左第 5 肋间隙锁骨中线外侧 2 ~ 3cm 可触及心尖搏动
E. 颈静脉切迹平对第 2、3 胸椎之间
4. 胸骨角平面
A. 第 4 胸椎体下缘 B. 气管杈 C. 主动脉弓上缘
D. 左主支气管与食管交叉处 E. 两侧与第二肋软骨相连
5. 关于肋间神经的皮支分布,下列哪些是正确的
A. 胸神经前支的皮支分布呈明显的节段性
B. 第 2 肋间神经前皮支分布于胸骨角平面的皮肤
C. 第 4 肋间神经前皮支分布于乳头平面的皮肤
D. 第 6 肋间神经前皮支分布至剑胸结合平面的皮肤
E. 第 8 肋间神经前皮支分布至脐平面的皮肤
6. 胸膜腔穿刺所经层次是
A. 皮肤、浅筋膜 B. 胸壁肌 C. 肋间肌 D. 胸内筋膜 E. 壁胸膜
7. 乳腺癌根治术清扫腋淋巴结时应防止损伤的结构是
A. 胸长神经 B. 胸背神经 C. 头静脉 D. 锁骨上动脉 E. 膈神经
8. 关于乳房的淋巴回流,正确的是
A. 外侧部和中央部入胸肌淋巴结 B. 内侧部入胸骨旁淋巴结
C. 深部入胸肌间淋巴结或尖淋巴结 D. 内下部入膈上淋巴结
E. 浅淋巴管网吻合广泛,两侧相互交通

（三）填空题

1. 胸骨角是________与________连接处微向前突的角。该角平对第________胸椎下缘，向两侧接第________肋软骨，可作为________的标志。

2. 乳房的淋巴回流途径：①外侧部和中央部注入________；②上部注入________和________；③内侧部注入________，也可与________的淋巴管吻合；④内下部注入________，并与________及________的淋巴管吻合，从而与________相交通；⑤深部直接注入________或________。

3. 下列结构平面的皮肤由第几对肋间神经支配：胸骨角平面________，乳头平面________，剑胸结合平面________，肋弓平面________。

4. 前锯肌由________支配，胸大肌由________神经和________神经支配。

5. 在肋角和腋中线之间，肋间血管和神经排列顺序自上而下为________、________和________，行于________内。

6. 根据肋间血管神经行经肋间隙的部位，胸膜腔穿刺宜在________进针；在肩胛线进针时，应在________肋间隙穿入。

7. 胸廓内动脉发自________，向下经________后方，紧贴________前面进入胸腔，沿________外侧缘约 1.25cm 处下行，至第六肋间隙分为________和________两终支。

8. 主动脉裂孔平________高度，有________通过；食管裂孔平________高度，有________通过；腔静脉孔平________高度，有________通过。

（四）简答题

1. 简述膈的裂孔的位置及通过的结构。

2. 简述锁胸筋膜的位置、通过的结构和临床意义。

（五）论述题

1. 试述肋间血管和神经的走行及其临床意义。

2. 试述女性乳房的结构特点及淋巴回流。

（六）案例分析题

1. 女性，48 岁，2 月前发现右侧乳房有一包块而就诊，检查发现右侧乳房外上象限皮肤有一直径约 4cm 的发红区，硬而粗糙不平，呈“橘皮样”改变。请问首先应考虑什么疾病？为什么？确诊后该患者经手术治疗后出现同侧臂活动受限，尤其作“背手”动作困难，检查发现，背阔肌无力且有萎缩，其原因可能是什么？

2. 男性，27 岁，10 分钟前左上胸部被汽车撞伤，检查发现呼吸急促，口唇青紫，气管移向右侧，左胸廓饱满，呼吸运动较右胸弱，左胸壁有骨擦音，局部压痛明显。自颈部、胸部至上腹部均可触及皮下气肿，左胸叩鼓，呼吸音消失，未闻及啰音，右肺呼吸者较粗，未闻及啰音。左心界叩诊不清，心律整。请问首先应考虑什么疾病？为什么？确诊后该患者需行胸膜腔穿刺术，请列出胸膜腔穿刺所经过的层次。

附参考答案

（一）名词解释

1. 胸骨柄与胸骨体连接处微向前突的角，该角两侧平对第 2 肋软骨，是计数肋的标志。

2. 剑突与肋弓之间的角为剑肋角,左剑肋角是心包穿刺常用部位。

3. 连于皮肤与浅筋膜浅层和浅筋膜深层之间的结缔组织纤维束,对乳房有固定、支持作用。乳腺癌时该韧带受侵犯而缩短,牵拉皮肤向内凹陷,是乳腺癌早期的重要体征之一。

4. 位于膈的腰部与肋部起点之间的小裂隙,腹部器官可自腰肋三角突入胸腔形成膈疝。

(二) 选择题

A 型题

1. D 2. A 3. D 4. D 5. A 6. E 7. D 8. E 9. E 10. B 11. C 12. A 13. D

X 型题

1. ABCDE 2. AE 3. ABCE 4. ABDE 5. ABCD 6. ABCDE 7. ABC 8. ABCDE

(三) 填空题

1. 胸骨柄,胸骨体,4,2,计数肋的标志 2. 胸肌淋巴结,尖淋巴结,锁骨上淋巴结,胸骨旁淋巴结,对侧乳房,膈上淋巴结前组,腹前壁,膈下,肝淋巴管,胸肌间淋巴结,尖淋巴结 3. 2,4,6,8 4. 胸长神经,胸内侧神经,胸外侧神经 5. 静脉,动脉,神经,肋沟 6. 肋角外侧于下位肋的上缘,第 8 ~9 7. 锁骨下动脉,锁骨下静脉,胸膜顶,胸骨,肌膈动脉,腹壁上动脉 8. 第 12 胸椎,主动脉和胸导管,第 10 胸椎,食管和迷走神经,第 8 胸椎,下腔静脉

(四) 简答题

1. 主动脉裂孔位于第 12 胸椎平面,其内有降主动脉和胸导管通过。食管裂孔位于主动脉裂孔的左前方,约平第 10 胸椎体平面,有食管和迷走神经通过。腔静脉孔位于食管裂孔的右前方,约在第 8 胸椎平面,有下腔静脉通过。

2. 位于喙突、锁骨下肌和胸小肌上缘的部分称锁胸筋膜。胸肩峰动脉的分支和胸内、外侧神经穿出该筋膜至胸大、小肌,头静脉和淋巴管则穿过此筋膜入腋腔。手术切开锁胸筋膜时应注意保护胸内、外侧神经,以防损伤引起胸大、小肌瘫痪。

(五) 论述题

1. 肋间后动、静脉和肋间神经从肋角至脊柱段走行不恒定;在肋角和腋中线之间三者排列顺序自上而下为静脉、动脉、神经,行于肋沟内;在腋中线至胸骨之间,肋间前、后血管分为上、下支,分别沿肋上、下缘走行。临床上,胸膜腔穿刺常于肋角外侧,于下位肋的上缘进针,在肩胛线第 8 ~9 肋间隙进行。

2. 女性乳房由乳腺、脂肪和皮肤等构成。乳腺被结缔组织分隔成 15 ~20 个乳腺叶,每一腺叶有一个输乳管,以乳头为中心呈放射状排列,末端开口于乳头的输乳孔。乳腺内有许多一端连于皮肤和浅筋膜浅层,一端连于浅筋膜深层的结缔组织纤维束,称乳房悬韧带。乳房的淋巴回流:外侧部和中央部→胸肌淋巴结;上部→尖淋巴结和锁骨上淋巴结;内侧部→胸骨旁淋巴结,还可与对侧乳房淋巴管吻合;内下部→腹壁和膈下淋巴管→肝淋巴管;深部→胸肌间淋巴结或尖淋巴结。

(六) 案例分析题

1. 考虑为乳腺癌。因为乳房悬韧带是连于皮肤与浅筋膜浅层和浅筋膜深层之间的结缔组织纤维束,对乳房有固定、支持作用,乳腺癌时该韧带受侵犯而缩短,牵拉皮肤向内凹陷而出现"橘皮样"改变,是乳腺癌早期的重要体征之一。患者术后出现同侧臂活动受限,背阔肌无力且萎缩,可能是术中清除肩胛下淋巴结时,损伤了胸背神经,造成该神经所支配的背阔肌瘫痪。

2. 考虑为气胸。因为出现外伤性肋骨骨折,休克,呼吸困难,青紫,广泛性皮下气肿,气

管右移，左胸叩鼓，呼吸音消失等症状。胸膜腔穿刺所经层次是皮肤→浅筋膜→胸壁肌→肋间肌→胸内筋膜→壁胸膜。

三、案例分析

案例 5-1

患者，女性，50 岁，农民；因左侧乳房发现一肿块 2 个月而就诊。自述 2 个月前洗澡无意中发现左侧乳房有一小肿块，无疼痛，故没有在意。近来发现肿块不断增大，乳房皮肤肿胀，急来就诊。检查见患者左侧乳房肿胀，皮肤出现局部下陷及“橘皮样”改变，触诊可触到一个 4cm×6cm 的肿块，质地硬，表面不光滑，与周围组织分界不清楚，活动度差，无压痛。左腋窝可触到多个较硬的淋巴结，无触痛。取活检病理检查报告为乳腺癌。诊断：乳腺癌。

请思考以下问题：

1. 患者右侧乳房皮肤出现“橘皮样”改变的原因是什么？
2. 乳腺癌可经哪些淋巴途径转移？
3. 行乳腺癌手术根治术时应同时切除哪些结构？
4. 手术过程需注意保护什么结构？

案例 5-1 分析

1. 乳腺癌侵犯乳房悬韧带（cooper 韧带）时，该韧带相对缩短，牵引皮肤向内凹陷，是乳腺癌的重要体征之一。乳房局部皮肤呈“橘皮样”改变是由于乳腺癌累及浅淋巴管时，可能致其所收集范围内的淋巴回流受阻，发生局部皮肤水肿，而毛囊与皮脂腺处的皮肤与皮下组织紧密结合，故水肿不明显，形成小凹状。

2. 淋巴转移是乳腺癌转移的最常见途径，乳腺癌易转移至腋窝淋巴结及锁骨上淋巴结，具体转移途径有 5 种，见本节内容。乳腺癌手术需同时清除这些淋巴结。

3. 乳腺癌手术根治术时除切除整个癌变乳房外，还应同时切除同侧的胸大肌、胸小肌腋窝及锁骨下淋巴结。

4. 手术过程需注意保护以下结构：①清除胸肌淋巴结，勿损伤胸长神经（引起前锯肌瘫痪）。②清除外侧和中央淋巴结，勿损伤腋腔内血管和神经。③清除肩胛下淋巴结，勿损伤胸背神经（引起背阔肌瘫痪）。④清除尖淋巴结淋巴结，勿损伤头静脉（上肢水肿）。

（广州医学院　洪乐鹏　黄婉丹）

第四节　胸腔和胸膜腔

一、内容提要

（一）胸部、胸腔及胸膜腔的概念

1. 胸部为躯干位于颈部与腹部之间的部分，其上部两侧与上肢相连，由胸壁、胸腔及其内容物组成。

2. 胸腔由胸壁和膈围成一前后稍扁的锥形腔，向上经胸廓上口通颈部，向下借膈与腹腔分开。胸腔分为三部，即中部的纵隔和左右两侧的胸膜囊、肺。由于膈向上隆凸，胸部下份容纳上腹部部分器官,故胸腔与胸部并不完全一致。

3. 胸膜腔为脏胸膜与壁胸膜在肺根处相互移行,共同围成左、右各一的密闭腔隙,腔内为负压,并有少量浆液。

(二) 胸膜的配布及胸膜隐窝

胸膜
- 脏胸膜:被覆于肺的表面,与肺紧密结合,并伸入叶间裂内。
- 壁胸膜
  - 肋胸膜:贴附于肋和肋间肌内面胸内筋膜的内表面。
  - 膈胸膜:贴附于膈的上面,与膈紧密相连不易剥离。
  - 纵隔胸膜:贴附于贴附于纵隔的两侧面。
  - 胸膜顶:是肋胸膜和纵隔胸膜向上的延续,伸向颈根部,覆盖于肺尖的上方。

胸膜隐窝主要有肋膈隐窝和肋纵隔隐窝:

肋膈隐窝位于肋胸膜下缘与膈胸膜返折处,左右各一,呈半环形,是胸膜腔的最低处,胸膜腔积液首先积聚于此。

肋纵隔隐窝位于肋胸膜与纵隔胸膜前缘返折处下部,由于左肺心切迹的存在,左侧较为明显。

(三) 肺和胸膜下界的体表投影

肺和胸膜下界的体表投影见表 5-1。

表 5-1 肺和胸膜下界的体表投影

	锁骨中线	腋中线	肩胛线	后正中线
肺下界	第 6 肋	第 8 肋	第 10 肋	第 10 胸椎棘突
胸膜下界	第 8 肋	第 10 肋	第 11 肋	第 12 胸椎棘突

(四) 肺根的结构、排列关系及毗邻

肺根连接肺和纵隔器官,它由支气管、肺动脉、肺静脉、支气管动脉、支气管静脉、淋巴管和神经等组成。肺根主要结构的排列关系:由前向后为肺静脉、肺动脉、支气管;自上而下,左肺根排列为肺动脉、支气管、肺静脉;右肺根排列为支气管、肺动脉、肺静脉。

左肺根的毗邻:前方有左膈神经和左心包膈血管,后方为胸主动脉和左迷走神经,上方为主动脉弓,下方为肺韧带;右肺根的毗邻:前方有右膈神经、右心包膈血管和上腔静脉,后方为右迷走神经和奇静脉,上方为奇静脉弓,下方为肺韧带。

二、测 试 题

(一) 名词解释

1. 肺韧带 2. 肋膈隐窝 3. 肺根 4. 心包三角

(二) 选择题

A 型题

1. 左肺根前方为

A. 左迷走神经 B. 左喉返神经 C. 主动脉弓 D. 左交感干 E. 左膈神经

2. 关于右肺根,描述正确的是

A. 前方有奇静脉 B. 前方有右心包膈血管 C. 下方有奇静脉

D. 前方有右迷走神经 E. 上方有食管

3. 胸膜下界在肩胛线与第几肋相交

A. 第6肋　B. 第7肋　C. 第8肋　D. 第10肋　E. 第11肋

4. 肺下界在腋中线与第几肋相交

A. 第6肋　B. 第7肋　C. 第8肋　D. 第10肋　E. 第11肋

5. 肺手术切断肺韧带时,需注意保护的结构是

A. 下叶支气管　B. 肺动脉　C. 左、右肺下静脉　D. 迷走神经　E. 心包膈血管

6. 关于胸膜的神经分布,下列哪项是错误的

A. 壁胸膜有躯体感觉神经分布

B. 肋胸膜、膈胸膜周围部有肋间神经分布

C. 脏胸膜有心丛的内脏感觉神经分布

D. 纵隔胸膜有膈神经分支分布

E. 膈胸膜中央部和胸膜顶有膈神经分支分布

7. 关于肋纵隔隐窝的叙述,下列哪项是正确的

A. 右侧较为明显　B. 位于肋胸膜下缘与膈胸膜返折处

C. 是胸膜腔的最低点　D. 位于肋胸膜与纵隔胸膜前缘返折处下部

E. 胸膜腔穿刺抽液常在此窝内进行

8. 关于胸膜顶的叙述,下列哪项是错误的

A. 无胸廓保护　B. 高出锁骨内侧1/3段上方2～3cm

C. 其表面覆盖Sibson筋膜　D. 其后方有颈交感干

E. 锁骨下动脉绕其后方穿出斜角肌间隙

X型题

1. 关于胸膜隐窝,下列叙述哪些是正确的

A. 又称肋膈隐窝　B. 即使深吸气时肺缘也不能伸入

C. 位于脏胸膜相互移行处　D. 位于壁胸膜相互移行处

E. 位于脏、壁胸膜相互移行处

2. 关于胸膜腔,下列叙述哪些是正确的

A. 左、右肺分别位于左、右胸膜腔内　B. 左、右胸膜腔在肺根处相互连通

C. 胸膜腔内呈负压　D. 是两个潜在性的腔隙

E. 腔内仅有少量浆液

3. 左肺根后方有

A. 迷走神经　B. 膈神经　C. 胸主动脉　D. 奇静脉　E. 上腔静脉

(三) 填空题

1. 壁胸膜分布部位不同,可分为四部:________、________、________、________。

2. 胸膜顶由________和________向上延续构成,伸向颈根部,覆盖于________的上方,高出________的上方________厘米。

3. 在平静呼吸时,两肺的下界,在锁骨中线处与________相交,在腋中线处与________相交,在肩胛线处与________相交,在后正中线处平对________。

(四) 简答题

1. 简述胸膜的分布?何谓胸膜隐窝?有何临床意义?

2. 简述胸膜的神经分布特点及其临床意义。

3. 简述胸膜前界、下界的体表投影。

（五）论述题

试述左、右肺根内的结构、排列关系及毗邻。

（六）案例分析题

1. 患者，女性，25 岁，农民。因发热、咳嗽、吐脓痰伴胸痛 1 周入院。患者 3 周前曾作扁桃体切除术，1 周前开始寒战、发热，伴有咳嗽，右胸痛，并向肩胛区放射，2 天前突然大量咳脓臭痰。体检：患者精神萎靡，虚弱无力，体温：39.5℃，脉搏细弱，90 次/min，白细胞计数 $23\times10^9/L$，中性粒细胞占 90%，X 线正位及侧位片显示右肺上叶后段有一带液面的脓腔。临床诊断：右肺上叶后段肺脓肿。

请思考以下问题：

（1）复习肺段的概念及左、右肺的分段情况。

（2）肺段性肺脓肿为什么会引起胸痛，并向肩胛区放射？

2. 患者，男性，19 岁，学生。因咳嗽、胸痛、气促 1 天入院。患者于 1 天前搬重物时突然出现右侧剧烈胸痛，无肩背部放射，无心慌心悸，无压榨感，咳嗽，为阵发性剧咳，无痰，无发热盗汗，伴气促，静息状态下可出现，感呼吸窘迫，精神紧张。体检：体温：37.2℃，呼吸频率：28 次/min，脉搏：90 次/min，血压：105/65mmHg，右侧胸廓稍饱满，肋间隙增宽，右侧呼吸动度减弱，触觉语颤减低，左肺叩诊呈清音，右肺叩诊呈鼓音，左肺呼吸音增粗，右肺呼吸音消失，双肺未闻及干湿性啰音。X 线胸片显示右肺野外带可见肺叶压缩带边缘，肺叶压缩约 50%。临床诊断：气胸。

请思考以下问题：

（1）复习胸膜的配布，胸膜腔的构成及其特点。

（2）如行胸膜腔穿刺引流气体，应选择何部位？为什么？

附参考答案

（一）名词解释

1. 在肺根下方脏、壁胸膜的移行部分形成双层的肺韧带，有固定肺的作用。

2. 肋膈隐窝位于肋胸膜下缘与膈胸膜返折处，呈半环形，自剑突向后下至脊柱两侧，后部较深，是胸膜腔的最低处，深吸气时肺缘不能伸入其内，胸膜腔积液首先积聚于此。

3. 出入肺门结构被结缔组织和胸膜包绕，总称为肺根，肺根连接肺和纵隔器官，它由支气管、肺动脉、肺静脉、支气管动脉、支气管静脉、淋巴管和神经等组成。

4. 两侧胸膜前界在第 2～4 胸肋关节高度互相靠拢，向上、向下又各自分开，形成两个三角形无胸膜区，下方者称为心包三角，此处心包未被胸膜遮盖，直接与胸前壁相贴。

（二）选择题

A 型题

1. E　2. B　3. E　4. C　5. C　6. C　7. D　8. E

X 型题

1. BD　2. CDE　3. AC

（三）填空题

1. 肋胸膜，膈胸膜，纵隔胸膜，胸膜顶　2. 肋胸膜，纵隔胸膜，锁骨内侧 1/3，2 ~ 3

3. 第 6 肋，第 8 肋，第 10 肋，第 12 胸椎棘突

（四）简答题

1. 胸膜分为脏胸膜和壁胸膜，脏胸膜被覆于肺的表面，与肺紧密结合，并伸入肺叶间裂内；壁胸膜贴附于胸内筋膜内面、膈上面和纵隔侧面，并突至颈根部，根据其分布部位不同分为 4 部：肋胸膜、膈胸膜、纵隔胸膜和胸膜顶。在某些部位壁胸膜相互返折，深呼吸时，肺缘也不能伸入其内，这些部位的胸膜腔称为胸膜隐窝，主要有肋膈隐窝和肋纵隔隐窝，其中肋膈隐窝是胸膜腔最低处，胸膜腔积液首先积聚于此。

2. 脏胸膜由肺神经丛的内脏感觉神经分布，壁胸膜有脊神经的躯体感觉神经分布，胸膜顶、纵隔胸膜与膈胸膜的中央部由膈神经分支分布。脏胸膜的神经属内脏感觉神经，对触摸和冷热等刺激不敏感，但对牵拉刺激敏感，故肺手术时可经肺根麻醉阻滞肺神经丛的传入冲动。壁胸膜的神经属躯体感觉神经，感觉灵敏，对机械刺激敏感，外伤或炎症时可引起剧烈疼痛，疼痛可沿肋间神经向胸、腹壁或沿膈神经向颈、肩部放射引起牵涉痛。

3. 胸膜前界、下界的体表投影：①胸膜前界为肋胸膜前缘与纵隔胸膜前缘的返折线。两侧均起自胸膜顶，向内下行经胸锁关节后方至第 2 胸肋关节的高度，两侧靠拢，与前正中线偏外侧垂直向下，右侧至第 6 胸肋关节高度移行为下界，左侧至第 4 胸肋关节处转向外下，沿胸骨侧缘外侧 2 ~ 2.5 cm 下行，达第 6 肋软骨中点处移行为下界。②胸膜下界为肋胸膜与膈胸膜的返折线。右侧起自第 6 胸肋关节后方，左侧起自第 6 肋软骨中点处，两侧均向外下行，在锁骨中线、腋中线和肩胛线分别与第 8、10、11 肋相交，后正中线上平第 12 胸椎棘突。

（五）论述题

左、右肺根内的结构、排列关系及毗邻如下：①肺根内的主要结构排列自前向后为：肺静脉、肺动脉、支气管；自上而下，左肺根排列为肺动脉、支气管、肺静脉；右肺根排列为支气管、肺动脉、肺静脉。②左肺根的毗邻：前方有左膈神经和左心包膈血管，后方为胸主动脉和左迷走神经，上方为主动脉弓，下方为肺韧带。③右肺根的毗邻：前方有右膈神经、右心包膈血管和上腔静脉，后方为右迷走神经和奇静脉，上方为奇静脉弓，下方为肺韧带。

（六）案例分析题

1. 试述肺段概念，左、右肺的分段情况及肺段性肺脓肿为何引起胸痛，并向肩胛区放射？

（1）每一个肺段支气管及其所属的肺组织称为支气管肺段，简称肺段。根据肺叶支气管发出肺段支气管的分支分布情况，右肺有 10 个肺段，左肺有 8 ~ 10 个肺段，左肺上、下叶各有 5 个肺段，由于上叶尖段与后段的支气管共干，下叶内侧底段与前底段的支气管共干，故肺段合并为尖后段和内侧前底段，此时左肺则只有 8 个肺段。

（2）肺脓肿为急性化脓性感染，当炎症累及胸膜时可引起胸痛，壁胸膜的神经属躯体感觉神经，感觉灵敏，外伤或炎症时可引起剧烈疼痛，疼痛可沿肋间神经向胸、腹壁或沿膈神经向颈、肩部放射引起牵涉痛。

2. 复习胸膜的配布，胸膜腔构成及特点。应选择何部位行胸膜腔穿刺引流？为什么？

（1）胸膜分为脏胸膜和壁胸膜，脏胸膜紧贴肺表面，与肺紧密结合；壁胸膜因贴附部位不同可分为四部分：膈胸膜：贴附于膈的上面，肋胸膜：贴于肋骨和肋间肌内的胸内筋膜内面，纵

隔胸膜:贴附于纵隔的两侧面,胸膜顶:突出于胸廓上口,覆盖于肺尖的上方。胸膜腔为脏、壁胸膜在肺根处相互移行,共同围成左、右各一的密闭窄隙,腔内为负压,并有少量浆液。

(2)胸膜腔穿刺引流气体时,应选择胸腔上部,取右锁骨中线第2肋间隙为穿刺点。因为气胸是由于气体进入胸膜腔造成积气状态,气体密度小,更容易积聚在胸膜腔的上部。

三、案例分析

案例 5-2

肺癌多数源于支气管黏膜上皮或黏膜下组织,亦称支气管肺癌。目前认为长期大量吸烟是肺癌重要致病因素。肺癌临床表现与癌肿部位、大小、是否侵入邻近器官及有无转移等有密切关系。早期往往无明显症状,待癌肿在较大支气管长大后,常出现刺激性咳嗽。若影响支气管引流继发肺部感染时,可咳脓痰,常有痰中带血或咯血。如癌肿致支气管狭窄,可引起胸闷、气促、发热和胸痛等症状。肿瘤局部扩散可引起膈肌麻痹、声带麻痹、胸腔积液、吞咽困难等症状。如肿瘤远处转移还可引起相应部位受损表现。肺癌常见的扩散途径是经淋巴转移,癌细胞首先侵入肺淋巴管,然后侵入肺淋巴结、气管支气管下、上淋巴结以及纵隔和气管旁淋巴结,最后累及锁骨上淋巴结。临床上可见肺癌转移到双侧锁骨上淋巴结,这可能因双侧气管旁淋巴结或纵隔淋巴结之间有淋巴管相连通所致。肺癌晚期还可经血液转移,癌细胞可直接侵入肺静脉,并随体循环血流转移至全身各器官组织。肺癌诊断主要依靠病史和胸部X线。X线透视或胸片检查,中央型肺癌早期可无异常征象,癌肿阻塞支气管后,有关肺段、肺叶出现阻塞性肺炎或肺不张表现。周围型肺癌X线检查可发现肺野周围孤立性圆形或椭圆形阴影。确诊肺癌主要依赖于病理学检查,痰脱落细胞学检查是诊断肺癌最常用的方法,胸膜腔穿刺和胸膜活检也有助于提高肺癌确诊率。肺癌治疗主要采用外科手术治疗、放射治疗和化学药物治疗等。目前提高肺癌疗效的关键是早发现、早诊断、早治疗。手术治疗适应于早期病人,主要目的是彻底切除肺部原发癌肿病灶和清除转移局部淋巴结。本例患者癌细胞已转移至双侧锁骨上淋巴结,不宜手术治疗。

第五节 纵 隔

一、内容提要

(一)纵隔的位置与境界

纵隔是位于左、右纵隔胸膜之间全部器官、结构和结缔组织的总称。前界为胸骨和肋软骨内侧部;后界为脊柱胸部;两侧为纵隔胸膜;上界为胸廓上口,与颈部器官和筋膜相连续,因此纵隔气肿可向上扩散至颈部,而颈部病变也可向下蔓延至后纵隔;下界为膈。

(二)纵隔的分区

纵隔的分区通常有两种分法即四分法和三分法。

1. 四分法以胸骨角至第4胸椎下缘平面为界,将纵隔分为上纵隔和下纵隔;下纵隔以心包为标志,分为前纵隔、中纵隔和后纵隔三部。解剖学多按四分法分区。

2. 三分法以气管及气管杈的前壁和心包后壁为界,将纵隔分为前纵隔和后纵隔,前纵隔又以胸骨角平面分为上纵隔和下纵隔。

（三）纵隔的内容

1. 上纵隔器官和结构由前向后分三层。前层主要有胸腺、头臂静脉和上腔静脉；中层有主动脉弓及其三大分支、膈神经和迷走神经；后层有气管、食管、胸导管和左喉返神经。

2. 下纵隔

（1）前纵隔位于胸骨体与心包前壁之间的窄隙，内有胸腺下部、纵隔前淋巴结和疏松结缔组织。

（2）中纵隔位于心包前、后壁之间的区域，内有心、心包、出入心的大血管根部、膈神经、奇静脉弓、心包膈血管、心神经丛及淋巴结等。

（3）后纵隔位于心包后壁与下部胸椎之间，上平胸骨角，下达膈。内有食管、胸主动脉、胸导管、奇静脉、半奇静脉、副半奇静脉、迷走神经、胸交感干、内脏大神经、内脏小神经及纵隔后淋巴结等。

（四）纵隔内主要结构的毗邻关系

1. 主动脉弓的毗邻　主动脉弓左前方有左纵隔胸膜、左肺、左膈神经、左迷走神经、左心包膈血管以及交感干和迷走神经发出的心支；右后方有气管、食管、左喉返神经、胸导管和心神经丛；上方有主动脉弓的三大分支（头臂干、左颈总动脉、左锁骨下动脉）及其前面的左头臂静脉和胸腺，下方有肺动脉、动脉韧带、左喉返神经、左主支气管和心浅丛。

2. 食管胸部的毗邻　第4胸椎以上，食管胸部的前方有气管、气管杈、主动脉弓、左锁骨下动脉和左喉返神经等；第4胸椎以下，食管前面有左主支气管、左心房后壁、左迷走神经和气管杈淋巴结等；后方有食管后丛、胸主动脉、胸导管、奇静脉、半奇静脉、副半奇静脉和右肋间后动脉等；左侧有左锁骨下动脉、主动脉弓、胸主动脉和胸导管的上段及左纵隔胸膜；右侧有奇静脉及右纵隔胸膜。

3. 胸主动脉的毗邻　胸主动脉的前方自上而下邻左肺根、心包后壁、食管和膈；后方有脊柱、半奇静脉和副半奇静脉；左侧有左纵隔胸膜；右侧为奇静脉、胸导管和右纵隔胸膜。

4. 胸导管的起止、走行及其毗邻　胸导管起自乳糜池，经膈主动脉裂孔入胸腔后纵隔，在胸主动脉与奇静脉之间上行，至第5胸椎高度斜行向左，沿食管左缘与左纵隔胸膜之间上行至颈部，平第7颈椎弯向上，注入左静脉角。在后纵隔，胸导管前方有食管，后方有右肋间后动脉和脊柱，左侧有胸主动脉，右侧有奇静脉和纵隔胸膜。在上纵隔，胸导管前方有左颈总动脉，后方有脊柱，左侧有左锁骨下动脉和纵隔胸膜，右侧有食管和左喉返神经。

二、测　试　题

（一）名词解释

1. 纵隔　2. 动脉韧带　3. 心包横窦　4. 动脉导管三角　5. 食管后隐窝

（二）选择题

A 型题

1. 关于纵隔，下列哪项是正确的

A. 纵隔内各器官表面均覆盖有胸膜　　B. 上界为胸廓上口，下界为膈

C. 前界为胸骨体　　D. 位于胸腔偏右侧

E. 后界是脊柱的胸、腹段

2. 中纵隔内有

A. 迷走神经　B. 头臂静脉　C. 胸主动脉　D. 膈神经　E. 主支气管

3. 左喉返神经勾绕

A. 左锁骨下动脉　B 左头臂静脉　C. 左肺动脉

D. 主动脉弓下缘　E. 右锁骨下动脉

4. 主动脉弓左前方的毗邻为

A. 左主支气管　B. 动脉韧带　C. 左迷走神经　D. 左肺动脉　E. 左喉返神经

5. 属于上纵隔前层的结构为

A. 气管　B. 膈神经　C. 迷走神经　D. 食管　E. 上腔静脉

6. 位于中纵隔内的结构为

A. 胸主动脉　B. 膈神经　C. 迷走神经　D. 左、右主支气管　E. 头臂静脉

7. 关于半奇静脉的叙述,正确的是

A. 起自右腰升静脉　B. 注入奇静脉　C. 沿脊柱右侧上行

D. 注入副半奇静脉　E. 收集右下部肋间后静脉

8. 主动脉弓的直接分支是

A. 右锁骨下动脉　B. 右颈总动脉　C. 椎动脉　D. 左颈总动脉　E. 胸廓内动脉

9. 关于心包的叙述,下列哪项是正确的

A. 内层为纤维心包　B. 外层为浆膜心包

C. 浆膜心包与纤维心包围成心包腔　D. 纤维心包的内层即心内膜

E. 浆膜心包的脏层即心外膜

10. 关于左膈神经的叙述,下列哪项是正确的

A. 构成动脉导管三角的后界　B. 行于左肺根的后方

C. 起自臂丛　D. 发出分支分布到肝上面和胆囊

E. 行于主动脉弓的左前方

11. 关于胸导管的叙述,下列哪项是错误的

A. 构成动脉导管三角的后界　B. 在后纵隔,行于胸主动脉与奇静脉之间

C. 前方为食管　D. 穿经膈的食管裂孔　E. 注入左静脉角

12. 关于食管胸部下段,下列哪项是正确的

A. 后方有奇静脉　B. 前方有气管杈　C. 左侧有胸主动脉

D. 左前方有喉返神经　E. 右侧有胸导管

X 型题

1. 通过上纵隔又通过后纵隔的结构有

A. 胸导管　B. 内脏大神经　C. 食管　D. 胸交感干　E. 胸主动脉

2. 关于奇静脉,下列叙述哪些是正确的

A. 起自左腰升静脉　B. 起自右腰升静脉

C. 是沟通上、下腔静脉系的重要途径　D. 在食管后方沿胸椎体右前方上行

E. 至第 8 胸椎高度弓形向前跨右肺根注入上腔静脉

3. 关于食管后间隙,下列叙述哪些是正确的

A. 位于后纵隔内,食管与胸内筋膜之间　B. 内有左喉返神经

C. 内有奇静脉　D. 内有胸导管

E. 向上通咽后间隙，向下可与腹膜后隙相通

4. 关于气管胸部，下列叙述哪些是正确的

A. 左侧有左迷走神经　B. 右前方有右头臂静脉和上腔静脉

C. 右侧为下腔静脉　D. 前方有主动脉弓及其分支

E. 后方有食管

（三）填空题

1. 气管胸部的前方有：________、________、________、________、________、________和________；左侧有________和________；右侧有________和________；右前方有________和________。

2. 心包的前方隔着________和________与________和________相邻；后方有________、________、________、________、________、________；两侧邻________、________和________；上方有________、________和________；下方与________紧密愈合。

3. 胸主动脉的前方有________、________、________和________；后方有________、________和________；左侧有________；右侧有________、________和________。

（四）简答题

1. 简述上纵隔内器官、结构的名称及其排列关系。

2. 食管上、下三角是如何构成的？三角内各有哪些结构？

3. 以左肺根为中心，简述纵隔左侧面观所能看到的主要结构。

4. 以右肺根为中心，简述纵隔右侧面观所能看到的主要结构。

5. 简述后纵隔内有哪些器官、结构。

（五）论述题

1. 试述主动脉弓的毗邻及其临床意义。

2. 试述食管胸部的毗邻及其临床意义。

3. 试述胸导管的起止、走行及其毗邻。

（六）案例分析题

1. 患者，男性，29岁，工人，因胸部隐痛，心悸，不规则发热1个月，气促，双下肢水肿10天入院。1个月前患者出现胸部隐痛、心悸、咳嗽、不规则发热，体温38℃，到当地医院诊断为“肺部感染”，用青霉素等药物治疗效果不佳。10天前又感活动后气促，并出现腹胀，双下肢水肿来医院检查治疗。体检：体温：37.5℃，脉搏：95次/min，呼吸频率：20次/min，血压：107/77mmHg，白细胞计数7.6×10^9/L，中性粒细胞占80%，锁骨上淋巴结、腋窝淋巴结未触及肿大。颈静脉怒张，两肺呼吸音低，未闻及干湿性啰音。心尖搏动弱，心浊音界向两侧显著扩大，心音遥远，律齐，心前区无心包摩擦音及杂音，桡动脉有奇脉。腹软，肝肋下2cm，轻触痛，脾脏不大，无腹水征，双下肢水肿。X线检查：全心增大呈烧瓶状，搏动微弱，右上肺野少许模糊阴影。超声心动图：心包内见液性暗区，各房室不大，心包液中发现抗酸杆菌。临床诊断：急性结核性心包炎。

请思考以下问题：

（1）复习心包及心包腔的构成、心包的位置及毗邻。

（2）如行心包腔腔穿刺引流，应选择何部位？为什么？

2. 患者，男性，28岁，乡村体力劳动者，因心悸、胸闷、气急、头晕、头痛、黑曚2次就诊，

在出现上述症状之前从事重体力劳动。体检:一般情况差,血压 132/70mmHg,面色苍白,两颧稍红,无发绀,无杵状指(趾),胸廓无畸形。肺动脉第 2 心音亢进伴分裂,胸廓左缘 2 ~ 3 肋间可闻及 3 级连续性双期杂音 。超声心动图检查提示动脉导管未闭,双向分流,以左向右分流为主,肺动脉压力为 115mmHg。X 线胸片示右心室肥大,肺动脉段突出。造影显示左向右分流,测得动脉导管为 15mm 大小,为窗型。临床诊断:动脉导管未闭症。

请思考以下问题:

(1) 何为动脉韧带?动脉韧带与动脉导管有何关系?

(2) 临床上手术寻找动脉导管的标志是什么?

(3) 如行动脉导管结扎术时,应注意勿损伤哪些结构?

附参考答案

(一) 名词解释

1. 纵隔位于左、右纵隔胸膜之间全部器官、结构和结缔组织的总称。

2. 动脉韧带为一纤维结缔组织索,是胚胎时期动脉导管的遗迹,连于主动脉弓下缘与肺动脉干分叉处的稍左侧。

3. 心包横窦为心包腔位于升主动脉、肺动脉与上腔静脉、左心房前壁之间的部分,心脏和大血管手术时,可经心包横窦钳夹升主动脉及肺动脉干,以暂时阻断血流。

4. 动脉导管三角位于主动脉弓左前方,前界为左膈神经,后界为左迷走神经,下界为左肺动脉。三角内有动脉韧带、左喉返神经及心浅丛神经。该三角是手术中寻找动脉导管标志。

5. 右侧纵隔胸膜在肺根以下常突入食管与奇静脉和胸导管之间,形成食管后隐窝,经左胸部做食管下段手术时,容易破入右胸膜腔,导致气胸。

(二) 选择题

A 型题

1. B 2. D 3. D 4. C 5. E 6. B 7. B 8. D 9. E 10. E 11. D 12. A

X 型题

1. AC 2. BCD 3. ACDE 4. ABDE

(三) 填空题

1. 胸骨柄,胸腺,左头臂静脉,主动脉弓,头臂干,左颈总动脉,心丛神经,左迷走神经,左锁骨下动脉,奇静脉弓,右迷走神经,右头臂静脉,上腔静脉 2. 胸膜,肺,胸骨体,第 2 ~ 6 肋软骨,主支气管,食管,胸导管,胸主动脉,奇静脉,半奇静脉,纵隔胸膜,膈神经,心包膈血管,升主动脉,肺动脉干,上腔静脉,膈中心腱 3. 左肺根,心包,食管,膈,脊柱,半奇静脉,副半奇静脉,左纵隔胸膜,奇静脉,胸导管,右纵隔胸膜

(四) 简答题

1. 上纵隔的器官和结构由前向后分为三层排列:①前层主要有胸腺、左右头臂静脉和上腔静脉;②中层有主动脉弓及其三大分支、膈神经和迷走神经;③后层有气管、食管、胸导管和左喉返神经。

2. 食管上、下三角是如何构成的?三角内各有哪些结构?

(1) 食管上三角:由左锁骨下动脉、脊柱和主动脉弓围成,三角内有胸导管和食管上

段。(2)食管下三角:有心包、胸主动脉和膈围成,三角内有食管下段和迷走神经的分支。

3. 前下方有心包隆凸;前方有左膈神经和心包膈血管;后方有胸主动脉、左交感干、内脏大神经及左迷走神经等;上方有主动脉弓、左颈总动脉、左锁骨下动脉、食管上三角内的胸导管和食管上段;后下方还可见到食管下三角内的食管下段。

4. 前下方有心包隆凸;前方有右膈神经和心包膈血管;后方有奇静脉、食管胸段、右迷走神经、右交感干、内脏大神经;上方有右头臂静脉、奇静脉弓、上腔静脉、气管和食管;下方有下腔静脉。

5. 食管、胸主动脉、胸导管、奇静脉、半奇静脉、副半奇静脉、迷走神经、胸交感干、内脏大神经、内脏小神经及纵隔后淋巴结等。

(五) 论述题

1. 试述主动脉弓的毗邻及其临床意义。

(1) 毗邻:主动脉弓左前方有左纵隔胸膜、左肺、左膈神经、左迷走神经、左心包膈血管以及交感干和迷走神经发出的心支;右后方有气管、食管、左喉返神经、胸导管和心神经丛;上方有主动脉弓的三大分支(头臂干、左颈总动脉、左锁骨下动脉)及其前面的左头臂静脉和胸腺,下方有肺动脉、动脉韧带、左喉返神经、左主支气管和心浅丛。

(2) 临床意义:临床上发生主动脉瘤时,如压迫气管可出现呼吸困难,如累及左喉返神经,可影响发音。

2. 试述食管胸部的毗邻及其临床意义。

(1) 毗邻:第 4 胸椎以上,食管胸部的前方有气管、气管杈、主动脉弓、左锁骨下动脉和左喉返神经等;第 4 胸椎以下,食管前面有左主支气管、左心房后壁、左迷走神经和气管杈淋巴结等;后方有食管后丛、胸主动脉、胸导管、奇静脉、半奇静脉、副半奇静脉和右肋间后动脉等;左侧有左锁骨下动脉、主动脉弓、胸主动脉和胸导管的上段及左纵隔胸膜;右侧有奇静脉及右纵隔胸膜。

(2) 临床意义:左主支气管跨过食管前方处,为食管的第二狭窄处,是异物容易滞留及食管癌的好发部位;左心房扩大时可压迫食管,在食管钡餐造影时可出现食管压迹。

3. 胸导管起自乳糜池,经膈主动脉裂孔入胸腔后纵隔,在胸主动脉与奇静脉之间上行,至第 5 胸椎高度斜行向左,沿食管左缘与左纵隔胸膜之间上行至颈部,平第 7 颈椎弯向上,注入左静脉角。在后纵隔,胸导管前方有食管,后方有右肋间后动脉和脊柱,左侧有胸主动脉,右侧有奇静脉和纵隔胸膜。在上纵隔,胸导管前方有左颈总动脉,后方有脊柱,左侧有左锁骨下动脉和纵隔胸膜,右侧有食管和左喉返神经。

(六) 案例分析题

案例分析 1

(1) 心包由外层的纤维心包和内层的浆膜心包组成,浆膜心包分为脏层和壁层,脏层紧贴于心肌层表面(即心外膜)及出入心大血管根部的外面,壁层与纤维心包紧密相连。心包腔为浆膜心包脏、壁两层互相转折围成的狭窄而封闭的腔隙,内含少量浆液。心包占据中纵隔,前方隔着肺和胸膜与胸骨体和低 2 ~6 肋软骨相邻,后面有主支气管、食管、胸导管、胸主动脉、奇静脉和半奇静脉。两侧为膈神经、心包膈血管及纵隔胸膜,上方有升主动脉、肺动脉干及上腔静脉。下面邻膈和下腔静脉。

(2) 心包穿刺引流常选择左剑肋角处进针,因为两侧胸膜前界在第 4 胸肋关节以下分开形成心包三角,此处心包未被胸膜遮盖,直接与胸前壁相贴,而且左侧胸膜前界第4胸肋关节以下部分,位于胸骨后方者相对较少,因此,心包穿刺部位以左剑肋角处较为安全。

案例分析2

(1) 动脉韧带为一结缔组织索,长0.3~2.5cm,是胚胎时期动脉导管闭锁后的遗迹,连于主动脉弓下缘与肺动脉干分叉处的稍左侧。动脉导管在出生后不久闭锁,若1岁以后仍不闭锁,即为动脉导管未闭症。

(2) 临床上手术寻找动脉导管的标志是动脉导管三角,其前界为左膈神经,后界为左迷走神经,下界为左肺动脉。

(3) 行动脉导管结扎术时,注意勿损伤左喉返神经、心包、心浅丛神经等邻近结构。

三、案例分析

案例5-3

食管癌是常见恶性肿瘤,其原因目前不明了。早期病灶很小,局限于食管黏膜内,故食管癌早期症状多不典型,常见症状有胸骨后不适、烧灼感或疼痛、吞咽时有滞留感或轻度梗阻感。随着癌肿增大,中晚期患者出现进行性吞咽困难,反流、疼痛等症状明显。故患者严重营养不良、逐渐消瘦、贫血、脱水及恶液质等。癌肿还可穿透食管壁侵入纵隔或心包等结构,引起持续性胸痛、声音嘶哑等一系列症状。食管癌可经食管壁内扩散或直接浸润邻近器官,晚期主要经淋巴道转移。食管毛细淋巴管互相吻合成黏膜下淋巴管丛,由丛形成集合淋巴管,注入邻近淋巴结。食管颈部注入气管旁淋巴结,食管胸部上段注入气管支气管淋巴结和气管旁淋巴结,而下段注入纵隔后淋巴结和胃左淋巴结。故食管癌可经上述淋巴通道转移至局部淋巴结,继而广泛转移到全身。另外,癌肿可经局部淋巴结直接侵入胸导管,经血液转移。早期作食管钡餐检查可及时诊断食管癌,对临床怀疑而未能确诊者,食管镜检查并同时取活组织检查,可明确诊断。如颈部淋巴结肿大,可取淋巴结做病理检查,以确定是否已转移。食管癌强调早期发现,早期诊断,早期治疗。食管癌治疗方法包括手术治疗、放疗、化疗、内镜下治疗及综合治疗为主。

(韶关医学院 肖春苟)

【胸部解剖与观察】

一、胸壁和胸膜

1. 尸位和皮肤切口 尸体仰卧,皮肤切口见上肢解剖方法。

2. 解剖胸壁

(1) 胸前外侧壁浅层结构的解剖,已在上肢完成,在此需辨认胸大肌、胸小肌、前锯肌的附着及腹外斜肌、腹直肌的起始部,复查肋间神经前皮支、外侧皮支及与其伴行血管穿出的部位。

(2) 将前锯肌自肋骨起点处剥离并翻向外侧,注意保护胸长神经和胸外侧血管,钝性剥离腹外斜肌的起始肌齿,观察前锯肌和腹外斜肌二者肌齿的交错,显露肋骨和肋间外肌。

（3）选择第 4 或第 5 肋间隙，观察肋间外肌肌纤维走行方向及其至肋间隙前部移行的肋间外膜。透过肋间外膜可见其深面的肋间内肌，沿着肋骨下缘划开一小段肋间外肌，翻向下，观察肋间内肌肌纤维走行方向。

（4）沿肋骨下缘打开肋间内肌，在其深面寻找肋间神经，观察位于其上方的肋间后动脉、肋间后静脉，注意三者的排列关系。沿下位肋骨上缘辨认肋间后动脉的侧副支，与胸廓内动脉的肋间支相吻合。

（5）沿腋前、后线之间，自上而下将第 1 至第 9 肋间隙的肋间肌逐一剔除，误伤及深面的壁胸膜。伸入手指推开贴附于胸前外侧壁内面的壁胸膜，保留完整的胸膜。若胸膜感染，则壁胸膜与胸壁粘连，不易分开。

（6）把两侧胸锁关节离断，向外牵拉锁骨。使用肋骨剪沿腋前、后线之间，依次剪断第 2 ~ 10 肋骨。在前斜角肌附着处内侧剪断第 1 肋骨。切断胸锁乳突肌和舌骨下肌群，于第 1 肋间隙处切断两侧的胸廓内血管。钝性分离壁胸膜，将胸前外侧壁翻开。

（7）在胸前外侧壁内面观察胸内筋膜和胸横肌，沿胸骨两侧循胸廓内血管的走行切开胸内筋膜和胸横肌。修洁胸廓内动脉本干及其伴行的静脉，追踪其至第 6 肋间隙处分为肌膈动脉和腹壁上动脉。观察沿胸廓内动、静脉周围排列的胸骨旁淋巴结。

3. 观察胸膜

（1）清理上纵隔前部的胸腺或胸腺剩件，观察胸膜顶、左右胸膜前界和下界的位置。胸膜顶在锁骨内侧 1/3 段向上突出 2 ~ 3cm，分离两侧壁胸膜的前界，可见其自胸膜顶经胸锁关节后方向内下方斜行至第 2 胸肋关节处，两侧靠拢并垂直向下。右侧在第 6 胸肋关节处转为下界。左侧在第 4 胸肋关节处转向左下方，沿胸骨左缘外侧 2.5cm 处向下斜行，至第 6 肋软骨中点处移行为下界。下界一般在锁骨中线与第 8 肋相交，腋中线与第 10 肋相交，肩胛线与第 11 肋相交，近后正中线平对第 12 胸椎棘突。

（2）在第 2 肋以上，第 4 肋以下的两侧胸膜前界之间观察两个三角形的无胸膜区，即上胸膜间区（胸腺三角）和下胸膜间区（心包三角），分别与胸腺和心包相关。

（3）在第 2 ~6 肋高度之间将肋胸膜做“工”字形切口，打开胸膜腔，探查肋膈隐窝和肋纵隔隐窝。肋膈隐窝是肋胸膜返折为膈胸膜所形成的间隙，肋纵隔隐窝是肋胸膜在胸骨后面向后返折成纵隔胸膜所形成的间隙。在肺根下方脏胸膜返折成纵隔胸膜形成肺韧带。

（4）平肺门处切断肺根和肺韧带，取出左、右肺，留待后面观察。

（5）在胸后壁内侧第 5 或第 6 肋间隙处，清除肋胸膜，观察肋角内侧的肋间内膜、肋间神经和肋间后血管。沿肋骨下缘切开肋间最内肌，在肋角外侧，观察该肌与肋间内肌之间自上而下排列的肋间后静脉、肋间后动脉和肋间神经。

二、解剖纵隔

1. 观察纵隔

（1）取出肺之后，留在胸腔中间的结构为纵隔，两侧被覆纵隔胸膜。

（2）观察纵隔的分区，区分上、下纵隔和前、中、后纵隔。

（3）观察纵隔侧面，纵隔左、右侧面中部为肺根。左肺根前方有膈神经、心包膈血管，前下方为心包，后有胸主动脉、食管、迷走神经，上方有主动脉弓，后外侧侧可见胸交感干、内脏大神经、半奇静脉、副半奇静脉等；右肺根前方有膈神经、心包膈血管，上方有奇静脉弓，向前注入上腔静脉，后方有食管、胸交感干、内脏大神经、奇静脉等。

2. 解剖上纵隔和前纵隔

(1) 在上胸膜间区(胸腺三角)内,清除胸膜和结缔组织,寻认并翻起胸腺。显露左、右头臂静脉和上腔静脉,可见奇静脉弓跨越右肺根注入上腔静脉。

(2) 清除心底大血管周围和心包前方的纵隔前淋巴结。

(3) 辨认主动脉弓及其发出的头臂干、左颈总动脉和左锁骨下动脉,观察主动脉弓及其分支的毗邻。确认由左膈神经、左迷走神经和左肺动脉围成的动脉导管三角,观察左喉返神经与动脉韧带的毗邻关系,三角内相互交错的神经纤维为心浅丛。

(4) 追踪膈神经,由颈根部向下至膈,修洁与膈神经伴行的心包膈血管。

左膈神经行经左肺根前面,伴左心包膈血管贴心包左侧壁分布于膈。右膈神经从右锁骨下动、静脉之间进入胸腔,沿右头臂静脉及上腔静脉外侧,向下经右肺根前方,伴右心包膈血管贴心包右侧壁下行至膈。

(5) 解剖迷走神经及其分支,左迷走神经在左颈总动脉与左锁骨下动脉之间下降,在主动脉弓下缘处发出左喉返神经,该神经自动脉韧带左侧绕主动脉弓下缘向上后方行。左迷走神经本干经左肺根后方下行至食管胸部左前方,分支参与组成左肺前、后丛和食管丛,向下合成迷走神经前干。

在右锁骨下动、静脉之间分离出右迷走神经,其贴在气管胸部的右侧,于右头臂静脉和上腔静脉的后内侧下行,沿奇静脉内侧、经右肺根后方至食管胸部右后方,分支参与形成右肺前丛、右肺后丛和食管丛,向下合成迷走神经后干。在右锁骨下动脉下方,找出由右迷走神经发出的右喉返神经,该神经绕右锁骨下动脉下缘走向左后上方。

(6) 解剖气管胸部及左右主支气管,在左头臂静脉汇入上腔静脉处将其结扎、切断,将头臂干和左颈总动脉拉向外侧修洁气管胸部,可见其在胸骨角平面分为左、右主支气管。气管胸部两侧、气管杈下方及主支气管周围有丰富的淋巴结。

3. 解剖中纵隔

(1) 在心包前壁沿左、右膈神经的前方作一"U"形切口,上端至大血管根部,下端至心包下缘,向上翻开心包前壁,观察心包腔。心包前壁与下壁之间的隐窝称心包前下窦。把手伸入升主动脉和肺动脉干的后面与上腔静脉和左心房之间,手指通过的间隙称为心包横窦。提起心尖,把手指深入心脏后面,探查位于左心房后壁与心包后壁之间的间隙称为心包斜窦,探查心包斜窦的境界。

(2) 观察心的位置形态:心呈倒置圆锥形。心尖朝向左前下方,平对第5肋间隙左锁骨中线1~2cm。心底朝向右后上,与出入心的大血管相连,并与食管、胸主动脉和奇静脉相邻。心的胸肋面可见冠状沟和前室间沟,与胸骨下部及3~6肋软骨相邻。下方与膈相邻。

(3) 在心包腔内离断出入心的大血管(上腔静脉,升主动脉,肺动脉干,下腔静脉,左、右上肺静脉和左、右下肺静脉),取出心。

(4) 在心的表面,修洁左、右冠状动脉及其主要分支,冠状窦及心大、中、小静脉,观察其走行。在左、右心室前壁作"八"字形切口,沿界沟剪开右心房,在左、右肺静脉注入左心房之间剪开左心房,观察心腔及瓣膜的结构。

4. 解剖后纵隔

(1) 在纵隔左侧面,修洁胸主动脉及其发出的肋间后动脉。胸主动脉自第4胸椎体下缘左侧 走向右下,于第8~9胸椎前方与食管交叉,平第12胸椎穿膈的主动脉裂孔入腹腔。寻认半奇静脉、副半奇静脉,观察其属支及汇入奇静脉的位置。

（2）在第7胸椎水平以下，探查右侧纵隔胸膜突向食管下段后面所形成的食管后隐窝。剖开纵隔胸膜，观察食管与气管、心包及胸主动脉的毗邻关系。

（3）在纵隔右侧面的后方，将食管胸部下段推向左方，在奇静脉与胸主动脉之间找出胸导管下段。胸导管平第4、5胸椎高度，在食管后方斜向左侧，沿食管左缘与左纵隔胸膜之间上行至颈根部。修洁奇静脉，可见其上行至第4胸椎水平向前形成奇静脉弓，经右肺根上方注入上腔静脉。

（4）在脊柱两侧，剖开肋胸膜，分离出胸交感干，观察胸交感干神经节，及其与肋间神经相连的灰、白交通支。辨认分别由第5～9和10～12胸交感干神经节发出分支组成的内脏大神经及内脏小神经。

三、解　剖　肺

1. 将在解剖胸膜时切下的离体肺放回胸腔内，在原位置上观察肺的位置、体表投影及肺与心包关系。确认肺尖突入胸膜顶及其和锁骨关系，探查肺底与膈及肝位置关系。

2. 把肺取出，先在纵隔两侧肺根的断端上观察肺根与周围结构的毗邻关系。该内容在纵隔一节已叙述。

3. 观察左、右肺的外形和分叶　肺呈圆锥形，有一底（膈面）、一尖、肋面和内侧面，并有前、后、下三缘。肺的前缘锐利，右肺前缘近于垂直，而左肺前缘有心切迹；肺的后缘圆钝；下缘是肋面与底交界处，也较锐利。左肺被斜裂分为上、下两叶，右肺被斜裂和水平裂分为上、中、下三叶。可将手伸入肺裂内体会脏胸膜折入肺裂的情况，肺裂常不完整，因而肺叶不能完全分开。

4. 在肺内侧面的肺门处，找出肺根内诸结构及其下方的肺韧带，并观察脏胸膜和纵隔胸膜的反折关系。

5. 钝性剥离肺根各结构，观察它们之间的毗邻关系。在肺根后部剖出主支气管，其管壁内有半环状的支气管软骨。主支气管在肺门处分为肺叶支气管（第2级支气管），右肺3支，左肺2支。如果离断肺根过于靠近肺门，可剖出肺叶支气管的断端。肺叶支气管进入肺叶的部位即第2肺门。在主支气管前上方剖出的血管是肺动脉。但在右肺，肺动脉的上方有右肺上叶支气管，又称动脉上支气管。在主支气管和肺动脉前下方的血管为上肺静脉，在其后下方，靠近肺韧带处剖出下肺静脉，两者的管壁均比肺动脉略薄。

6. 解剖肺段支气管，观察肺段　从肺门沿主支气管、肺叶支气管将肺段支气管分离，同时分离与肺段支气管伴行的肺段动脉和周围的结构，肺段的静脉行于肺段之间，故肺段的静脉可作为肺段的分界标志，解剖并观察1～2个肺段。

（吉林大学　夏长丽　高振平）

第六章　腹　　部

【学习目标】

一、掌　　握

1. 腹前外侧壁层次和常用的腹部手术切口。
2. 腹股沟管的位置、体表投影、构成及其内容。
3. 腹股沟区的薄弱处。
4. 胃、肾及胆总管各段的毗邻,掌握肝门和肾门的概念。
5. 十二指肠悬韧带的位置、组成及其临床意义。
6. 阑尾的位置、体表投影、系膜和血管。
7. 腹膜后隙的境界及主要内容。
8. 腹膜腔的分区及网膜囊的境界、网膜孔的位置。

二、熟　　悉

1. 腹膜形成的结构。
2. 胰的位置、分部及毗邻。

三、了　　解

1. 腹部的境界、体表标志及分区。
2. 腹前外侧壁浅筋膜的特点。
3. 腹直肌鞘的构成。
4. 胃的血管分布;肝的分叶和分段。
5. 门静脉的组成、属支及门-腔静脉间的侧支吻合部位。
6. 腹膜的配布,腹膜与器官被覆情况。

第一节　概　　述

内容提要

腹部位于胸部和盆部之间,包括腹壁、腹膜腔和腹腔脏器等内容物。腹壁在两侧以腋后线的延长线为界,分为腹前外侧壁及腹后壁(脊柱区腰部)。腹前外侧壁由扁肌和阔肌构成,腹膜腔容积随着腹内压的变化而变化。

第二节　腹前外侧壁

内容提要

(一) 体表标志

剑突、肋弓、髂前上棘、髂嵴、髂后上棘及耻骨联合上缘、耻骨嵴、耻骨结节、白线、脐、腹直肌隆起、腱划、半月线、腹股沟和腹股沟韧带。

1. 境界　上以剑突、肋弓与胸部分界；下以耻骨联合上缘、耻骨结节、腹股沟、髂前上棘和髂嵴与下肢分界；两侧以腋后线与延长线与腹后壁分界。腹腔的实际范围远较腹部体表的界限为大。

2. 九分法　两条水平线，上水平线为通过两侧肋弓最低点的连线，下水平线为通过两侧髂结节的连线；将腹部分为上腹、中腹和下腹三部；两条纵线为经两侧腹股沟韧带中点的垂直线，这两条纵线又将上腹、中腹和下腹三部分为九区，即上腹部分成左、右季肋区和中间的腹上区，中腹部分成左、右外侧（腰）区和介于其间的脐区，下腹部分成左、右髂（腹股沟）区和中间的耻（腹下）区。

3. 四分法　用通过脐的纵横两线将腹部划分为左、右上腹区和左、右下腹区的四分法。

（二）浅层结构

1. 皮肤较薄，皮纹横向，富于弹性和延展性。皮肤移动性大，但腹股沟附近移动性较小。

要点：腹前外侧壁有可供吻接的浅血管，临床常在该区切取皮瓣作移植。

2. 浅筋膜较厚，含有腹壁浅血管、浅淋巴管和皮神经。在脐平面以下浅筋膜明显分为浅、深两层：浅层富含脂肪组织，称 Camper 筋膜。深层即 Scarpa 筋膜，为富有弹性纤维的膜样层。

要点：临床常取下腹部带蒂或游离皮瓣。

（1）浅血管：脐以上浅动脉细小，为肋间后动脉的分支；脐以下有两条较大的浅动脉即腹壁浅动脉和旋髂浅动脉。浅静脉较丰富，吻合成网，在脐区形成脐周静脉网。脐以上的浅静脉汇成胸腹壁静脉，向上注入腋静脉或头臂静脉；脐以下的浅静脉向下注入大隐静脉或汇入髂外静脉，从而构成了与上、下腔静脉系统之间的联系。

要点：在脐区浅静脉还和附脐静脉相吻合，由于附脐静脉汇入肝门静脉，故在肝门静脉高压症时，血流可经脐周静脉网与体循环的静脉相交通，形成脐周静脉曲张，称为“海蛇头”。

（2）浅淋巴：脐平面以上的浅淋巴管注入腋淋巴结，脐平面以下的注入腹股沟浅淋巴结。通过肝圆韧带内的淋巴管，还可使腹壁的淋巴管与肝门处的淋巴管交通。

（3）皮神经：来自第 7 ~ 12 胸神经前支和第 1 腰神经，节段性分布较为明显。

要点：临床上借此确定脊髓病变部位及麻醉平面。胸、腹腔脏器发生疾病时，可刺激肋间神经出现牵涉痛。如右侧肺炎或胸膜炎可在右下腹出现疼痛，注意与阑尾炎鉴别。

要点：第 8 肋间神经分布于剑突平面；第 10 肋间神经分布于脐平面；第 1 腰神经分布于腹股沟韧带的上方，其他肋间神经和肋下神经按序数分布于这 3 个平面之间。

（三）深层结构

1. 深筋膜共有四层，前三层依次位于腹外斜肌、腹内斜肌和腹横肌的表面，向前在各肌移行腱膜处与腱膜愈着。最深一层腹横筋膜贴在腹横肌的深面。肌包括腹直肌、腹外斜肌、腹内斜肌和腹横肌。

（1）腹直肌及腹直肌鞘：腹直肌位于（腹）白线的两侧，包被在腹直肌鞘内，腹直肌鞘由 3 块扁肌的腱膜构成。分为前、后两层。腹直肌鞘前层由腹外斜肌腱膜和腹内斜肌腱膜的前层组成；后层由腹内斜肌腱膜的后层和腹横肌腱膜组成。腹直肌鞘后层在脐下 4 ~ 5cm 附近形成弓状线。在弓状线以下，腹直肌后面直接与腹横筋膜接触。

要点：手术切开腹直肌鞘前层时，在腱划处应注意止血。

(2) 白线：附着于剑突和耻骨联合之间。上宽下窄，脐以上宽约1cm，较坚韧而血管少。

要点：经上腹部正中切口进入腹腔时，虽然出血少，进入腹腔快，但因供血不足而影响切口愈合。但下腹部前中切口因两侧腹直肌靠近，有肌肉加强，血供较充分，较少发生切口疝或创口哆开。

(3) 腹外斜肌：肌纤维自外上斜向内下方后移行为腱膜。腱膜参与构成腹直肌鞘前层后，止于白线，其下缘形成腹股沟韧带。

(4) 腹内斜肌：其上部肌纤维自外向下内上方斜行，下部纤维则向下内方斜行，至腹直肌外侧移行为腱膜，并分成两层参与构成腹直肌鞘的前、后层，然后止于白线。

(5) 腹横肌：肌纤维自后外向前内横行，至腹直肌外侧移行为腱膜，参与构成腹直肌鞘后层。男性腹内斜肌与腹横肌的下部肌束共同形成提睾肌。下部的腱膜构成联合腱。

2. 腹横筋膜位于腹横肌和腹直肌鞘的深面，向上连接膈下筋膜，向下移行于髂筋膜和盆部筋膜。腹横筋与腹横肌结合疏松，但与腹直肌鞘后层紧密愈着。在腹股沟管深环处随睾丸下降延续为精索筋膜。

3. 壁腹膜为腹前外侧壁最内层，膈下腹膜与膈紧密愈着，受膈运动影响，张力较大。

要点：上腹部切口缝合腹膜时极易撕裂，宜连同腹直肌鞘的后层一起缝合。

第三节　腹股沟区和阴囊

一、内 容 提 要

腹股沟区和阴囊

1. 体表标志　髂前上棘、耻骨结节、耻骨嵴和耻骨联合。

2. 腹股沟区浅层结构　含有浅动、静脉，皮神经及腹直肌的鞘结构。

3. 腹股沟区深层结构

(1) 髂腹下神经：自腰大肌上部外侧缘穿出，越过肾的后面和腰方肌的前面，至髂嵴上方穿腹横肌后，行于腹内斜肌和腹横肌之间，至髂前上棘内侧2.5cm附近穿过腹内斜肌腱膜，在腹外斜肌腱膜深面向内下行。在腹股沟浅环上方约2cm处穿过腹外斜肌腱，分布于耻骨联合上方的皮肤。

(2) 髂腹沟神经：在髂腹下神经的下方并与其平行。在髂嵴前方穿过腹内斜肌，向内侧行于腹外斜肌腱膜深面，入腹股沟管后，经腹股沟管浅环穿出。分布于男性阴囊或女性大阴唇上部的皮肤。

要点：在行腹股沟疝修补术时，应注意避免损伤髂腹下神经和髂腹腹股沟神经，以免造成腹壁肌肉功能受损，导致疝的复发。

(3) 生殖股神经生殖支：分布于提睾肌及阴囊皮肤或子宫圆韧带。

(4) 腹膜外组织：位于腹横筋膜与腹壁膜之间。腹股沟区此层脂肪组织较多，并与腹膜后间隙的脂肪组织相连续，其内有髂外血管分出的腹壁下血管和旋髂深血管。

要点：腹壁下动脉的体表投影：在腹股沟韧带中点稍内侧与脐的连线上。临床上作腹腔穿刺时，应在此连线的外上方进行，以免损伤该动脉。临床上作髂骨带血管蒂的骨移植时，常取旋髂深动脉作营养动脉。

4. 腹股沟管位于腹股沟韧带内侧半的上方，管内男性有精索，女性有子宫圆韧带通过。

腹股沟管有两环和四壁，两环即位于耻骨嵴外上方、由腹外斜肌腱膜裂开形成的腹股沟管浅环；以及位于腹股沟韧带中点上方一横指处、由腹横筋膜向外突出形成的腹股沟管深环。前壁主要为腹外斜肌腱膜，但在外侧1/3处有腹内斜肌起始部的纤维加强；上壁是由腹内斜肌和腹横肌下缘肌纤维共同围成的弓状下缘；后壁为腹横筋膜，内侧1/3有腹股沟镰（联合腱）加强；下壁为腹股沟韧带。

要点：腹股沟管为一裂隙，有四壁二口。腹腔内容物突入管或经管入阴囊为斜疝。

腹股沟三角：由腹壁下动脉、腹直肌外侧缘和腹股沟韧带内侧半围成的三角形区域，是腹前外侧壁的一个薄弱区。

要点：腹壁下动脉是腹股沟管深环与腹股沟三角的分界标志，也是腹股沟斜疝和直疝在手术中的鉴别标志之一。

5. 精索、睾丸和精索

（1）精索：是由输精管、进出睾丸的血管、淋巴管和神经包以精索被膜所形成的索状物。自腹股沟管深环，经腹股沟管出腹股沟管浅环后进入阴囊，终于睾丸上端。

1）输精管：坚韧、圆索状的肌性管，位于精索的后内侧，在活体位于阴囊根部可触及。

要点：男性绝育术常在阴囊根部切开，切断并结扎输精管。

2）睾丸动脉：为腹主动脉的分支，营养睾丸和附睾，位于精索的中央。

3）蔓状静脉丛：由睾丸及附睾静脉丛汇合而成，位于精索最前部，于腹股沟管深环处再汇合成睾丸静脉。右睾丸静脉（卵巢静脉）直接汇入下腔静脉，左睾丸静脉（卵巢静脉）注入左肾静脉。

要点：男性精索静脉曲张常发生在左侧，并影响生育功能。

4）神经：生殖股神经的生殖支分布于提睾肌和阴囊皮肤（或子宫圆韧带）。睾丸丛为来自肾丛及腹主动脉丛的小支，沿睾丸动脉下降分布于睾丸。至输精管及附睾的神经来自上腹下丛及盆丛。

（2）睾丸和精索的被膜：外层为精索外筋膜，由腹外斜肌腱膜及其筋膜延伸而成；中层为提睾肌及其筋膜，是腹内斜肌和腹横肌及其筋膜的延续；内层为精索内筋膜，由腹横筋膜延伸形成，其深面的脂肪组织是腹膜外结缔组织的连续。

睾丸外面还包有睾丸鞘膜，由壁腹膜突出而成。睾丸鞘膜分脏、壁两层，于睾丸后缘处互相移行，两层间间隙称鞘膜腔，内有少量浆液。鞘膜在精索部分逐渐闭锁，形成鞘韧带。

要点：多见先天性鞘膜积液，小儿多发。

6. 阴囊　阴囊皮肤薄而柔软，深方为阴囊肉膜。

（北华大学 安思训　何　欣）

二、测　试　题

（一）名词解释

1. 腹直肌鞘　2. Linea alba　3. 弓状线　4. Conjoint tendon　5. 腹膜外组织　6. 腹股沟管　7. 皮下环　8. 腹环　9. 腹股沟三角　10. 精索　11. 蔓状静脉丛

（二）选择题

A 型题

1. 腹股沟管

A. 是肌与腱之间的裂隙　　B. 位居腹股沟韧带外侧半上方

C. 长约2.5cm　　D. 管内男性有股神经通过

E. 以上论述均错

2. 腹股沟管内口

A. 位于联合腱深部　　B. 位于腹股沟韧带中点上方 1.5cm 处

C. 是腹横筋膜向内的突口　　D. 为腹外斜肌腱膜的裂口

E. 以上均不对

3. 股疝的突出部位为

A. 股部卵圆窝　　B. 腹股沟韧带上方　　C. 股三角外

D. 股骨小转子　　E. 股三角内

X 型题

1. 腹直肌鞘

A. 含腹外斜肌腱膜　　B. 含腹内斜肌腱膜　　C. 含腹横肌腱膜

D. 前层仅由腹外斜肌构成　　E. 后层仅由腹横肌构成

2. 腹股沟管的结构

A. 前壁为腹外斜肌腱膜　　B. 后壁有联合腱　　C. 男性有精索通过

D. 内口为皮下环　　E. 是一个圆形的管道

3. 关于腹股沟管的结构

A. 前壁为腹外斜肌腱膜　　B. 后壁为腹横肌

C. 男性有输精管精索部通过　　D. 女性有子宫圆韧带通过

E. 内口由腹横筋膜构成

4. 腹外斜肌

A. 肌纤维斜向前上　　B. 腱膜构成腹股沟管前壁

C. 腱膜下缘形成腹股沟韧带　　D. 腱膜分别走在腹直肌前、后

E. 部分纤维形成提睾肌

5. 腹直肌

A. 属于长肌　　B. 有腱划

C. 位于腹前正中线的两侧　　D. 收缩可前屈躯干

E. 与腹直肌鞘前、后层之间有血管

6. 腹直肌鞘

A. 包裹腹直肌全部　　B. 由腹外斜肌、腹内斜肌、腹横肌腱膜共同组成

C. 后层在腱划处与腹直肌连结疏松　　D. 后层与腹直肌之间有血管

E. 腹横肌腱膜只构成腹直肌鞘的后层

（三）填空题

1. 腹前外侧壁的三层肌及由浅入深依次是________、________和________。

2. 腹直肌鞘前层由________和________构成。

3. 腹股沟管下壁为________，后壁为________和________。

4. 海氏三角是由________、________和________围成的三角形区域，是腹前外侧壁的一个薄弱区。

5. 精索自________至________之间的一段，活体上易于触及。

（四）简答题

1. 腹直肌鞘的构成。

2. 简答睾丸的被膜。

（五）论述题

1. 试述腹股沟管的位置、形态和结构。

2. 试述腹部、腹腔和腹膜腔的区别。

附参考答案

（一）名词解释

1. 由腹外斜肌、腹内斜肌和腹横肌腱膜包绕在腹直肌表形成腹直肌鞘，分前后两层。

2. 白线由两侧腹前外侧壁的三层扁肌腱膜在前正中线上相互交织而成，附着于剑突和耻骨联合之间。

3. 腹直肌鞘后层在脐下 4 ~ 5cm 附近呈凸向上的弓形游离下缘，称弓状线（半环线）。

4. 腹内斜肌下部肌束行向前下，越过精索前面，延为腱膜，与腹横肌腱膜汇合形成联合腱，也叫腹股沟镰。

5. 腹膜外组织又称腹膜外筋膜或腹膜外脂肪，位于腹横筋膜与腹壁膜之间。

6. 腹股沟管位于腹股沟韧带内侧半的上方，是由外上方向内下方斜行的肌肉筋膜的裂隙，长约 4 ~ 5cm。管内男性有精索，女性有子宫圆韧带通过。

7. 腹外斜肌腱膜纤维在耻骨嵴外上方形成一个三角形裂隙，即腹股沟管浅环（皮下环）。

8. 位于腹横肌深面的腹横筋膜，约在腹股沟韧带中点上方一横指处形成一裂隙，为腹股沟管深（腹）环。

9. 腹股沟三角是由腹壁下动脉、腹直肌外侧缘和腹股沟韧带内侧半围成的三角形区域，是腹前外侧壁的一个薄弱区。

10. 精索是由输精管、进出睾丸的血管、淋巴管和神经包以精索被膜所形成的索状物。

11. 蔓状静脉丛由睾丸及附睾静脉丛汇合而成，位于精索最前部，于腹股沟管深环处再汇合成睾丸静脉。

（二）选择题

A 型题

1. A　2. B　3. A

X 型题

1. ABC　2. ABC　3. ACDE　4. BC　5. BCD　6. BCDE

（三）填空题

1. 腹外斜肌，腹内斜肌，腹横肌　2. 腹外斜肌腱膜，腹内斜肌腱膜前层　3. 腹股沟韧带，腹横筋膜和联合腱　4. 腹壁下动脉，腹直肌外侧缘，腹股沟韧带内侧半　5. 皮下环，睾丸

（四）简答题

1. 腹直肌鞘分为前、后两层。前层由腹外斜肌腱膜和腹内斜肌腱膜的前层组成；后层由腹内斜肌腱膜的后层和腹横肌腱膜组成。在弓状线以下，三块扁肌的腱膜均移行腹直肌鞘的前层，自弓状线以下腹直肌鞘的后层缺如，腹直肌后面直接与腹横筋膜接触。

2. 睾丸的被膜包括皮肤、肉膜、精索外筋膜、提睾肌及其筋膜、精索内筋膜、睾丸鞘膜

（脏层、壁层）。

（五）论述题

1. 腹股沟管位于腹股沟韧带内侧半的上方，长约 4～5cm。男性有精索，女性有子宫圆韧带通过。两环即股沟管浅环、深环。前壁，腹外斜肌腱膜和腹内斜肌；上壁，腹内斜肌和腹横肌；后壁，腹横筋膜和联合腱；下壁，腹股沟韧带。

2. 腹部是指上方为肋弓，下方为髂嵴、腹股沟、耻骨结节和耻骨联合上缘之间的部分。腹腔是指小骨盆上口以上，由腹壁和膈围成的腔，其范围比腹部体表境界为大，它包括了左、右季肋区和左、右髂区。腹膜腔则是壁腹膜与脏腹膜之间的潜在间隙，其内仅含有少量浆液，也就是说腹腔内所有脏器实际上均位于腹膜腔之外。

第四节　腹股沟区和阴囊

一、内 容 提 要

（一）体表标志

髂前上棘、耻骨结节、耻骨嵴和耻骨联合。

（二）腹股沟区浅层结构

腹股沟区浅层结构见本章第一节。

（三）腹股沟区深层结构

1. 腹股沟区层次结构

（1）髂腹下神经：来自第 12 胸神经及第 1 腰神经的前支。自腰大肌上部外侧缘穿出，越过肾的后面和腰方肌的前面，至髂嵴上方穿腹横肌后，行于腹内斜肌和腹横肌之间，至髂前上棘内侧 2.5cm 附近穿过腹内斜肌腱膜，在腹外斜肌腱膜深面向内下行。在腹股沟浅环上方约 2cm 处穿过腹外斜肌腱，分布于耻骨联合上方的皮肤，肌支支配腹内斜肌和腹横肌。

（2）髂腹沟神经：来自第 1 腰神经前支，在髂腹下神经的下方并与其平行。在髂嵴前方穿过腹内斜肌，向内侧行于腹外斜肌腱膜深面，进入腹股沟管后，位于精索前上方，随精索穿出腹股沟管深环，分布于男性阴囊或女性大阴唇上部的皮肤，肌支支配腹壁肌。

要点：在行腹股沟疝修补术时，应注意避免损伤髂腹下神经和髂腹股沟神经，以免造成腹壁肌肉功能受损，导致疝的复发。

（3）生殖股神经生殖支：沿精索内侧行走，分布于提睾肌及阴囊皮肤或子宫圆韧带。

（4）腹膜外组织又称腹膜外筋膜或腹膜外脂肪，位于腹横筋膜与腹壁膜之间。腹股沟区此层脂肪组织较多，并与腹膜后间隙的脂肪组织相连续，其内有髂外血管分出的腹壁下血管和旋髂深血管。

腹壁下动脉：在近腹股沟韧带处起自髂外动脉，经腹股沟管深环内侧向脐的方向行走，于弓状线附近进入腹直肌鞘，与两条同名静脉伴行。

腹壁下动脉的体表投影：在腹股沟韧带中点稍内侧与脐的连线上。临床上作腹腔穿刺时，应在此连线的外上方进行，以免损伤该动脉。

旋髂深动脉：约与腹壁下动脉同一水平起自髂外动脉，发出后沿腹股沟韧带外侧半的深面向外上方斜行至髂前上棘的稍内侧，行向髂嵴的上缘。临床上作髂骨带血管蒂的骨移植时，常取旋髂深动脉作营养动脉。

腹股沟三角或海氏三角是由腹壁下动脉、腹直肌外侧缘和腹股沟韧带内侧半围成的三角形区域，是腹前外侧壁的一个薄弱区。腹壁下动脉是腹股沟管深环与腹股沟三角的分界标志，也是腹股沟斜疝和直疝在手术中的鉴别标志之一。

2. 腹股沟管位于腹股沟韧带内侧半的上方，是由外上方想内下方斜行的肌肉筋膜的裂隙，长约 4 ~ 5cm。管内男性有精索，女性有子宫圆韧带通过。

腹股沟管有两环和四壁。两环即位于耻骨嵴外上方、由腹外斜肌腱膜裂开形成的腹股沟管浅环，以及位于腹股沟韧带中点上方一横指处、由腹横筋膜向外突出形成的腹股沟管深环。前壁主要为腹外斜肌腱膜，但在外侧 1/3 处有腹内斜肌起始部的纤维加强；上壁是由腹内斜肌和腹横肌下缘肌纤维共同围成的弓状下缘；后壁为腹横筋膜，内侧 1/3 有腹股沟镰（联合腱）加强；下壁为腹股沟韧带。

3. 精索、睾丸和精索的被膜

（1）精索是由输精管、进出睾丸的血管、淋巴管和神经包以精索被膜所形成的索状物。精索始于腹股沟管深环，经腹股沟管出腹股沟管浅环后进入阴囊，终于睾丸上端。精索全长 11 ~ 15cm，直径约 0. 5cm。精索自皮下环至睾丸之间的一段，活体上易于触及。

1）输精管：呈一坚韧、圆索状的肌性管，位于精索的后内侧，在活体位于阴囊根部可触及。男性绝育术常在阴囊根部切开，切断并结扎输精管。

2）睾丸动脉：为腹主动脉的分支，营养睾丸和附睾，位于精索的中央。

3）蔓状静脉丛：由睾丸及附睾静脉丛汇合而成，位于精索最前部，于腹股沟管深环处再汇合成睾丸静脉。右睾丸静脉直接汇入下腔静脉，左睾丸静脉注入左肾静脉。

4）淋巴：来自睾丸及附睾的淋巴管，伴血管上行注入淋巴结。

5）神经：有生殖股神经生殖支和睾丸丛。生殖股神经的生殖支分布于提睾肌和阴囊皮肤（或子宫圆韧带）。睾丸丛为来自肾丛及腹主动脉丛的小支，沿睾丸动脉下降分布于睾丸。至输精管及附睾的神经来自上腹下丛及盆丛。

（2）睾丸和精索的被膜：外层为精索外筋膜，由腹外斜肌腱膜及其筋膜延伸而成。中层为提睾肌及其筋膜，是腹内斜肌和腹横肌及其筋膜的延续。内层为精索内筋膜，由腹横筋膜延伸形成，其深面的脂肪组织是腹膜外结缔组织的连续。在睾丸外面还包有睾丸鞘膜，由壁腹膜突出而成。睾丸鞘膜分成脏、壁两层，于睾丸后缘处互相移行，两层间的间隙称鞘膜腔，内有少量浆液。鞘膜在精索的部分逐渐闭锁，形成鞘韧带

4. 阴囊皮肤薄而柔软，皮肤深方为阴囊肉膜，由结缔组织和散在的平滑肌组成，寒冷时肉膜收缩，阴囊皮肤出现很多皱襞；温度升高或体弱时舒张，以保持阴囊温度稳定，有利于生殖细胞的生长发育。

（四）腹膜与腹膜腔及腹腔脏器

1. 腹膜与腹膜腔　腹膜是衬贴于腹壁、盆壁内面、被覆于腹腔、盆腔器官表面的浆膜，由间皮与少量结缔组织构成，可分为壁腹膜与脏腹膜两部。壁腹膜衬于腹、盆壁的内面和膈的下面，脏腹膜则被覆于腹、盆腔脏器的表面，脏、壁腹膜相互延续、移行而构成一个潜在性的不规则的腹膜腔，腔内有少量浆液以减少脏器活动时的摩擦和防止粘连。腹膜具有分泌功能、吸收能力、防御功能、修复与再生能力及固定和支持脏器的作用。

要点：男性的腹膜腔密闭，女性的腹膜腔则借生殖管道与体外形成潜在的通道，致使女性腹膜腔的感染机会较男性多。

要点：由于腹膜是一具有半渗透性能的生物膜，不仅有分泌与吸收功能，还有弥散与渗透作

用,因此可以利用腹膜作透析治疗,有效治疗急性或慢性肾功能衰竭或某些药物、毒物中毒。

2. 腹膜与腹、盆腔脏器的关系　根据腹膜覆盖脏器表面的不同情况,可将腹、盆腔脏器分为3类,即腹膜内位器官、腹膜间位器官和腹膜外位器官。

(1) 腹膜内位器官:指表面几乎完全被腹膜包被的器官,如胃、十二指肠起始部、空肠、回肠、盲肠、阑尾、横结肠、乙状结肠、脾、卵巢及输卵管等。

(2) 腹膜间位器官:凡器官表面3面或大部分被腹膜覆盖者称为腹膜间位器官,如肝、胆囊、升结肠、降结肠、直肠上段、子宫和膀胱等。

(3) 腹膜外位器官:指器官表面仅一面被腹膜覆盖者,如十二指肠大部、直肠中段、胰、肾及肾上腺、输尿管等。这类器官多位于腹膜后方,为腹膜固定于腹后壁,故可经腹后壁切口在腹膜外进行手术,如肾、输尿管等。由于不切开腹膜腔,可以避免腹膜腔的感染及术后脏器粘连。

3. 腹膜形成的结构　腹膜由腹、盆壁内面移行于脏器表面或由一个脏器表面移行至另一个脏器表面,其移行部形成韧带、系膜、网膜等结构。

(1) 韧带:韧带是双层腹膜结构,对脏器有一定的固定作用。

1) 肝的韧带:镰状韧带、冠状韧带、左、右三角韧带、肝胃韧带与肝十二指肠韧带。

2) 胃的韧带:有肝胃韧带、胃膈韧带、胃脾韧带与胃结肠韧带等。

3) 脾的韧带:包括胃脾韧带、脾肾韧带、膈脾韧带和脾结肠韧带。

(2) 系膜:系膜是双层腹膜结构,在两层腹膜间有供应其所固定器官的血管、淋巴管、淋巴结和神经等。主要系膜有肠系膜、阑尾系膜、横结肠系膜和乙状结肠系膜等。当肠系膜发生扭转时,可使其内血管阻断,导致局部小肠坏死。阑尾系膜游离缘内有阑尾血管。

(3) 网膜:网膜是与胃大、小弯相连的腹膜结构,网膜内有血管、淋巴管、淋巴结、神经和结缔组织等。网膜包括大网膜与小网膜。

1) 大网膜是指与胃大弯和横结肠及脾相连的腹膜结构。在活体,大网膜可移动位置,当腹膜腔内有炎症时,大网膜将移至病灶部位形成粘连,包绕病灶而限制炎症扩散。小儿的大网膜较短不易局限炎症,故易致弥漫性腹膜炎。

2) 小网膜是指肝门与胃小弯及十二指肠上部相连的双层腹膜结构,包括肝胃韧带和肝十二指肠韧带。

3) 网膜囊又称小腹膜腔,是位于小网膜与胃后壁腹膜后方的扁窄间隙,属腹膜腔一部分。

4) 网膜孔是网膜囊与大腹膜腔之间的唯一通道。其上界是肝尾状叶表面的腹膜,下界是十二指肠上部表面的腹膜,后界为覆盖下腔静脉的壁腹膜,前界是肝十二指肠韧带,该韧带游离缘内有胆总管走行,胆总管探查手术即在此部进行。胆道手术中若伤及肝固有动脉或其分支发生不容易控制的出血时,可将示指伸入网膜孔内,拇指放在韧带前方,压迫肝固有动脉可控制出血。

(4) 腹膜襞、腹膜隐窝与陷凹:腹膜襞是脏器之间或脏器与腹壁之间腹膜形成的皱褶,其深面常有血管等结构走行。腹膜壁与壁之间或腹膜襞与壁腹膜之间的凹陷称隐窝,较大的隐窝称陷凹,基本上位于盆腔内。

盆腔内的腹膜陷凹:在男性为直肠膀胱陷凹,在女性则为直肠子宫陷凹和膀胱子宫陷凹,站立或半卧位时,男性的直肠膀胱陷凹和女性的直肠子宫陷凹是腹膜腔的最低处,故腹膜腔内的渗出液或脓液多聚集于这些陷凹内。

4. 腹膜腔的分区与间隙　腹膜腔借横结肠与横结肠系膜分为结肠上区与结肠下区。

结肠上区又由于肝的存在划分为肝上间隙与肝下间隙,前者指肝膈面的腹膜与膈下面的腹膜之间的间隙,后者则指肝脏面的腹膜同横结肠表面的腹膜及横结肠系膜之间的间隙。肝上间隙为镰状韧带分隔为左肝上间隙与右肝上间隙。前者借左冠状韧带再将其划分为前、后两部,即左肝上前间隙和左肝上后间隙。肝下间隙亦借镰状韧带与肝圆韧带划分为左肝下间隙与右肝下间隙,前者再借小网膜分为左肝下前间隙与左肝下后间隙,左肝下后间隙即网膜囊;右肝下间隙亦称肝肾隐窝,介于肝右叶脏面腹膜与右肾、右肾上腺表面腹膜之间。右肝下间隙在人体仰卧时是腹膜腔的最低部位,如腹膜腔内有积脓、积液应避免这种体位,以免脓液积聚于此隐窝。

结肠下区包括左、右结肠旁沟与左、右肠系膜窦。左结肠旁沟上方因有左膈结肠韧带而不与膈下间隙交通,向下则经左髂窝、小骨盆上口与腹膜腔盆部相交通。右结肠旁沟因右膈结肠韧带发育很差或缺失(不发育)而同肝肾隐窝交通,其下份亦经右髂窝和小骨盆上口同腹膜腔之盆部交通。左肠系膜窦向下与腹膜腔盆部相通。右肠系膜窦则向下不能直接通向盆腔。

二、测　试　题

(一) 名称解释

1. 腹股沟镰(inguinal falx)　2. 腔隙韧带(lacunar ligament)　3. Hessebach 三角　4. 精索　5. 腹膜　6. 腹膜腔　7. Winslow 孔　8. Douglas 腔　9. 右结肠旁沟

(二) 选择题

A 型题

1. 腹股沟斜疝

A. 经腹壁下动脉外侧的腹股沟管深环突出　B. 经腹股沟三角突出
C. 穿通腹壁　D. 不进入阴囊
E. 于耻骨结节外下方形成肿块

2. 腹股沟直疝

A. 于腹壁下动脉外侧经腹股沟管腹环突出　B. 通常经腹股沟管进入阴囊
C. 腹腔内容物由海氏三角突出形成的疝　D. 在耻骨结节外下方形成肿块
E. 穿通腹横筋膜

3. 某男性,患有腹股沟斜疝,在行疝修补术后,自觉腹股沟区和阴囊皮肤感觉丧失,请问:术中损伤了什么

A. 第 11 肋间神经和肋下神经　B. 生殖股神经
C. 髂腹下神经和髂腹股沟神经　D. 阴部神经
E. 股外侧皮神经

4. 腹股沟内侧窝

A. 位于腹股沟韧带外侧半的上方　B. 适对股环
C. 于脐内侧襞的内侧　D. 腹腔内容物由此窝突出形成腹股沟直疝
E. 腹腔内容物由此窝突出形成腹股沟斜疝

5. 腹股沟外侧窝
A. 位于腹股沟韧带下方
B. 在腹股沟韧带上方,脐外侧襞外侧
C. 正对腹股沟管浅环
D. 其深面为海氏三角
E. 输精管穿此窝入阴囊
6. 腹股沟管的下壁是
A. 腹直肌 B. 腹外斜肌 C. 腹内斜肌 D. 腹横肌 E. 腹股沟韧带
7. 腹股沟管内无
A. 髂腹股沟神经
B. 生殖股神经生殖支
C. 髂腹下神经深支
D. 腹膜鞘突残余部分
E. 睾丸动脉
8. 关于腹股沟管内口的叙述,下列哪项是错误的
A. 内口又称深环
B. 男性有精索通过
C. 是腹横肌裂口
D. 位于腹股沟韧带中点上方
E. 腹壁下动脉位于其内侧
9. 关于脐正中襞的叙述,下列哪项是正确的
A. 位于剑突与脐之间
B. 是壁腹膜形成的皱襞
C. 内有脐动脉索
D. 内有腹壁下血管
E. 脐以下与(腹)白线相连
10. 关于大网膜的叙述,何者是正确的
A. 又称胃直肠韧带
B. 上缘附着于胃大弯
C. 中结肠动脉走行于前、后两叶间
D. 胃后动脉的降支走行于前、后叶间
E. 与网膜囊不相通
11. 小网膜内的动脉是
A. 胃左、右动脉
B. 胃网膜左、右动脉
C. 胃短动脉
D. 脾动脉
E. 肝总动脉
12. 大网膜内的动脉有
A. 胃十二指肠动脉
B. 胃网膜左、右动脉
C. 胃短动脉
D. 胃左、右动静脉
E. 脾动、静脉
13. 胃短动脉位于
A. 肝胃韧带内
B. 肝十二指肠韧带内
C. 胃脾韧带内
D. 胃膈韧带内
E. 小网膜内
14. 属于腹膜内位器官的是
A. 肝 B. 胆囊 C. 脾 D. 肾 E. 胰
15. 属于腹膜间位器官的是
A. 横结肠 B. 盲肠 C. 降结肠 D. 乙状结肠 E. 阑尾
16. 属于腹膜外位器官的是
A. 十二指肠上部
B. 十二指肠降部
C. 十二指肠升部
D. 空肠
E. 回肠
17. 卧位时,上腹部腹膜腔最低的部位是
A. 十二指肠上隐窝
B. 回盲上隐窝
C. 回盲下隐窝

D. 肝肾隐窝　　E. 盲肠后隐窝

18. 向上与膈下间隙直接相通的是

A. 左结肠旁沟　B. 右结肠旁沟　C. 左肠系膜窦　D. 右肠系膜窦　E. 以上均不对

19. 炎症时,常形成局限性腹膜炎的是

A. 膈下间隙　B. 右结肠旁沟　C. 左结肠旁沟　D. 右肠系膜窦　E. 左肠系膜窦

(三) 填空题

1. 腹股沟管的前壁为________和________;后壁为________和________;上壁为________;下壁为________。其内口称________,外口称________。通过腹股沟管的内容,男性为________,女性为________。

2. 腹股沟直疝是由________突出,腹股沟斜疝则从腹壁下动脉外侧的________进入腹股沟管。

3. 精索自________至________之间的一段,活体上易于触及。

4. 胃脾韧带连于________至________之间,其上份内有________,下份有________。

5. 小肠系膜根附着于________,长约________,起自________,斜向右下,止于________前方,内有________血管走行。

6. 网膜孔前界为________,后界为________,上界为________,下界为________。胃后壁穿孔,胃内容物首先聚集在________内,体位变化时,可经________达________,再经右结肠旁沟到达________和________。

(四) 简答题

1. 试叙述腹股沟管的位置,穿经结构及各壁的构成。
2. 阴囊、睾丸和精索的被膜与腹前外侧壁层次的延续关系如何?
3. 腹前壁内面脐以下腹膜形成哪些结构,有何临床意义?
4. 小网膜由哪几部分构成?各部有何重要结构,其位置关系如何?
5. 简述腹膜腔的分区。
6. 什么是大网膜?

(五) 论述题

1. 根据解剖知识,如何鉴别腹股沟斜疝和直疝?
2. 试述腹部、腹腔和腹膜腔的区别。
3. 试述膈下腹膜间隙和盆部腹膜间隙的位置、交通和意义。

(六) 案例分析题

1. 患者,刘某,男性,78 岁,工人。双侧侧腹股沟可复性肿物 15 年。患者于 15 年前无意中发现在站立时双侧腹股沟肿物,质软,无压痛,平卧后消失,未予以重视,一直未予处理,现感觉下腹坠胀不适,遂就诊。患者自发病以来无腹胀腹痛,无腹泻便血,无消瘦,饮食正常,精神佳。患者既往长期咳嗽。吸烟 40 余年,半包/日,饮酒少量。专科情况:患者站立位,于双侧腹股沟区可见约 8cm×10cm 包块,质软,无压痛,肿物未滑入阴囊,平卧位,肿物消失,探及外环松弛,增加腹压,指尖有冲击感。初步诊断:双侧腹股沟直疝。

请思考以下问题:

(1) 什么是腹股沟直疝?

(2) 直疝病因有哪些?

(3) 与斜疝的鉴别诊断。

(4) 直疝治疗措施有哪些?

2. 患者,男性,46 岁。主诉:上腹部疼痛 11 小时入院。患者于 2012. 04. 02 凌晨两点左右突发上腹部疼痛。疼痛剧烈,难以忍受,伴恶心呕吐,呕吐物为胃内食物残渣,无血性及咖啡色样液体,无后背部及双上肢放射性疼痛。无腹泻及里急后重感。病程中患者饮食睡眠差,小便正常。患者有慢性胃溃疡病史十余年。体格检查:血压、体温、心率正常,急性痛苦面容,自动体位,扶入病房,神清,精神欠佳,腹平坦,腹式呼吸存在,未见肠型蠕动波,上腹部剑突下拒按,压痛反跳痛明显。全腹腹肌紧张,"板状腹"。肝脾肋下未及,移动性浊音阴性,肠鸣音较弱。腹部 CT 检查提示可见膈下游离气体。

诊断:继发性腹膜炎,胃穿孔。

请思考以下问题:

(1) 患者伤后腹部症状的解剖学依据是什么?

(2) 腹膜炎患者应采取什么体位,为什么?

(3) 腹膜炎应与哪些疾病鉴别诊断?

附参考答案

(一) 名词解释

1. 腹股沟镰或称联合腱,腹内斜肌与腹横肌二者下缘呈弓状,先越过精索的上内侧,在腹直肌外缘呈腱性融合,称为腹股沟镰,经精索后方止于耻骨梳。

2. 腹股沟韧带内侧端一小部分纤维,向下后方并向外侧转折,形成腔隙韧带,即陷窝韧带。

3. 海氏三角是由腹壁下动脉,腹直肌外侧缘和腹股沟韧带内侧半围成的三角形区域,是腹前外侧壁的一个薄弱区,腹腔内容物由此三角突出形成腹股沟直疝。

4. 精索始于腹股沟管深环,经腹股沟管出腹股沟管浅环进入阴囊,终于睾丸上端,是由输精管,进出睾丸的血管,淋巴管和神经等外包以精索被膜所形成的索状物。

5. 腹膜是由间皮细胞和含弹性纤维的结缔组织所形成的一层光滑浆膜,覆盖于腹、盆腔各壁的内表面和脏器的外表面,依其覆盖的部位不同可分为脏腹膜和壁腹膜。

6. 脏腹膜和壁腹膜相互延接所围成的腔隙称为腹膜腔,其中仅有少许浆液,起润滑减少摩擦的作用,男性是密闭的,女性则借输卵管腹腔口、输卵管、子宫腔、阴道与外界相通。

7. Winslow 孔即网膜孔,是网膜囊和大腹膜腔之间的唯一通道,孔的前界为肝十二指肠韧带,后界为覆盖下腔静脉前面的壁腹膜,上界是肝的尾状叶,下界是十二指肠上部。

8. Douglas 腔即直肠子宫陷凹,在骨盆腔,由覆盖在子宫后面和直肠前面的腹膜相互移行、返折形成,是女性腹膜腔的最低部位,腹膜腔内的渗出物或脓液常聚集于此。此陷凹与阴道后穹紧密相邻,故陷凹积液或积脓时,可经阴道后穹行诊断性穿刺。

9. 右结肠旁沟位于升结肠右侧与衬贴腹腔侧壁的壁腹膜之间,由于右侧的膈结肠韧带不明显,甚或缺如,故右结肠旁沟向上通肝下间隙,向下通右髂窝,并转入盆腔,急性阑尾炎穿孔时,渗出物脓液可由此向上流到肝肾隐窝或右肝上间隙。

(二) 选择题

A 型题

1. A　2. C　3. C　4. D　5. B　6. E　7. C　8. C　9. B　10. B　11. A　12. B　13. C

14. C　15. C　16. B　17. D　18. B　19. D

（三）填空题

1. 腹外斜肌腱膜，腹内斜肌，腹横筋膜，联合腱，腹内斜肌和腹横肌弓状下缘，腹股沟韧带，腹环，腹股沟管浅环（皮下环）精索，子宫圆韧带　2. 腹股沟三角（Hesselbach 三角），腹股沟深环（腹环）　3. 皮下环，睾丸　4. 脾门，胃底，胃短血管，胃网膜左血管　5. 腹后壁 15cm，第 2 腰椎左侧，右骶髂关节，肠系膜上　6. 肝十二指肠韧带游离缘，下腔静脉表面腹膜，肝尾状叶，十二指肠上部，网膜囊，网膜孔，肝肾隐窝，右髂窝，盆腔

（四）简答题

1. 试叙述腹股沟管的位置，穿经结构及各壁的构成。

（1）位于腹股沟韧带内侧半的上方，是由外上方向内下方斜行的肌肉筋膜间的裂隙，男性有精索，女性有子宫圆韧带通过。

（2）腹股沟管有 2 环 4 壁：①浅环，位于耻骨结节外上方，由腹外斜肌腱膜裂开形成；②深环，位于腹股沟韧带中点上方一横指处，由腹横筋膜向外突出形成；③前壁，腹外斜肌腱膜，外 1/3 有腹内斜肌起始部加强；④后壁，腹横筋膜，内侧 1/3 有联合腱加强；⑤上壁，为腹内斜肌、腹横肌的弓状下缘；⑥下壁，腹股沟韧带。

2. 阴囊、睾丸和精索的被膜与腹前外侧壁层次的延续关系如何？

（1）皮肤：腹前外侧壁的皮肤延续为阴囊的皮肤。

（2）浅筋膜：腹前外侧壁的浅筋膜延续为阴囊的肉膜。

（3）腹外斜肌腱膜：腹前外侧壁的腹外斜肌腱膜延续为精索的精索外筋膜。

（4）腹内斜肌和腹横肌及其筋膜：腹前外侧壁的腹内斜肌和腹横肌延续为精索的提睾肌及其筋膜。

（5）腹横筋膜：腹前外侧壁的腹横筋膜延续为精索的精索内筋膜。

（6）腹膜外筋膜：腹前外侧壁的腹膜外筋膜延续为精索内筋膜的脂肪组织。

（7）壁腹膜：腹前外侧壁的壁腹膜延续为睾丸的睾丸鞘膜（脏、壁层）。

3. 形成皱襞和隐窝

（1）皱襞：脐正中襞：内有脐尿管索，如果该索未闭合，为脐尿管未闭；脐内侧襞：内有脐动脉索；脐外侧襞：内有腹壁下动脉。

（2）隐窝：膀胱上窝：于脐正中襞和脐内侧襞之间；腹股沟内侧窝：于脐内侧襞和脐外侧襞之间；腹股沟外侧窝：于脐外侧襞外侧。如果腹腔内容物由腹股沟内侧窝突出，形成腹股沟直疝，如果从外侧窝突出，则形成腹股沟斜疝。

4. 小网膜由哪几部分构成？各部有何重要结构，其位置关系如何？

（1）小网膜由左侧的肝胃韧带和右侧的肝十二指肠韧带构成。

（2）肝胃韧带内有胃左、右动脉及其分支，胃左、右静脉及其属支，迷走神经前后干及其分支。肝十二指肠韧带内有肝固有动脉、胆总管和门静脉，其中肝固有动脉在左前，胆总管在右前，门静脉于二者后方。

5. 腹膜腔分区：以横结肠及其系膜为界，将腹膜腔分为结肠上区与结肠下区。结肠上区以肝为中心划分为六个肝周腹膜间隙，其中肝上、下间隙各有 3 个。肝上间隙是指肝隔面的腹膜与隔下面的腹膜之间的间隙，肝下间隙则指肝脏面的腹膜同横结肠表面的腹膜及横结肠系膜之间的间隙。肝上间隙有右肝上间隙、左肝上前间隙和左肝上后间隙。肝下间隙

有右肝下间隙(肝肾隐窝)、左肝下前间隙和左肝下后间隙(网膜囊)。右肝下间隙在人体仰卧时是腹膜腔的最低部位,如腹膜腔内有积脓、积液应避免这种体位,以免脓液积聚于此隐窝。结肠下区有四个腹膜间隙,即左、右结肠旁沟与左、右肠系膜窦。右结肠旁沟向上同肝肾隐窝相交通,其下份亦经右髂窝和小骨盆上口同腹膜腔之盆部交通,故膈下脓肿可经此沟流入盆腔,阑尾化脓时也可向上蔓延至肝右叶下方。

6. 大网膜(greater omentum)是指连于胃大弯和横结肠之间、呈围裙状下垂的四层腹膜结构,内有丰富的血管、淋巴结、神经和脂肪,能移动,具有吸收和包裹限制炎症扩散等作用。在横结肠以上其连于胃大弯的双层部分称为胃结肠韧带,靠胃大弯处两层间有胃网膜左、右血管和淋巴结。

(五)论述题

1. 根据解剖知识,如何鉴别腹股沟斜疝和直疝?

表 6-1

	斜疝	直疝
发病年龄	多见于儿童及青壮年	多见于老年人
突出途径	经腹股沟管突出,可进入阴囊	由腹股沟三角突出
疝脱出方向	自外上方向内下方脱出	自后向前脱出
疝块外形	椭圆形或梨形,基底窄	半球形,基底较宽
回纳疝块后压住深环	疝块不在突出	疝块仍可突出
疝囊的位置	疝囊在精索的前方	疝囊在精索的内后方
疝囊颈与腹壁下动脉的关系	疝囊颈在腹壁下动脉的外侧	疝囊颈在腹壁下动脉的内侧
与腹膜陷凹的关系	从腹股沟外侧窝脱出	从腹股沟内侧窝脱出
嵌顿机会	较多	极少

2. 腹部是指上方为肋弓,下方为髂嵴、腹股沟、耻骨结节和耻骨联合上缘之间的部分。腹腔是指小骨盆上口以上,由腹壁和膈围成的腔,其范围比腹部体表境界为大,它包括了左、右季肋区和左、右髂区。腹膜腔则是壁腹膜与脏腹膜之间的潜在间隙,其内仅含有少量浆液,也就是说腹腔内所有脏器实际上均位于腹膜腔之外。

3. 膈下腹膜间隙以肝为中心划分为 6 个肝周腹膜间隙,其中肝上、下间隙各有 3 个。肝上间隙是指肝膈面的腹膜与膈下面的腹膜之间的间隙,肝下间隙则指肝脏面的腹膜同横结肠表面的腹膜及横结肠系膜之间的间隙。肝上间隙有右肝上间隙、左肝上前间隙和左肝上后间隙。肝下间隙有右肝下间隙(肝肾隐窝)、左肝下前间隙和左肝下后间隙(网膜囊)。右肝下间隙在人体仰卧时是腹膜腔的最低部位,如腹膜腔内有积脓、积液应避免这种体位,以免脓液积聚于此隐窝。在右侧,右结肠旁沟向上同肝肾隐窝相交通,其下份亦经右髂窝和小骨盆上口同腹膜腔之盆部交通,故膈下脓肿可经此沟流入盆腔,阑尾化脓时也可向上蔓延至肝右叶下方。在左侧,肝周间隙受膈结肠韧带影响,左结肠旁沟上部不与肝下间隙相交通。

(六)案例分析题

1. 案例分析 1

(1) 什么是腹股沟直疝? 腹内脏器和组织经腹壁下动脉内侧黑塞尔巴赫(Hesselbach)三角突出体表为腹股沟直疝。

（2）直疝病因：其发病率较斜疝为低，约占腹股沟疝的5%，多见于老年男性，常为双侧。腹股沟直疝绝大多数属后天性，主要病因是腹壁发育不健全、腹股沟三角区肌肉和筋膜薄弱。老年人因肌肉萎缩退化，使腹股沟管的间隙变得宽大，同时腹内斜肌、腹横肌和联合肌腱的支持保护作用也减弱，当有慢性咳嗽、习惯性便秘或排尿困难而致腹内压增高时，腹横筋膜反复遭受腹内压力的冲击，造成损伤、变薄、腹腔内脏即逐渐向前推动而突出，形成直疝。

（3）鉴别诊断：直疝不进入阴囊借此可与斜疝鉴别，亦可在回纳疝块后按压内环，疝块仍突出。在术中可根据疝环与腹壁下动脉的关系判断，直疝疝环位于腹壁下动脉内侧。

（4）直疝治疗措施有哪些？由于直疝无明显疝囊颈和疝囊，术中只需切除松弛突出的腹膜。积极防治引起腹内压增高之疾病，如慢性支气管炎、尿潴留、慢性便秘等，是预防直疝发生和复发的有效方法。

2. 案例分析2

（1）患者伤后腹部症状的解剖学依据是什么？壁腹膜主要接受肋间神经的躯体感觉神经纤维支配，故而痛觉敏锐，受腹膜腔内的胃内容物及渗出液刺激后会出现腹痛、压痛、腹肌紧张和反跳痛等腹膜刺激征。

（2）腹膜炎患者应采取什么体位，为什么？在无休克时，病人应取半卧位。因为腹膜有吸收能力，上腹部的吸收能力较下部强，病人应取半卧位，有利于腹内之渗出液积聚在盆腔，中毒症状较轻，也便于引流处理。

（3）腹膜炎应与哪些疾病鉴别诊断？有不少内科疾病具有与腹膜炎相似的临床表现，必须严加区别，以免错误治疗。肺炎、胸膜炎、心包炎、冠心病等都可引起反射性腹痛，疼痛也可因呼吸活动而加重。因此呼吸短促、脉搏变快，有时出现上腹部腹肌紧张而被误认为腹膜炎。但详细追问疼痛的情况，细致检查胸部，加以腹部缺乏明显和肯定的压痛及反跳痛，即可作出判断。急性胃肠炎、痢疾等也有急性腹痛、恶心、呕吐、高热、腹部压痛等，易误认为腹膜炎。但饮食不当的病史、腹部压痛不重、无腹肌紧张、听诊肠鸣音增强等，均有助于排除腹膜炎的存在。

水肿性或出血坏死性胰腺炎均有轻重不等的腹膜刺激症状与体征，但并非腹膜感染；鉴别时，血清或尿淀粉酶升高有重要意义，从腹腔穿刺液中测定淀粉酶值有时能肯定诊断。

三、案例分析

教材案例6-2分析

1. 腹股沟斜疝是指腹腔内容物从腹壁下动脉外侧的腹环突出，向内、向下进入腹股沟管，再穿出腹股沟管皮下环，可突入阴囊内或大阴唇前端的疝。

2. 腹股沟斜疝分类腹股沟斜疝又分为先天性腹股沟斜疝和后天性腹股沟斜疝两种：

（1）先天性腹股沟斜疝：与胚胎发育有关。人类胚胎期，睾丸从腰椎旁逐渐下降，同时带动部分腹膜及腹部肌肉经过腹股沟管逐渐下移，进入阴囊。在睾丸下降过程中，腹膜形成一个腹膜鞘突。当睾丸下降完成后，腹膜鞘突自行缩闭锁。如果腹膜鞘突未闭锁或闭锁不全，则可能形成先天性腹股沟斜疝的疝囊。

（2）后天性腹股沟斜疝：与腹股沟部位的解剖缺陷有关。正常情况下，腹横筋膜和腹横肌的收缩可使腹股沟深环关闭，从而阻止斜疝的形成。如果腹横筋膜或腹横肌发育不全，再加上腹内压力增高（如劳动、排便、排尿、腹水、啼哭等）因素的出现，可促使深处的腹膜向外突出形成疝囊,肠管等组织也随之进入疝囊,形成后天性腹股沟斜疝。

3. 腹股沟斜疝的临床表现

(1) 腹股沟管外环处出现可复性肿块是最重要的临床表现。最初在长期站立、行走或咳嗽时肿块沿腹股沟管斜行突向外环口。以后,肿块逐渐增大并延伸进入阴囊。肿块上端狭小,下端宽大,形状似梨,伸入腹股沟管。肿块突出时有下坠或轻度酸胀感。

(2) 检查时,病人取平卧位,患侧髋部屈曲、内收,松弛腹股沟部。顺腹股沟管向外上方向轻按肿块即可回纳。如再在腹股沟韧带中点上方 2cm 处按压内环,并令病人站立咳嗽,可阻止肿块突出,移去按压手指,肿块即复出。如为不完全性斜疝,疝内容物未突出外环,可用手指伸入外环口。令病人咳嗽即有冲击感。

(3) 如为难复性疝,检查时肿块较难或只能部分回纳。

(4) 如肿块突出后不能回纳而发生嵌顿,突出的疝块有剧烈疼痛,张力高,并有压痛。如疝内容物为肠管,则有急性机械性肠梗阻的临床表现。

(5) 如嵌顿未解除,疝内容物进而发生血运障碍,即转为绞窄性疝,肠管缺血坏死,疝块有红、肿、热、压痛等急性炎症表现,并有腹膜炎体征。有时全身感染、高热、畏寒等症状极为明显,重者可并发感染性休克。

4. 腹股沟斜疝的鉴别诊断

(1) 睾丸鞘膜积液:肿块透光试验阳性是本病具有特征性的临床表现。此外,肿块有一清楚界限,其上极不与外环处相接。睾丸如被鞘膜积液包裹则不易扪及。肿块不能回纳,亦无可复性病史。如腹膜鞘状突未完全闭合,形成交通性睾丸鞘膜积液时,虽肿块亦有可复性特征,但可用透光试验做鉴别。

(2) 子宫圆韧带囊肿:肿块位于腹股沟管,呈圆形或椭圆形,有囊性感,边界清楚,张力高,其上端不伸入腹腔,一般不易与疝混淆。

(3) 精索囊肿或睾丸下降不全:肿块位于腹股沟管或精索睾丸行径,边界清晰。前者有囊性感,张力高,阴囊内可扪到同侧睾丸,后者质坚韧,为实质感,阴囊内同侧睾丸缺如。

5. 治疗　斜疝不可能自愈,且可能发生嵌顿或绞窄,故应手术治疗。手术原则是疝囊高位结扎和疝修补。疝修补应包括两个概念:即修补被撑大的内环,和修补腹股沟管的薄弱部位。腹股沟管薄弱部位修补的主要术式有以下几种:

(1) Ferguson 法:在精索浅面将腹内斜肌下缘、腹横腱膜弓和联合腱缝合到腹股沟韧带以增强腹股沟管前壁,适用于较小和腹股沟管后壁尚健全的斜疝。

(2) Bassini 法:将精索游离提起,于其深面将腹内斜肌下缘、腹横腱膜弓和联合腱缝合到腹股沟韧带以增强腹股沟管后壁,精索被移位到腹内斜肌和腹外斜肌腱膜之间,适用于较大的和腹股沟管后壁强度减弱的斜疝。该术式目前较常采用。

(3) Halsted 法:将精索游离提起,于其深面将腹内斜肌下缘、腹横腱膜弓和联合腱缝合到腹股沟韧带上,再将腹外斜肌腱膜上下两叶在精索的深面对合或重叠缝合,精索被移位到皮下。此术式比 Bassini 法进一步增强了腹股沟管的后壁。适应证同 Bassini 法,但一般不适用于青少年,因精索移位于皮下可能影响它和睾丸的发育。

(4) McVay 法:用耻骨梳韧带(Cooper 韧带)替代 Bassini 法中的腹股沟韧带进行修补。于腹股沟管后壁、腹股沟韧带上缘将腹横筋膜切开,将其上切缘连同腹内斜肌下缘、腹横腱膜弓和联合腱与耻骨梳韧带相缝恢复原有正常解剖关系。修补缝合部位深至耻骨上支,除增强腹股沟管后壁外,尚转变了腹内压力的传播方向,适用于巨大斜疝和直疝。但必须注意此术式并不兼有掩闭内环的作用。内环明显扩大者,仍应将其修补或将腹横筋膜上切缘缝合于股鞘前壁,缩小内环以仅能通过精索为度。此术式修补部位深,操作难度较高,若不注意可能损伤股血管。

(5) 腹膜前修补术:此术式的优点是疝可更高位结扎疝囊,不破坏腹股沟管的解剖结构及其生理掩闭机制,不需切开腹股沟管处的腹横筋膜,即可将腹内斜肌下缘、腹横腱膜弓和联合腱与腹股沟韧带或耻骨梳韧带缝合。它尤其适用于复发性腹股沟疝,可避开原手术造成的粘连和疤痕组织。

(6) Shouldice 法:其原理是切除薄弱的腹横筋膜,将其上下两叶叠瓦式缝合,并把上叶边缘再缝于腹股沟韧带,然后将联合腱、腹横腱膜弓、腹内斜肌下缘与腹外斜肌腱膜下叶的深面或腹股沟韧带缝合。本法强调增强腹横筋膜在疝修补术中的作用,适用于腹股沟后壁、腹横筋膜较薄弱和内环扩大的斜疝。

(7) Madden 法:本手术只修补腹横筋膜。在游离并提起精索后,用手指伸入内环以了解其大小和腹横筋膜的薄弱程度以及范围,从内环沿腹股沟韧带切开腹横筋膜,解剖腹横筋膜上下叶到健全处,切除薄弱部分,然后从陷窝韧带起向外间断缝合两叶切缘到精索根部,重建内环。手术与 Shouldice 法类同,强调增强腹横筋膜的重要性,但不做腹壁其他层次的修补,比较符合解剖原则。由于腹横筋膜修补缝合处张力小,术后伤口无牵拉感。但对巨大斜疝,因腹横筋膜和腹股沟区腹壁强度严重受损,不适用此术式。

教材案例 6-3 分析

1. 壁腹膜和肝及肝外胆道的脏腹膜主要接受来自膈神经、肋间神经的躯体感觉神经纤维支配,故而痛觉敏锐,受腹膜腔内的渗出液刺激后会出现疼痛、反跳痛等腹膜刺激征。

2. 腹壁下动脉的体表投影是腹股沟韧带中、内 1/3 交界处与脐的连线。腹腔穿刺宜在此线的外上方,以免损伤此动脉。

3. 患者餐后饱腹状态下发生车祸,致腹部受到挤压伤,因而胃及其周围腹膜结构更易受损。若腹腔液体在 100ml 以下,诊断性腹穿不易成功。因为胃后壁和小网膜后壁创面渗出液首先潴留在网膜囊(小腹膜腔)内,故入院初期腹前壁穿刺阴性。该患者小腹膜腔内(经从网膜孔)抽出积液,是判定小网膜后层和胃后壁等是否有伤口或创面的重要依据。

4. 血性液体从该患者胃后壁和小网膜后层创面上渗出的血性液体首先流入网膜囊内,到一定量后才经网膜孔流向肝肾隐窝,再经右结肠旁沟至右髂窝和盆腔。如果是胃后壁穿孔,也会由此引起右下腹痛,因而需要与回盲部疾患鉴别。

5. 血性液体从该患者胃前壁和小网膜前层创面上渗出的血性液体,经左肝下前间隙流入肝肾隐窝,再经右结肠旁沟至右髂窝和盆腔。

6. 来自肠系膜和空肠上段挫裂伤创面上的渗出液,分别先流入左、右肠系膜窦,前者大部分经右髂窝和小骨盆上口同腹膜腔之盆部交通。后者下方有横位的回肠末段阻隔,故间隙内的渗出液常积存于局部。

7. 盆腔内的腹膜陷凹:在男性为直肠膀胱陷凹,在女性则为直肠子宫陷凹和膀胱子宫陷凹,站立或半卧位时,男性的直肠膀胱陷凹和女性的直肠子宫陷凹是腹膜腔的最低处,故腹膜腔内的渗出液或脓液多聚集于这些陷凹内。女性低半卧位下可经阴道后穹隆穿刺检查直肠子宫陷凹的液体。

可见,该患者系餐后饱腹时遇车祸,致腹部受暴力挤压伤,因胃和空肠上段处于充盈态,从而发生这些区域的器官和腹膜结构的挫裂伤,创面渗出液积聚于大、小腹膜腔,进而导致大范围的腹膜刺激征和失血性休克等表现。

(辽宁医学院 李德华 刘素伟)

第五节 结肠上区

一、内容提要

结肠上区介于膈与横结肠及其系膜之间,此区内主要有食管腹部、胃、肝、肝外胆道和脾等器官以及腹膜腔之膈下间隙。十二指肠和胰大部分位于腹膜后隙,但为了叙述方便,仍将其于结肠上区内介绍。

(一) 胃

1. 位置与毗邻 在中等充盈时,大部分位于左季肋区,小部分位于腹上区,贲门位于第11胸椎体左侧,幽门位于第1腰椎右侧。胃的前壁右侧份邻肝左叶,左侧份上部邻膈,下部与腹前壁相贴。后壁后方为网膜囊。

要点:胃后壁溃疡或癌变可侵犯胰,并形成粘连。胃后壁穿孔症状类同阑尾炎。

2. 胃的韧带 胃与肝、膈、脾、横结肠及胰之间均有相应的韧带相连。包括肝胃韧带、胃结肠韧带、胃脾韧带、胃膈韧带、胃十二指韧带,韧带内有相应的血管、淋巴结。

要点:行胃切除时,必须切开胃胰韧带,才能游离出幽门与十二指始端。

3. 胃的血管 胃的动脉来自腹腔干及其分支,包括胃左动脉,肝总动脉的分支胃右动脉、胃十二指动脉和胃网膜右动脉,脾动脉的分支胃短动脉、胃网膜左动脉和胃后动脉。胃的静脉多与同名动脉伴行,汇入肝门静脉或其属支。

要点:胃大部切除术时常以胃左动脉的第1、2支之间作为小弯侧切断胃壁的标志,以胃网膜左动脉第1胃壁支与胃短动脉间作为大弯侧切断胃壁的标志。注意胃后动脉在左膈下分支到胃底和贲门处的动脉。

4. 胃的淋巴 胃的淋巴管向胃大弯、胃小弯血管周围的淋巴结引流,这些淋巴结的输出管最后汇入腹腔淋巴结。

5. 胃的神经 分布至胃的神经有交感神经和迷走神经以及它们的传入神经。

要点:治疗胃溃疡等疾病高位切除胃迷走神经时需保留肝支、腹腔支与“鸦爪”支。

(二) 十二指肠

其始端连于胃的幽门,末端以十二指肠空肠曲延续为空肠,长约25 cm,呈“C”形环绕胰头,按其与胰头的关系划分为上部、降部、水平部和升部四部,除始端与终端外均为腹膜外位器官。营养十二指肠的血管主要来自胰十二指肠上、下动脉。

要点:十二指肠上部上方邻肝方叶和十二指肠韧带;下方邻胰头和胰颈;前上方邻胆囊;后方有胆总管、胃十二指肠动脉和肝门静脉,再后有下腔静脉相邻,该部手术时要防止伤及这些结构。

要点:十二指肠球部为溃疡好发部位,易出现溃疡穿孔。

要点:由于肠系膜上动脉与腹主动脉将水平部夹于二者之间,肠系膜上动脉可压迫肠管引起十二指肠不同程度狭窄，此即肠系膜上动脉压迫综合征（Wilkie 综合征）。

要点：十二指肠大乳头顶端有肝胰壶腹的开口，在其上方 1 ~ 2cm 处有时有副胰管开口的十二指肠小乳头。

要点：十二指肠空肠襞是手术确认空肠起始部的标志；其深部为十二指肠悬肌，有上提和固定十二指肠空肠曲的作用。

（三）肝

1. 位置和毗邻　肝大部分位于右季肋区和腹上区，小部分位于左季肋区，肝上面与膈相贴，右半部上面隔膈肌与右侧胸膜腔及肺底相邻，左半步隔同心包与心之膈面相邻，在左、右肋弓间的部分与腹前壁相贴。肝下面邻胃前壁、十二指肠上部、结肠右曲、右肾上腺及右肾等器官；在右纵沟内，前部有胆囊相贴，后部有下腔静脉通行；在肝后缘近左纵沟处邻食管。

2. 肝的韧带　膈面有镰状韧带和左、右冠状韧带以及左、右三角韧带。肝的脏面有肝胃韧带与肝十二指肠韧带，肝十二指肠韧带内有迷走神经肝支入肝，其游离右缘内有肝固有动脉（左前）、胆总管（右前）和肝门静脉（二者后方），后方邻网膜孔。

3. 肝门与肝蒂　肝的前面有“H”形的左、右纵沟和横沟等三条沟，左纵沟前部有肝圆韧带，后部有静脉韧带通过；右纵沟前部即胆囊窝，容纳胆囊，后部即腔静脉沟，内有下腔静脉上行。横沟即肝门，有肝左、右管，肝门静脉左、右支，肝固有动脉左、右支以及淋巴管、神经丛出入；肝蒂是对出入肝门的所有结构及其包被结缔组织后的统称，在肝蒂内，肝左、右管汇合成肝总管的位置最高，紧靠肝门；肝固有动脉分为左、右支，其分叉点最低，肝门静脉分叉点居于二者之间。肝的腔静脉沟上部称为第二肝门，腔静脉沟下部则称为第三肝门。

- 肝
  - 左半肝
    - 尾状叶（段Ⅰ）
    - 左外叶
      - 左外叶上段（段Ⅱ）
      - 左外叶下段（段Ⅲ）
    - 左内叶（段Ⅳ）
  - 右半肝
    - 右前叶
      - 右前叶下段（段Ⅴ）
      - 右前叶上段（段Ⅷ）
    - 右后叶
      - 右后叶下段（段Ⅵ）
      - 右后叶上段（段Ⅶ）

图 6-1　肝的分叶与分段

4. 肝的分叶与分段　如图 6-1。

要点：在肝内存在没有 Glisson 系统的分支分布的裂隙，肝静脉正好通行于这些裂隙之内，因此将这种自然的裂隙作为划分肝叶与肝段的分界线，肝静脉则作为手术中辨认这些裂隙的标志。以这种标志划分肝内部结构为肝段、肝叶可以保证段（或叶）内 Glisson 系统的独立性和完整性，临床手术以这些分界线和标志切除肝段（或肝叶）后，不会伤及邻段、叶内的 Glisson 系统。

5. 血管、淋巴与神经　肝有两套血管供血，肝门静脉输送自消化管吸收的营养物质入肝进行中间代谢，肝固有动脉为肝提供氧与肝本身所需营养物质，肝内血液最后经肝静脉入下腔静脉。

要点：在肝移植做受体肝切除时，肝固有动脉、肝门静脉与肝管应紧贴肝切断，下腔静脉在紧靠第二肝门与第三肝门处离断，以保证留在受体体内的上述血管尽可能长；在切取供体肝时，上述管道应在尽量远离肝处切断，如此可保证移植时血管和肝管有足够的长度进行吻合。

肝的淋巴管分浅、深两组。浅组：位于肝实质表面的浆膜下，形成淋巴管网，其淋巴注入胃左淋巴结、主动脉前淋巴结、膈上淋巴结、纵隔后淋巴结和肝淋巴结等。深组：即肝实质内的淋巴管，经第二肝门沿下腔静脉注入纵隔后淋巴结或经肝门注入肝淋巴结。肝的交感神经、迷走神经以及感觉神经经由肝十二指肠韧带内的神经丛出入肝。

要点：由于肝淋巴管之浅、深组均有注入纵隔后淋巴结者，所以，肝或膈下的化脓感染可蔓延至纵隔引起纵隔炎症或脓胸。

（四）肝外胆管

1. 胆囊

（1）胆囊形态：是略似梨形的囊状器官，可分为底、体、颈、管四部。底体表投影相当于右锁骨中线或右腹直肌外侧缘与肋弓的交点处即墨菲征（Murphy 征）检查的部位。管的下端多呈锐角与肝总管汇合为胆总管。

要点：胆囊管与胆囊颈的黏膜都有螺旋襞（Heister 瓣），其发炎水肿或有结石嵌顿时，可导致胆绞痛或胆囊积液。

（2）胆囊位置：位于肝脏面的胆囊窝，其下面为腹膜所被覆，下后方与十二指肠上部及横结肠相邻接，左邻幽门，右邻结肠右曲，底的前面为腹前壁。

要点：胆囊位于胆囊窝内并与肝相贴，胆囊上面有小静脉经胆囊窝直接向肝内引流，也偶有迷走小肝管经胆囊窝注入胆囊，故胆囊切除术剥离胆囊时，应注意止血和妥善处理迷走小肝管，以免胆汁外溢。

（3）胆囊血管、淋巴和神经：由胆囊动脉供血，胆囊动脉多于胆囊三角内起于肝固有动脉右支，在胆囊颈处分为浅、深两支至胆囊的下面和上面。胆囊的静脉支数较多，胆囊上面有数条小静脉经胆囊窝直接入肝，胆囊下面的小静脉汇成 1 ~2 条静脉经胆囊颈部注入肝内肝门静脉的分支。有的胆囊静脉也可直接汇入肝门静脉主干或其他属支。胆囊的淋巴管注入肝淋巴结。胆囊的神经主要有交感神经与迷走神经，都经腹腔丛随胆囊动脉至胆囊。

要点：胆囊动脉变异较多，异常的胆囊动脉常经肝总管或胆总管的前方入胆囊三角，在胆囊切除术或胆总管切开引流术时，均应予以注意。

2. 输胆管道：包括肝左管、肝右管、肝总管和胆总管。

（1）肝左管与肝右管：肝内胆管逐级汇合，在肝门处形成肝左管与肝右管。其中，肝右管起于肝门的后上方，较为粗短，长约 0.8 ~1cm，其走行较陡直，与肝总管之间的角度 150°左右。

要点：肝左管长较细，位于肝门的左半，与肝总管之间的角度为 90°左右（接近水平方向走行），故左半肝胆管系统易发生结石且不易自行排出。

（2）肝总管：在肝门处由肝左、右管汇合形成，长约 3cm，直径约 0.4 ~0.6cm，于肝十二指肠韧带内下行。其下端与胆囊管汇合形成胆总管。

要点：肝总管前方有时有肝固有动脉右支或胆囊动脉越过，手术时应予注意。

（3）胆总管：在肝门下方由肝总管与胆囊管汇合形成，经肝十二指肠韧带、十二指肠上部与胰头的后方下降，其下端与胰管汇为肝胰壶腹，长约 7 ~8cm，直径为 0.6 ~0.8cm。根据其行程可将其分为十二指肠上段、十二指肠后段、胰腺段和十二指肠壁段 4 段。

要点：十二指肠上段行于肝十二指肠韧带内肝门静脉前方、肝固有动脉右侧，胆总管切开探查引流术常在此段进行。

要点：胰头癌或慢性胰腺炎时，常压迫胰腺段出现梗阻性黄疸。

要点：临床上肝胰壶腹开口如因各种原因梗死，胆汁可以逆流入胰管而引起胰腺炎，胰液也可逆流入胆总管而导致重症胆管炎、胆囊炎；内窥镜胆管造影，也是由此开口用纤维十二指肠镜将导管插入肝胰壶腹向胆道内注入造影剂。

（五）胰

胰平 1 ~2 腰椎高度、横卧于腹后壁上，其右侧部膨大被十二指肠环抱称为胰头，左侧端缩细部分称为胰尾与脾门相接，中间大部为胰体，胰头与胰体之间狭窄扁薄的部分为胰颈。胰实质内有胰管与胆总管合成肝胰壶腹，开口于十二指肠大乳头，在胰头处胰管前上部有时有副胰管开口于十二指肠小乳头。

要点：胰头被十二指肠所环绕，二者紧贴，因而胰头肿瘤可压迫十二指肠引起梗阻。胰头后面及其与十二指肠降部左后壁之间有胆总管通过，若胰头肿瘤压迫胆总管则可引起进行性的梗阻性黄疸。

（六）脾

脾位于左季肋区之第 9 ~ 11 肋深面，其后上端位于左第 9 肋上缘、距后正中线 4 ~ 5cm 处，前下端达左第 11 肋与腋中线相交处，其长轴与左第 10 肋平行。脾位于膈与胃底之间，其膈面与膈相贴，其脏面之前上份贴胃底，后下份邻左肾、左肾上腺，脾门处邻胰尾，脾门前下方邻结肠左曲。脾为腹膜内位器官，借胃脾韧带、脾肾韧带、膈脾韧带和脾结肠韧带与邻近器官及膈相连。

要点：脾切除时必须切断脾的所有韧带和血管、神经，在切断胃脾韧带时必须处理好胃短血管和胃网膜左血管，并不可伤及胃底，在切断脾肾韧带时应先结扎切断脾动脉的脾支，尽量减少脾血窦内的储血，还应注意不可伤及胰尾，否则术后可能胰液漏出形成胰瘘。脾功能亢进行脾切除术时应检查有无副脾，如有则需一并切除，以免症状复发。

二、测 试 题

（一）名词解释

1. 胃床　2. 第 1 肝门　3. 第 2 肝门　4. 第 3 肝门　5. 肝蒂　6. Calot 三角　7. 脾蒂

（二）选择题

A 型题

1. 小网膜
A. 内有脾动脉　B. 内有胃网膜右动脉　C. 内有胃左动脉
D. 仅连于肝及胃小弯　E. 以上都不是

2. 胃结肠韧带
A. 由胃后壁连于横结肠　B. 是大网膜的大部分　C. 是小网膜的一部分
D. 是胃大弯与横结肠之间的腹膜结构　E. 由大网膜后两层构成

3. 胃脾韧带内有
A. 脾动脉　B. 胰尾　C. 胃左动脉　D. 胃短动脉　E. 以上都不是

4. 切开横结肠系膜暴露网膜囊时，应注意保护
A. 左结肠动脉　B. 右结肠动脉　C. 中结肠动脉
D. 回结肠动脉　E. 肠系膜上动脉

5. 网膜孔位于
A. 十二指肠上部的后方　B. 下腔静脉的后方　C. 肝尾状叶的后方
D. 肝十二指肠韧带的后方　E. 肝胃韧带的后方

6. 临床经皮肤穿刺胆道造影所经过的肝周间隙为
A. 右肝下间隙　B. 膈下腹膜外间隙　C. 左肝上前间隙
D. 左肝下后间隙　E. 右肝上间隙

7. 关于网膜囊的叙述,错误的是
A. 位于小网膜的后方 B. 位于胃后方和横结肠系膜前上方
C. 左界为胃脾韧带和肝肾韧带 D. 上壁为肝尾状叶和膈下面的腹膜
E. 胃后壁穿孔时,内容物可注入囊内
8. 不属于腹膜间位器官的是
A. 肝 B. 升结肠 C. 胆囊 D. 子宫 E. 盲肠
9. 不属于小肠的系膜为
A. 横结肠系膜 B. 卵巢系膜 C. 肠系膜
D. 乙状结肠系膜 E. 阑尾系膜
10. 不是腹膜结构的为
A. 左、右冠状韧带 B. 左、右三角韧带 C. 镰状韧带
D. 肝圆韧带 E. 肝十二指肠韧带
11. 不能直接或间接通向盆腔的腹部间隙
A. 右肝上间隙 B. 右肠系膜窦 C. 左肝上前间隙
D. 左肝上后间隙 E. 左肠系膜窦
12. 十二指肠中,属于腹膜内位的是
A. 十二指肠上部 B. 十二指肠上曲 C. 十二指肠降部
D. 十二指肠水平部 E. 十二指肠下曲
13. 脾
A. 位于网膜囊内 B. 其动脉行走于脾肾韧带内
C. 静脉回流入肠系膜下静脉 D. 血管行走于胃脾韧带内
E. 在左肋缘下常可触及
14. 胃短动脉发自
A. 肝动脉 B. 肠系膜上动脉 C. 脾动脉 D. 胃右动脉 E. 腹腔动脉
15. 胰头后方的毗邻结构为
A. 胆总管 B. 腹腔动脉 C. 右肾
D. 十二指肠降部 E. 肠系膜动、静脉
16. 无黄疸型的胆道阻塞,阻塞部位可能在
A. 肝总管 B. 胆总管 C. 肝右管 D. 肝左管 E. 以上都不是
17. 在肝门处,肝蒂内各结构的位置关系
A. 门静脉左、右支在中间 B. 左、右肝管在最后方
C. 肝固有动脉左、右支在最前方 D. 门静脉左、右支在最后方
E. 以上都不是
18. 胆囊底的体表标志
A. 剑突下 2.5cm 处 B. 右侧半月线与右肋弓相交处
C. 右侧腋前线与肋弓相交处 D. 右侧第 10 肋软骨尖端
E. 胸骨旁线与右侧肋弓相交处
19. 胆囊三角的构成
A. 左肝管、右肝管、肝左叶下面 B. 肝左叶下面、肝总管及胆总管
C. 胆囊管、肝总管、右肝管、肝右叶下面 D. 肝左动脉、肝右动脉及肝右叶下面

E. 肝右叶下面、肝总管及胆囊动脉肝右叶下面、肝总管及胆囊动脉

20. 关于胃的静脉描述正确的是

A. 胃冠状静脉汇入奇静脉　　B. 胃短静脉汇入胃冠状静脉

C. 胃网膜右静脉汇入胃十二指肠静脉　　D. 胃网膜左静脉汇入脾静脉

E. 胃右静脉汇入肝静脉

21. 关于胃的叙述,下列哪项是错误的

A. 胃的动脉来自腹腔干的分支　　B. 胃的静脉最后均汇入肝门静脉系统

C. 胃底血液供给来源于胃网膜左动脉　　D. 胃的淋巴引流最后均注入腹腔淋巴结

E. 胃右动脉来源于肝总动脉

22. 根据解剖位置关系,胆总管最易暴露的部位是

A. 胰腺段　　B. 肝胰壶腹　　C. 十二指肠上段

D. 十二指肠后段　　E. 十二指肠壁内段

23. 脾静脉描述错误的是

A. 行于胰的上缘　　B. 位于脾动脉的上方

C. 和胰尾共同位于胃脾韧带内　　D. 大多数收纳脾、胰、胃和部分大肠静脉血

E. 通常有两条

24. 有关胰体毗邻结构的描述,错误的是

A. 门静脉在其后面合成　　B. 上缘有脾动脉　　C. 后面有肝静脉

D. 前方与胃后壁相邻　　E. 腹腔动脉从胰的上缘发出

25. 关于十二指肠下部的毗邻,错误的是

A. 后方为右肾门　　B. 内侧为胆总管　　C. 外侧为升结肠

D. 前方为横结肠　　E. 位于肠系膜上血管和腹动脉之间

26. 关于十二指肠上部的毗邻,错误的是

A. 下方有胰头　　B. 前方有胆囊

C. 上方为肝尾状叶及肝十二指肠韧带　　D. 后方有门静脉经过

E. 后方有胆总管

27. 关于胃的淋巴叙述,不正确的是

A. 胃小弯胃前、后壁的淋巴、注入胃左、右淋巴结

B. 胃小弯远侧 1/3 胃壁的淋巴,汇入幽门上淋巴结

C. 胃大弯上 2/3 胃前、后壁的淋巴,流入脾淋巴结

D. 胃网膜右淋巴结位于胃结肠韧带内　　E. 最后均入腹腔淋巴结

28. 关于胆囊动脉的叙述,错误的是

A. 可在肝胆三角内找到　　B. 一般趋于肝右动脉

C. 本干分为两支,分布于胆囊的前、后面　　D. 发出肝总动脉

E. 可能发自固有动脉

29. 关于胰尾错误的是

A. 邻脾门　　B. 后邻左肾门　　C. 位于胃脾韧带内

D. 位于脾肾韧带内　　E. 上方有胃短血管

30. 十二指肠的血供来源错误的是

A. 胃十二指肠动脉　　B. 肝总动脉　　C. 腹腔干

D. 肠系膜上动脉　E. 胃左动脉

31. 与肠系膜上动脉综合征无关的是

A. 十二指肠水平部受压迫　B. 有上消化道梗阻表现　C. 肠系膜上血管

D. 腹主动脉　E. 胆总管第四段梗阻

32. 不参与组成肝外胆道的器官是

A. 胆囊　B. 胆总管　C. 胰管　D. 肝总管　E. 左、右肝管

33. 肠系膜上动脉起始部闭塞时,最有可能出现坏死的器官是

A. 十二指肠　B. 胰头　C. 空肠和回肠　D. 横结肠　E. 降结肠

X 型题

1. 静脉汇入下腔静脉的器官有

A. 肝　B. 脾　C. 肾　D. 胃　E. 胰

2. 由腹腔干供血的器官有

A. 肝　B. 胆囊　C. 胃　D. 脾　E. 肾

3. 十二指肠的血液供应来源于

A. 膈下动脉　B. 肠系膜下动脉　C. 肠系膜上动脉　D. 肝总动脉　E. 肾动脉

4. 胰的血液供应来源于

A. 膈下动脉　B. 肾动脉　C. 脾动脉　D. 肠系膜上动脉　E. 胃十二指肠动脉

5. 肠系膜上动脉供血的器官有

A. 肝　B. 胃　C. 脾　D. 阑尾　E. 空肠

6. 关于小网膜,下列叙述哪些正确

A. 由肝门连于胃小弯与十二指肠上部之间　B. 两层间有胃左、右动脉及胃冠状静脉

C. 两层间有胃网膜左、右动脉相互吻合　D. 两层间有肝固有动脉

E. 包被门静脉和胆总管

7. 小网膜内有

A. 门静脉　B. 胆总管　C. 胃左、右动、静脉

D. 迷走神经的分支　E. 淋巴管和淋巴结

8. 构成网膜囊左侧壁的有

A. 脾　B. 左肾　C. 脾肾韧带　D. 脾胃韧带　E. 脾膈韧带

9. 胃溃疡的好发部位有

A. 胃大弯侧　B. 胃小弯侧　C. 胃体　D. 贲门部　E. 幽门部

10. 构成胃床的有

A. 脾　B. 肝左叶　C. 胰　D. 横结肠　E. 左肾上腺

11. 胃的韧带有

A. 肝胃韧带　B. 脾胃韧带　C. 胃膈韧带

D. 胃结肠韧带　E. 肝十二指肠韧带

12. 有关胃的叙述,正确的是

A. 胃前壁左半下部邻腹前壁　B. 胃后壁隔网膜囊邻胃床

C. 胃前壁右侧半为左半肝遮盖　D. 胃底邻脾

E. 胃前壁左侧半上部为胰

13. 小弯侧胃壁的血供来源于

A. 胃左动脉　　B. 脾动脉　　C. 胃十二指肠动脉
D. 肝固有动脉　　E. 肠系膜上动脉

14. 大弯侧胃壁的血供来源于
A. 脾动脉　　B. 胃左动脉　　C. 肠系膜上动脉
D. 肝总动脉　　E. 胰十二指肠动脉

（三）填空题

1. 胃脾韧带连于________至________之间，其上份内有________，下份有________。

2. 膈下间隙介于________与________之间。临床上常见的膈下脓肿多发生于________；行肝内胆管造影术的穿刺部位常在________间隙进针。

3. 依照肝的有关韧带将其上、下分为七个间隙，即________、________、________、________、________、________、________。

4. 肝的韧带有________及________将肝连于膈，上前方有纵向的________，游离缘内行________，肝脏面有________、________。

5. 胃结肠韧带是________至________间的两层腹膜，此韧带后方与________相邻。

6. 小网膜由________和________共同围成。

7. 胃周围的韧带有________，________，________，________，________和________等。胃短血管在________韧带夹层内走行。

8. 门静脉走行于肝十二指肠韧带内，右前方靠近小网膜的右缘为________，左前方为________，后方与________相对。

9. 脾的膈面与________和________相邻，脏面前上份与________相邻，后下份与________及________相邻，脾门与________相邻。

10. 胰腺可分为________、________、________、________四部分，胰颈的宽相当于________。

11. 胰的右侧端被________环绕，左侧端靠近________。胰前隔网膜囊与________相邻。副胰管位于________，末端在十二指肠大乳头上方形成________开口于十二指肠腔。另一端连于________。

12. 胰管位于________，横贯胰腺全长。

13. Oddi 括约肌是________、________、________三部分括约肌的统称。

14. 胆总管与胰管汇合后略膨大，形成________（又称________），其开口部位绝大多数在________。

15. 胆总管分为________、________、________、________四部分。

16. 胆总管上端与________相连，下端与________汇合成________。

17. 胆囊动脉常于________内起自________。

18. 肝外胆道由________、________、________、________和________组成。

19. 胆囊结石多停留于________中。

20. 胆囊底的体表投影相当于________或________与________的交点处。

21. 左半肝被肝的脏面左纵沟分为________、________。

22. 右半肝被右叶间裂分为________，________。

23. 肝右叶间裂是经________至胆囊切迹中点以右的肝前缘中，外 1/3 交点处连线的平面，________位于此裂中。

24. 肝中裂为经________至________连线的平面，________位于此裂中。

25. 在肝门处，左、右肝管的汇合点________，门静脉的分叉点________，肝固有动脉的分叉点________。

26. 在肝门处，一般是左、右肝管在________，肝固有动脉左、右支________，门静脉左、右支在________。

27. 出入肝门的结构是________、________、________以及淋巴管与神经。

28. 十二指肠的血供主要来自________、________，其上部血供还有来自胃十二指肠动脉的________及________来自________的小支供应。

29. 十二指肠降部后方邻________、________、________，内侧邻________、________。

30. 十二指肠水平部是位于________与________的夹角中。

31. 十二指肠上部后方邻________、________、________，再后方还有________。

32. 十二指肠是________的一部分，呈"C"形，分为________、________、________、________四部。四部之间有________、________、________3 个弯曲。

33. 大网膜血供主要由胃网膜左、右动脉通过________动脉弓、________动脉________动脉和________动脉弓所组成的一个完整的大网膜动脉环。

34. 胃的副交感神经来自________，其前干于胃角切迹处形成________。

35. 引流胃的淋巴有 4 组淋巴结，即________、________、________、________。它们的输出管最后均注入________。

36. 高选择性迷走神经切断术，是切断胃前、后支的所有________分支，而保留胃前、后支的________分支和________、________。

37. 胃的动脉来自________，它们________、________、________、________、________，60% ~80% 的人还出现________。

38. 胃膈韧带连于________与________之间，内有________。

39. 胃前壁右侧半为________所覆盖，左侧半上部被________所覆盖，胃底适对________，其余部分直接与________相接触。

40. 胃后壁隔________与________，________，________等相毗邻，即所谓"胃床"。

41. 门静脉自________后方上行，经________的深面进入________内，然后继续上行达________。

（四）简答题

1. 简述胃的动脉供应及来源胃大部切除的血管标志。
2. 简述十二指肠的分部及各部毗邻关系。
3. 胆总管分为哪几段？胆总管切开探查术常在哪一段进行？
4. 肝分叶、分段的依据是什么？怎样划分？

（五）论述题

1. 试述腹部、腹腔和腹膜腔的区别。
2. 试述膈下腹膜间隙和盆部腹膜间隙的位置、交通和意义。
3. 用你已学的解剖学知识，解释肝硬化病人的临床症状和体征？

（六）案例分析题

男性，69 岁，右上腹痛反复发作 3 年。绞痛伴发热、寒战、皮肤黄染 1 天入院。3 年前开始出现右上腹绞痛,多于进食油腻后引起,无发热及黄疸。近 2 年腹痛发作频繁,偶有寒战、发热,无黄疸。半年前右上腹绞痛,伴轻度皮肤黄染,尿色深,经输液治疗后缓解。一天前突感右上腹绞痛,伴寒战、高烧,体温 39℃,且皮肤巩膜黄染,急诊入院。既往无心脏、肾脏疾患,无肝炎或结核史。查体:T:39℃,P:88 次/分,BP:100/70mmHg。神清合作,皮肤巩膜黄染,腹平坦,未见肠型及蠕动波,右上腹压痛,无肌紧张或反跳痛,未扪及肿物或肝脾,肠鸣音可闻。实验检查:胆红素 30μmol/L,直接胆红素 14.90μmol/L,肝功能、电解质均在正常范围,Hb:150g/L,WBC:29.7×10^9/L。B 超:肝大小形态正常,肝内胆管可见扩张,内径 0.7cm,胆总管内径 2.1cm,壁增厚,于其下端可探及一 1.6cm×1.2cm 结石。临床诊断为:①胆总管结石;②并发:化脓性胆管炎;梗阻性黄疸。试分析:

(1) 胆总管结石的来源。

(2) 患者皮肤巩膜为何出现黄染。

附参考答案

(一) 名词解释

1. 胃床指隔网膜囊与胃后壁相邻的膈、脾、胰、左肾、左肾上腺、横结肠及其系膜等结构与器官的统称。

2. 肝脏面中部的横沟,称肝门或第 1 肝门,是肝固有动脉左、右支,肝门静脉左、右支,肝左、右管,淋巴管和神经等出入的部位。

3. 在肝膈面下腔静脉沟上缘处有肝左、中、右三条静脉汇入下腔静脉,此处称第 2 肝门。

4. 在腔静脉沟的下段处,下腔静脉还接纳来自右半肝脏面的副肝右静脉和尾状叶的一些小静脉(统称为肝短静脉),此处称第 3 肝门。

5. 肝蒂出入第 1 肝门的肝左、右管,肝固有动脉及其分支,肝门静脉及其属支,淋巴管和神经等共同被结缔组织包裹,称肝蒂。在肝门处,肝左、右管在前,肝固有动脉左、右支居中,门静脉左、右支居后。

6. Calot 三角即胆囊三角,由胆囊管、肝总管和肝脏面围成,是手术中寻找胆囊动脉的标志。

7. 出入脾门的血管、神经、淋巴管等由结缔组织包裹在一起称脾蒂。

(二) 选择题

A 型题

1. C 2. D 3. D 4. C 5. D 6. B 7. C 8. E 9. C 10. D 11. B 12. A 13. B 14. C 15. D 16. E 17. D 18. D 19. C 20. D 21. E 22. C 23. E 24. C 25. E 26. C 27. C 28. D 29. D 30. E 31. E 32. C 33. C

X 型题

1. AC 2. ABCD 3. CD 4. CDE 5. DE 6. ABDE 7. ABCDE 8. ACD 9. BE 10. ACDE 11. ABCD 12. ABCD 13. AD 14. AD

(三) 填空题

1. 脾门,胃大弯,胃短动,静脉,胃网膜右动脉 2. 横结肠及其系膜,膈,右肝下间隙,隔下腹膜外 3. 右肝上间隙,右肝下间隙,膈下腹膜外间隙,左肝上前间隙,左肝上后间隙,左肝下前间隙,左肝下后间隙　4. 左、右冠状韧带,左、右三角韧带,肝镰状韧带、肝圆韧带,肝十二指肠韧带,肝胃韧带　5. 胃大弯,横结肠上缘,横结肠系膜　6. 肝胃韧带,肝十二指肠韧带　7. 肝胃韧带,肝十二指肠韧带,胃结肠韧带,胃脾韧带,膈韧带,胃胰韧带,胃脾　8. 胆总管,肝固有动脉,网膜孔　9. 膈,膈结肠韧带,胃底,左肾上腺,左肾,胰尾　10. 头,颈,体,尾,肠系膜上动、静脉的宽度　11. 十二指肠,脾门,胃后壁,胰头上部,十二指肠小乳头,胰管　12. 胰腺实质内　13. 胆总管括约肌,胰管括约肌,肝胰壶腹括约肌　14. 肝胰壶腹,Vater 壶腹,十二指肠降部中份的后内侧壁　15. 十二指肠上段,十二指肠后段,胰腺段,十二指肠壁段　16. 肝左、右管,胆囊管,胆总管　17. 胆囊三角,肝固有动脉右支　18. 肝左、右管,肝总管,胆囊,胆囊管,胆总管　19. Hartmann 囊　20. 右锁骨中线,右腹直肌外缘,右肋弓　21. 左内叶,左外叶　22. 右前叶,右后叶　23. 下腔静脉右缘,肝右静脉　24. 下腔静脉左缘,胆囊切迹中点,肝中静脉　25. 最高,稍低,最低　26. 前,居中,后　27. 肝左、右管,门静脉左、右支,肝固有动脉左、右支　28. 胰十二指肠上动脉 胰十二指肠下动脉,十二指肠上动脉,十二指肠后动脉,胃网膜右动脉　29. 右肾门,右输尿管起始部,胰头右缘,胆总管末端,下腔静脉　30. 肠系膜上动脉,主动脉腹部　31. 胆总管的十二指肠后段,胃十二指肠动脉,门静脉,下腔静脉　32. 小肠上段,上部,降部,水平部,升部,十二指肠上曲,十二指肠下曲,十二指肠空肠曲　33. 胃网膜,网膜左,网膜右,大网膜边缘　34. 迷走神经,鸦爪支　35. 胃(左、右)淋巴结,幽门淋巴结,胃网膜左、右淋巴结,脾淋巴结,腹腔淋巴结　36. 胃壁,鸦爪形,肝支,腹腔支　37. 腹腔干,胃左动脉,胃右动脉,胃网膜右动脉,胃网膜左动脉,胃短动脉,胃后动脉　38. 胃贲门部,膈,胃后血管　39. 左半肝,隔,左膈穹,腹前壁　40. 网膜囊,胰,左肾上腺,左肾　41. 胰颈,十二指肠上部,肝十二指肠韧带,第一肝门

(四) 简答题

1. 胃动脉来源于腹腔干及其分支,并于大弯、小弯侧分别吻合成两个动脉弓,小弯侧动脉弓由胃左、右动脉吻合而成,大弯侧动脉弓由胃网膜左、右动脉吻合而成,胃底还有胃短动脉和胃后动脉。胃左动脉来源于腹腔干;胃右动脉来源于肝总动脉或肝固有动脉;胃网膜左动脉来源于脾动脉;胃网膜右动脉来源于胃十二指肠动脉;胃短动脉来源于脾动脉;胃后动脉来源于脾动脉。胃大部切除手术时常以胃左动脉发出第 1 胃支与第 2 胃支之间作为小弯侧切除胃壁的标志;以胃网膜左动脉第 1 胃支与胃短动脉间作为大弯侧切除胃壁的标志。

2. 十二指肠分为上部、降部、水平部和升部四部分。

上部:于第 1 腰椎右缘续幽门,走向右后方,到胆囊的后下方急转向下移行为降部,移行部的弯曲称十二指肠上曲。

毗邻:上方邻肝方叶及肝十二指肠韧带;下方邻胰头;前方邻胆囊;后方邻胃十二指肠动脉、胆总管的十二指肠后段和肝门静脉。

降部:沿第 2 腰椎右侧垂直下行,至第 3 腰椎下缘急转向右移行为水平部,移行部的弯曲称十二指肠下曲。

毗邻:内侧邻胰头;外侧邻升结肠;前方邻横结肠及其系膜;后方邻右肾蒂及右输尿管。

水平部:自十二指肠下曲起,横过第 3 腰椎右行,于第 3 腰椎左缘移行为升部。

毗邻:上方邻胰头、胰颈和胰体右段;前方邻肠系膜上动、静脉;后方邻右输尿管、下腔静脉及腹主动脉。

升部:自水平部起沿脊柱左侧上行,于第 2 腰椎左侧移行为空肠,移行部称十二指肠空

肠曲。

3. 胆总管依其行程可分为十二指肠上段、十二指肠后段、胰腺段、十二指肠壁内段。十二指肠上段:从胆总管起始部至十二指肠上部上缘止,位于肝固有动脉右侧,门静脉的前方。十二指肠后段:位于十二指肠上部之后,下腔静脉的右前方。胰腺段:在胰头与十二指肠降部之间下行,有的行于胰头后面的沟内。十二指肠壁内段:斜行于十二指肠降部的后内侧壁中,常于此与胰管汇合成肝胰壶腹。

十二指肠上段最适于术中暴露胆总管。

将示指插入网膜孔内,拇指置于十二指肠之前夹捏,可检查此段内有无结石。

4. 按肝外形分叶与肝内管道的分布不相符。为了适应肝外科发展提出了依据肝内管道系统分布划分肝叶。肝门静脉,肝动脉,胆管三个系统在肝内伴行,三者被结缔组织鞘包绕构成了 Glisson 系统,肝内若干平面缺少此系统,称这些平面为肝裂,是肝分叶,分段的自然界限。因此,目前多以 Glisson 系统作为肝内部分叶、分段的依据。

肝叶、肝段的划分通常以三个叶间裂、三个段间裂为界,将肝分为左、右半肝、五个叶、六个段。以肝中裂,将肝分为左、右半肝。左半肝被左叶间裂分为左内叶和左外叶。右半肝被右叶间裂分为右前叶和右后叶。左外叶和右后叶又各被段间裂分为上、下段,尾状叶也由肝正中裂分为左、右两段,并分属于左、右半肝。

(五) 论述题

1. 腹部是指上方为肋弓,下方为髂嵴、腹股沟、耻骨结节和耻骨联合上缘之间的部分。腹腔是指小骨盆上口以上,由腹壁和膈围成的腔,其范围比腹部体表境界为大,它包括了左、右季肋区和左、右髂区。腹膜腔则是壁腹膜与脏腹膜之间的潜在间隙,其内仅含有少量浆液,也就是说腹腔内所有脏器实际上均位于腹膜腔之外。

2. 膈下腹膜间隙以肝为中心划分为 6 个肝周腹膜间隙,其中肝上、下间隙各有 3 个。肝上间隙是指肝膈面的腹膜与膈下面的腹膜之间的间隙,肝下间隙则指肝脏面的腹膜同横结肠表面的腹膜及横结肠系膜之间的间隙。肝上间隙有右肝上间隙、左肝上前间隙和左肝上后间隙。肝下间隙有右肝下间隙(肝肾隐窝)、左肝下前间隙和左肝下后间隙(网膜囊)。右肝下间隙在人体仰卧时是腹膜腔的最低部位,如腹膜腔内有积脓、积液应避免这种体位,以免脓液积聚于此隐窝。在右侧,右结肠旁沟向上同肝肾隐窝相交通,其下份亦经右髂窝和小骨盆上口同腹膜腔之盆部交通,故膈下脓肿可经此沟流入盆腔,阑尾化脓时也可向上蔓延至肝右叶下方。在左侧,肝周间隙受膈结肠韧带影响,左结肠旁沟上部不与腹膜腔之盆部相交通。

3. 呕血和柏油样便是门脉高压导致食管下端食管静脉丛曲张,其破裂出血所致。便血是门脉高压导致直肠静脉丛曲张,其破裂出血所致。脐周“海蛇头”样体征是门脉高压导致脐周静脉网曲张所致。脾肿大是门脉高压导致脾内淤血所致。腹水是由于门静脉系统无静脉瓣,当门脉高压时可导致毛细血管的静水压升高,引起组织水肿所致。

(六) 案例分析题

(1) 胆总管结石的来源分为原发性和继发性。原发性胆总管结石为原发性胆管结石的组成部分,它可在胆总管中形成,或原发于肝内胆管的结石下降落入胆总管。继发性胆总管结石是指原发于胆囊内的结石通过胆囊管下降到胆总管。

(2) 无论是肝内的毛细胆管、胆小管,肝外的肝胆管、胆总管、壶腹等处,任何部位发生阻塞,则阻塞上方的胆管内压力不断增高、胆管扩张,终致胆小管与毛细胆管破裂,胆汁中胆红素反流入血中,从而皮肤巩膜出现黄染。

三、案例分析

案例 6-4

正常胃黏膜上皮细胞是由原始新生细胞(干细胞)不断分裂生长分化而来,生长与死亡均受机体控制,不会疯狂失控生长。干细胞都有各种原癌基因和抑癌基因,绝大多数情况下原癌基因特性不表达出来,不会形成致癌物质,故也就不能发育成胃癌细胞。

若机体的免疫监测功能正常,往往可以清除少量的异常细胞,但当长期心理状态不佳引起内分泌系统异常及免疫功能长期低下、或异常细胞由于某种未知原因逃逸了机体的免疫监测,则异常细胞最终发展成机体无法控制其生长的胃癌细胞,完成癌变过程。

局部癌灶不断生长,就占据正常胃细胞的空间导致胃正常功能减弱,甚至直接浸润性生长到邻近组织和器官上继续生长。不断流经癌灶内部的淋巴液和血液会将癌细胞带到机体各个部位的淋巴结(最终再汇入血液)或全身各组织器官导致癌细胞广泛转移。局部癌灶疯狂生长突破胃浆膜后散落到腹腔内,种植在腹腔各部位。随着体内各处癌细胞疯狂无控制地生长、不断抢夺了正常细胞的营养物质,最终使正常组织器官因营养极度不良而功能衰竭,导致胃癌患者死亡。

恶性肿瘤胃癌起源于胃壁最表层的黏膜上皮细胞,可发生于胃的各个部位(以胃窦幽门区最多),可侵犯胃壁的不同深度和广度。癌灶局限在黏膜内或黏膜下层的称为早期胃癌,侵犯肌层以深或有转移到胃以外区域者称为进展期胃癌。显微镜观察癌细胞有多种类型(组织学分类),如腺癌、腺鳞癌、鳞状细胞癌、未分化癌、类癌。因此,虽都称为胃癌,但个性仍有很大差异。

胃的淋巴有一部分会进入胸导管,癌细胞经胸导管到达左颈根部,再经左锁骨逆流至左锁骨上淋巴结。锁骨上淋巴结也是肺癌转移的常见部位,可毫无症状。

胃癌与胃良性溃疡、胃息肉、胃原发性恶性淋巴瘤等胃部疾病需进行鉴别。胃癌疗效与病期早晚和诊治方法及治疗手段密切相关,早期胃癌经足够的治疗后 90% 以上患者能生存 5 年以上或治愈,而晚期胃癌患者,治疗后 5 年生存率不足 5%。手术是胃癌主要和传统的治疗手段,手术只能清除胃、胃附近淋巴结、邻近器官、有时包括部分腹膜的癌灶,但远处淋巴结、全身血液、远隔器官只能通过化疗、放疗等其他疗法治疗。

(辽宁医学院 阎文柱)

第六节 结肠下区

一、内容提要

此区内有空肠、回肠、盲肠、阑尾、升结肠、横结肠、降结肠和乙状结肠等脏器,以及它们的血管、淋巴和神经等。

(一) 空肠和回肠

1. 位置和形态结构　空肠与回肠 ileum 借系膜连于腹后壁,故合称系膜小肠,两者之间无明显分界,长约 500 ~ 600cm,起于十二指肠空肠曲,止于盲肠。空肠约占近侧 2/5,主要位于结肠下区的左上部,回肠占远侧的 3/5 位于结肠下区的右下部,并垂入盆腔(表 6-2)。

表 6-2　空肠与回肠相比较

	空肠	回肠
管径、管壁	较粗、较厚	较细、较薄
血供、颜色	充分、较红	略少、较淡
黏膜皱襞	密而高	疏而低
淋巴滤泡	无集合淋巴滤泡	有集合淋巴滤泡
系膜内血管弓级数	较少	较多

2. 肠系膜　肠系膜由双层腹膜组成,连于空、回肠与腹后壁之间,将空、回肠悬附于腹后壁。由于系膜根短而肠缘长,因此肠系膜整体呈扇形,并随肠袢形成许多折叠。小肠系膜缘处的两层腹膜分开与肠壁围成系膜三角,此三角处的肠壁无腹膜被覆。

肠系膜根将横结肠及其系膜与升、降结肠和乙状结肠及其系膜之间的区域分为左、右肠系膜窦。右肠系膜窦位于小肠系膜根、升结肠与横结肠及其系膜的右 2/3 部之间,呈三角形,几乎是封闭的。左肠系膜窦位于小肠系膜根、横结肠及其系膜的左 1/3 部、降结肠与乙状结肠及其系膜之间,呈斜方形,开口向下通盆腔。

3. 血管、淋巴与神经

(1) 动脉:空、回肠的动脉来自于肠系膜上动脉。肠系膜上动脉向右侧发出胰十二指肠下动脉、中结肠动脉、右结肠动脉及回结肠动脉;向肠系膜发出 12 ~ 18 条空、回肠动脉,行于肠系膜内,反复分支并吻合形成多级动脉弓,由末级动脉弓发出直动脉进入肠壁。

(2) 静脉:空、回肠静脉与同名动脉伴行,汇入肠系膜上静脉。肠系膜上静脉位于同名动脉的右侧,上行至胰颈后方与脾静脉汇合成肝门静脉。

(3) 淋巴:空、回肠的淋巴管伴血管走行,注入位于肠系膜内的空、回肠血管周围的肠系膜淋巴结,它们的输出管注入肠系膜上淋巴结。后者的输出管汇入肠干至乳糜池。

(4) 神经:空、回肠的神经来自腹腔丛和肠系膜上丛,随肠系膜上动脉及其分支到达肠壁,包括交感神经、副交感神经和内脏感觉神经。

4. Meckel 憩室是胚胎时期卵黄囊管近侧段未闭留下的遗迹,出现率约 2% ,一般位于回肠末段距回盲瓣 50 ~ 100cm 处,呈囊袋状。发生炎症和溃疡时,症状与阑尾炎相似,注意与阑尾炎相鉴别。

(二) 盲肠和阑尾

1. 盲肠 caecum 位于右髂窝,是大肠起始部,长 6 ~ 8cm,下端为盲端,向上延续为升结肠,左侧与回肠相连,其后内侧壁有阑尾附着。盲肠为腹膜内位器官,各面均有腹膜被覆。

回肠末段以回盲口开口于盲肠的左后壁,开口处回肠末段突入盲肠腔内,形成上、下两半月形的黏膜皱襞,称回盲瓣。

盲肠、阑尾与回肠末段,临床上常合称回盲部。

2. 阑尾位于右髂窝内,呈蚯蚓状,长约 5 ~ 7cm,直径为 0. 5 ~ 0. 6cm,其远端为盲端,近端附着于盲肠后内侧壁，开口于盲肠。阑尾为腹膜内位器官，以三角形的阑尾系膜悬附于肠系膜下端，因此阑尾的方位变化较大。阑尾常见的方位有：回肠前位、盆位、盲肠后位、回肠后位和盲肠下位。尽管阑尾的方位变化较大，但阑尾根部附着于盲肠的位置一般比较恒定，三条结肠带向下汇集于阑尾根部，是手术中寻找阑尾根部的标志。阑尾根部的体表投影通常在脐与右髂前上棘连线的中1/3与外1/3交界处，即McBurney点，阑尾炎时该处常有明显压痛。阑尾动脉来源于回结肠动脉。阑尾静脉与阑尾动脉伴行，汇入回结肠静脉，经肠系膜上静脉、肝门静脉至肝。

（三）结肠

1. 分部、位置与毗邻　结肠呈“门”字形，位于空、回肠的周围。根据部位可分为升结肠、横结肠、降结肠和乙状结肠四部分。

（1）升结肠：在右髂窝续于盲肠，位于腹腔右外侧区，在肝右叶下方移行为横结肠，其移行处所形成的弯曲即结肠右曲。升结肠长约15cm，一般为腹膜间位器官。

（2）横结肠：续于结肠右曲，呈下垂的弓形横过腹腔中部，于脾前端转折移行为降结肠，弯曲处形成结肠左曲，一般长约40～50cm。横结肠为腹膜内位器官，具有系膜。

（3）降结肠：上接结肠左曲，位于腹腔左外侧区，在左髂嵴水平，移行为乙状结肠，长约25～30cm，属于腹膜间位器官。

（4）乙状结肠：续于降结肠，弯曲向内下降入盆腔，在第3骶椎前方移行为直肠，长约40cm。乙状结肠属于腹膜内位器官，具有较长的系膜，因而活动性较大，易发生扭转。

2. 血管、淋巴与神经

（1）动脉：有起自于肠系膜上动脉的回结肠动脉、右结肠动脉和中结肠动脉，以及起自于肠系膜下动脉的左结肠动脉和乙状结肠动脉。结肠各部的动脉分支，在结肠的内侧缘依次吻合形成动脉弓，称边缘动脉。边缘动脉发出直动脉至结肠。

（2）静脉：结肠的静脉与动脉伴行。结肠左曲以上的静脉汇入肠系膜上静脉，结肠左曲以下的静脉汇入肠系膜下静脉，最后均汇入肝门静脉。

（3）淋巴：结肠的淋巴管穿出肠壁后伴血管走行，右半结肠的淋巴大部分向肠系膜上淋巴结引流，左半结肠的淋巴大部分向肠系膜下淋巴结引流。此二淋巴结的输出管直接或经腹腔淋巴结汇入肠干。

（4）神经：结肠的神经分布以结肠左曲为界略有不同。升结肠、横结肠包括盲肠和阑尾的神经分布大致与空、回肠相同。降结肠和乙状结肠的交感神经来自腰内脏神经、骶内脏神经至腹主动脉丛、肠系膜下丛和腹下丛，伴随血管分布至肠壁。副交感神经来自S_2～S_4脊髓节段，经第2～4骶神经、盆内脏神经、盆丛至肠壁。感觉纤维随交感神经和迷走神经分别传入L_1～L_3和S_2～S_4脊髓节段。

（四）肝门静脉

1. 组成　肝门静脉为一粗短的静脉干，在胰颈后方由肠系膜上静脉和脾静脉汇合而成，收集食管腹段、胃、小肠、大肠、胰、胆囊和脾的血液，注入肝。肝门静脉自胰颈后方上行，经十二指肠上部的后方入肝十二指肠韧带，上行至第一肝门下方分为左支与右支，分别经肝门入肝左叶和肝右叶。

2. 属支　肝门静脉的属支有肠系膜上静脉、脾静脉外、肠系膜下静脉、胃左静脉、胃右静脉、胆囊静脉和附脐静脉等。

3. 特点

（1）起止均为毛细血管。

（2）肝门静脉及其属支均缺乏静脉瓣。

4. 肝门静脉与上、下腔静脉间的吻合

（1）通过食管静脉丛与上腔静脉系吻合。

（2）通过直肠静脉丛与下腔静脉系吻合。

（3）通过脐周静脉网与上、下腔静脉系吻合。

（4）通过腹膜后的小属支与上、下静脉在腹膜后的小属支吻合。

二、测 试 题

（一）名词解释

1. 系膜三角 2. 右肠系膜窦 3. 左肠系膜窦 4. Meckel 憩室

（二）选择题

A 型题

1. 关于回肠的描述，正确的是

A. 约占系膜小肠近侧 2/5，主要位于结肠下区的左上部

B. 管径较粗，管壁较厚 C. 血液供应充分故颜色较红

D. 黏膜环状皱襞密而高 E. 黏膜内有集合淋巴滤泡

2. 有关肠系膜的描述，错误的是

A. 由双层腹膜组成 B. 系膜根起自第 2 腰椎体右侧

C. 止于右骶髂关节前方 D. 系膜内含血管、淋巴管、淋巴结、神经和脂肪组织

E. 与系膜缘处肠壁形成系膜三角

3. 下述哪条动脉不是肠系膜上动脉的分支

A. 胰十二指肠下动脉 B. 中结肠动脉 C. 左结肠动脉

D. 右结肠动脉 E. 回结肠动脉

4. 关于阑尾的描述，正确的是

A. 位于右腹部 B. 属腹膜间位器官

C. 根部附着于盲肠后壁 D. 盲肠三条结肠带向下汇集于阑尾根部

E. 阑尾动脉直接起自肠系膜上动脉

5. 下述哪条静脉不是肝门静脉的属支

A. 肝静脉 B. 附脐静脉 C. 胃右静脉 D. 胃左静脉 E. 胆囊静脉

X 型题

1. 盲肠

A. 位于右髂窝，是大肠起始部 B. 向下延续为升结肠

C. 为腹膜内位器官 D. 其后内侧壁有阑尾附着

E. 盲肠、阑尾与回肠末段，临床上常合称回盲部

2. 结肠

A. 可分为盲肠、升结肠、横结肠、降结肠和乙状结肠

B. 升结肠在右髂窝续于盲肠，沿腹腔右外侧区上行至右季肋区移行为横结肠

C. 横结肠呈下垂的弓形横过腹腔中部,至左季肋区移行为降结肠
D. 降结肠沿腹腔左外侧区下降至左髂嵴水平,移行为乙状结肠
E. 乙状结肠降入盆腔,在第3骶椎前方移行为直肠

3. 结肠的动脉
A. 来源于肠系膜上动脉和肠系膜下动脉
B. 右结肠动脉起自肠系膜下动脉供血于降结肠
C. 左结肠动脉起自肠系膜上动脉供血于升结肠
D. 中结肠动脉起自肠系膜上动脉供血于横结肠
E. 乙状结肠动脉起自肠系膜下动脉供血于乙状结肠

（三）填空题

1. 肠系膜下动脉的分支有________,________和________。
2. 阑尾的方位变化较大,有以下5种__________,__________,__________,__________和__________。
3. 结肠可分为________,________,________和________四部分。
4. 肝门静脉属支有______________,______________,______________,______________,______________,______________,______________等。

（四）简答题

1. 简述空肠和回肠的区别。
2. 简述降结肠和乙状结肠的神经分布。
3. 简答肝门静脉的特点及属支名称。

（五）论述题

论述肝门静脉与腔静脉系间的吻合部位及交通途径。

（六）案例分析题

1. 急性阑尾炎病人为什么会出现转移性右下腹疼痛,即先表现为脐周钝痛,后转移至右下腹疼痛?

2. 严重的肝门静脉高压病人常进行肝门静脉分流手术,来缓解肝门静脉高压给病人带来的生命威胁和痛苦。肝门静脉分流术应选择在什么部位?

附参考答案

（一）名词解释

1. 系膜三角指肠系膜的系膜缘处的两层腹膜分开与肠壁围成的三角,此三角处的肠壁无腹膜被覆。临床行小肠切除吻合术时,应注意缝合此处,防止发生肠瘘。

2. 右肠系膜窦位于小肠系膜根、升结肠与横结肠及其系膜的右2/3部之间,呈三角形,几乎是封闭的,窦内感染积脓时不易引流。

3. 左肠系膜窦位于小肠系膜根、横结肠及其系膜的左1/3部、降结肠与乙状结肠及其系膜之间,呈斜方形,开口向下通盆腔。窦内感染,脓液易蔓延到盆腔。

4. Meckel憩室是胚胎时期卵黄囊管近侧段未闭留下的遗迹,其出现率约2%,一般位于回肠末段距回盲瓣50～100cm处,呈囊袋状。

（二）选择题

A 型题

1. E　2. B　3. C　4. D　5. A

X 型题

1. ACDE　2. BCDE　3. ADE

（三）填空题

1. 左结肠动脉，乙状结肠动脉，直肠上动脉　2. 回肠前位，盆位，盲肠后位，回肠后位，盲肠下位　3. 升结肠，横结肠，降结肠，乙状结肠　4. 肠系膜上静脉，脾静脉，肠系膜下静脉，胃左静脉，胃右静脉，胆囊静脉，附脐静脉

（四）简答题

1. 空肠管径较粗，管壁较厚，血液供应充分故颜色较红，黏膜的环状皱襞密而高，黏膜内散在分布孤立淋巴滤泡，系膜内血管弓级数较少。回肠则管径较细，管壁较薄，血液供应不如空肠充分故颜色较淡，环状皱襞疏而低，黏膜内除有孤立淋巴滤泡外，还有集合淋巴滤泡，系膜内血管弓级数较多。

2. 交感神经节前纤维起于脊髓 $T_{12} \sim L_3$ 脊髓节段，经脊神经、白交通支、交感干、腰内脏神经、骶内脏神经至腹主动脉丛、肠系膜下丛和腹下丛，在丛内神经节交换神经元后发出节后纤维，伴随血管分布至肠壁，抑制肠的蠕动和分泌。

副交感神经的节前纤维来自 $S_2 \sim S_4$ 脊髓节段，经第 2 ~ 4 骶神经、盆内脏神经、盆丛至肠壁，在肠壁内神经节交换神经元后发出节后纤维支配降结肠和乙状结肠的平滑肌和腺体，促进肠的蠕动和分泌。

感觉纤维随交感神经和迷走神经分别传入 $L_1 \sim L_3$ 和 $S_2 \sim S_4$ 脊髓节段。

3. 肝门静脉的特点：①它的起止均为毛细血管，其一端始于胃、肠、胰、脾的毛细血管网，另一端终于肝小叶的血窦；②肝门静脉及其属支均缺乏静脉瓣。

肝门静脉的属支有：肠系膜上静脉、脾静脉、肠系膜下静脉、胃左静脉、胃右静脉、胆囊静脉和附脐静脉。

（五）论述题

论述肝门静脉与腔静脉系间的吻合部位及交通途径。肝门静脉与腔静脉系间的吻合有以下 4 处：

（1）通过食管静脉丛的吻合：肝门静脉→胃左静脉→食管静脉丛→奇静脉→上腔静脉。

（2）通过直肠静脉丛的吻合：肝门静脉→脾静脉→肠系膜下静脉→直肠上静脉→直肠静脉丛→直肠下静脉及肛静脉→髂内静脉→髂总静脉→下腔静脉。

（3）通过脐周静脉网的吻合：肝门静脉→附脐静脉→脐周静脉网→经下列途径与上、下腔静脉相交通。

胸腹壁静脉→胸外侧静脉→腋静脉→锁骨下静脉→头臂静脉→上腔静脉。

腹壁浅静脉→大隐静脉→股静脉→髂外静脉→髂总静脉→下腔静脉。

腹壁上静脉→胸廓内静脉→头臂静脉→上腔静脉。

腹壁下静脉→髂外静脉→髂总静脉→下腔静脉。

（4）通过腹膜后小静脉的吻合：肝门静脉系的脾静脉及肠系膜上、下静脉在腹膜后的小属支，与腹膜后隙内上、下腔静脉系的肋间后静脉及肋下静脉、膈下静脉、腰静脉、肾静脉

以及睾丸(卵巢)静脉的属支相吻合。

（六）案例分析题

1. 急性阑尾炎的典型症状是转移性右下腹疼痛,腹痛开始位于上腹部和脐周,数小时后转移并固定于右下腹,并呈持续性疼痛,且有压痛及反跳痛。原因是阑尾的内脏感觉神经与脐周的躯体感觉神经均传入到第9～11胸脊髓节段,阑尾炎早期仅刺激阑尾管壁内的内脏感觉神经,从而引起脐周内脏牵扯性疼痛。数小时后,当阑尾炎发展到化脓、坏疽或穿孔阶段,炎症侵及阑尾附近的壁腹膜而刺激躯体神经时,引起右下腹躯体性疼痛,并出现McBurney点的压痛和反跳痛等体征。

2. 临床上常进行肝门静脉系属支与下腔静脉系属支间的吻合手术,来缓解肝门静脉高压的症状,减轻呕血、便血、脾肿大和腹水给病人带来的生命威胁和痛苦。一般进行肠系膜上静脉与下腔静脉的吻合或脾静脉与肾静脉的吻合,使肝门静脉系的血液回流至下腔静脉,从而达到缓解肝门静脉高压的目的。

三、案例分析

教材案例6-8

1. 阑尾位于右髂窝内,其远端为盲端,近端附着于盲肠后内侧壁,开口于盲肠。阑尾为腹膜内位器官,以三角形的阑尾系膜悬附于肠系膜下端,因此阑尾的方位变化较大。尽管阑尾的方位变化较大,但阑尾根部附着于盲肠的位置一般比较恒定,其体表投影通常在脐与右髂前上棘连线的中1/3与外1/3交界处,即McBurney点。所以阑尾手术切口选在其体表投影处。

2. 手术中依次经过以下层次:皮肤、浅筋膜、腹外斜肌及其腱膜、腹内斜肌、腹横肌、腹横筋膜、腹膜外筋膜和壁腹膜。

3. 盲肠和结肠有3个结构特征,即结肠带、结肠袋和肠脂垂。盲肠上的三条结肠带向下汇集于阑尾根部,是手术中寻找阑尾根部的可靠标志。

4. 阑尾动脉来源于回结肠动脉,多数为1支,少数2支。阑尾动脉进入阑尾系膜内沿系膜游离缘走行,发出分支分布于阑尾。阑尾静脉与阑尾动脉伴行,汇入回结肠静脉,经肠系膜上静脉、肝门静脉至肝。阑尾炎时,细菌可随静脉血液流至肝,致肝脓肿。故阑尾切除时,在阑尾系膜游离缘根部结扎阑尾血管,切勿挤压阑尾,以免细菌进入血液,造成感染扩散。

教材案例6-9

1. 肝门静脉与上、下腔静脉系之间可通过食管静脉丛、直肠静脉丛、脐周静脉网和腹膜后小静脉等处的交通支相吻合。正常情况下,肝门静脉系与上、下腔静脉系间的交通支细小,血流量少。当肝硬化引起肝内肝门静脉受阻导致肝门静脉高压,血流量增加时,肝门静脉与上、下腔静脉之间的吻合开放,形成侧支循环,吻合处血管扩张弯曲,出现静脉曲张,如食管静脉丛曲张、直肠静脉丛曲张和脐周静脉网曲张。

2. 如果食管静脉丛曲张破裂,则引起呕血;直肠静脉丛曲张,形成痔,破裂时,出现便血;脐周静脉网曲张,则胸腹壁的浅静脉扭曲增粗,以脐为中心向四周放射,呈“海蛇头”样体征。肝门静脉高压时,引起所收集静脉血范围的脏器淤血,出现脾肿大和腹水导致腹部膨隆等。

（华中科技大学 刘仁刚）

第七节 腹膜后隙

一、内容提要

腹膜后隙位于腹后壁的壁腹膜与腹内筋膜之间,上至膈,经腰肋三角与后纵隔相通;下达骶岬,与盆腔直肠后隙相延续;两侧向前外连于腹前外侧壁的腹膜外组织。间隙内的感染可向上、向下扩散。腹膜后隙内有十二指肠和胰的大部分、肾、肾上腺、输尿管腹部、腹部大血管、神经和淋巴结等重要器官结构,并有大量疏松结缔组织。除十二指肠和胰以外,间隙内其他器官的手术多采用腰腹部斜切口或腹腔镜经腹膜外入路,减少了腹腔器官损伤和腹膜腔感染的概率。

(一) 肾

1. 位置与毗邻

(1) 位置:肾位于脊柱的两侧,贴附于腹后壁。左肾上端平第 11 胸椎体下缘,下端平第 2 腰椎体下缘;右肾上端平第 12 胸椎体上缘,下端平第 3 腰椎体上缘。受肝右叶的影响,右肾比左肾低 1~2cm(约半个椎体),故左侧第 12 肋斜过左肾后面的中部;右侧第 12 肋斜过右肾后面的上部。

肾门的体表投影:在腹前壁位于第 9 肋前端;在腹后壁位于第 12 肋下缘与竖脊肌外侧缘的交角处,该角称脊肋角或肾角。肾发生病变时,此处常有压痛或叩击痛,经腰部肾手术切口即在此进行。

(2) 毗邻:两肾上方隔疏松结缔组织与肾上腺相邻,内下方以肾盂接续输尿管,内后方有腰交感干。左肾内侧为腹主动脉,右肾内侧为下腔静脉。由于右肾紧邻下腔静脉,故右肾切除术时应特别注意保护下腔静脉。

肾前面的毗邻左、右不同。左肾前面上部邻胃后壁和脾,中部有胰和脾血管横过,下部为空肠袢和结肠左曲;右肾前面上部邻肝右叶,下部邻结肠右曲,内侧部为十二指肠降部。左肾手术时需注意保护胰体、胰尾;右肾手术时要避免损伤十二指肠降部。

肾后面的毗邻两侧相同。第 12 肋以上部分,与膈相贴,并借膈与肋膈隐窝相邻。肾手术需上提或切除第 12 肋时,应注意保护胸膜,以免损伤造成气胸;第 12 肋以下部分,除有肋下血管、神经外,自内侧向外侧依次与腰大肌及其前方的生殖股神经、腰方肌及其前方的髂腹下神经和髂腹股沟神经以及腹横肌等相邻。肾手术时要避免损伤这些神经。

2. 肾门、肾蒂和肾窦

(1)肾门和肾蒂:肾门位于肾内侧缘中部的凹陷处,有肾血管、肾盂、神经和淋巴管等出入。肾门为四边形,其边缘称肾唇。出入肾门的结构称肾蒂,左侧长于右侧。肾蒂主要结构的排列规律是:由前向后依次为肾静脉、肾动脉和肾盂;自上而下依次为肾动脉、肾静脉和肾盂。

(2)肾窦:肾门内由肾实质所围成的腔隙称肾窦,被肾血管、肾盂、肾大盏、肾小盏、神经、淋巴管和脂肪等占据。

3. 肾血管与肾段

(1) 肾动脉与肾段:肾动脉多平第 1~2 腰椎间盘高度起自腹主动脉侧壁,在肾静脉后上方横行向外侧,经肾门入肾。由于腹主动脉位置偏左,故右肾动脉较左肾动脉长,经下腔静脉的后方右行入肾。

肾动脉在近肾门处分为前、后两干入肾。在肾窦内,前干行于肾盂前方,发出上段动脉、上前段动脉、下前段动脉和下段动脉；后干行于肾盂后方，直接延续为后段动脉。每一段动脉所供给的肾实质区域称为肾段。每个肾有5个肾段：上段、上前段、下前段、下段和后段。

肾段动脉之间缺乏吻合，在各肾段的交界处形成相对缺血带，当某一段动脉阻塞时，相应的肾段可发生缺血性坏死。肾段的存在为肾局限性病变的定位及肾段或肾部分切除术提供了解剖学基础。

肾动脉常有变异，不经肾门而在肾上、下端入肾的动脉分别称为上极动脉和下极动脉，肾手术时应予注意。

（2）肾静脉：肾静脉在肾内的分布无节段性，却有广泛的吻合，单支结扎不致影响血液回流。肾内静脉在肾窦内汇成2～3条，出肾门后合成肾静脉，横行于肾动脉的前下方，汇入下腔静脉。

两侧肾静脉的属支明显不同。右肾静脉通常无肾外属支；左肾静脉则收纳左肾上腺静脉和左睾丸（卵巢）静脉的血液，其属支并与周围静脉有吻合。

4. 被膜 肾有三层被膜，由外向内依次为肾筋膜、脂肪囊和纤维囊。

（1）肾筋膜：又称Gerota筋膜，质较坚韧，分前、后两层（即肾前筋膜和肾后筋膜）共同包绕肾和肾上腺，并发出许多纤维束，穿过脂肪囊与纤维囊相连，对肾有一定的固定作用。在肾的内侧，肾前筋膜越过腹主动脉和下腔静脉前面，与对侧肾前筋膜相续。肾后筋膜与腰大肌筋膜汇合后，向内侧附于椎体和椎间盘上；在肾的外侧缘，两层筋膜相互融合，与腹横筋膜相连；向上，两层筋膜在肾上腺上方相互融合，与膈下筋膜相延续；向下，呈开放状，肾前筋膜消失在腹膜外组织中，肾后筋膜与髂筋膜愈着，两层间有输尿管通过。当腹壁肌薄弱、肾周围脂肪减少时，肾可向下移动，形成肾下垂或游走肾。如果发生肾脓肿或肾周围炎时，脓液可沿肾筋膜向下蔓延。

（2）脂肪囊：又称肾床，包绕肾和肾上腺，在肾的后面和周缘较发达，并经肾门伸入肾窦内，填充于窦内各结构之间，成人的厚度可达2cm。脂肪囊像弹性垫样对肾有支持和保护作用，但易感染形成肾周围脓肿。经腹膜外行肾手术时即在此囊内分离肾，肾囊封闭时也是将药液注入此囊中。

（3）纤维囊：又称纤维膜，为肾的固有膜，薄而坚韧，被覆于肾表面，有保护肾的作用，正常时易从肾表面剥离。肾下垂手术时，可将此膜固定在腰大肌或第12肋上。肾切除术若周围广泛粘连而显露困难时，可行被膜下肾切除。肾破裂修补术或肾部分切除术时，应缝合此膜保护断面，以防肾实质撕裂。

（二）输尿管腹部

1. 行径、分部和狭窄 输尿管是位于脊柱两侧的一对细长且富有弹性的肌性管道。上端起自肾盂，下端终于膀胱。依据行程可分为三部分：①腹部：自与肾盂移行处至跨越髂血管处；②盆部：从跨越髂血管处到膀胱底处；③壁内部：为斜穿膀胱壁的部分。输尿管的三个生理性狭窄即位于腹部的上、下端和壁内部，是结石易嵌顿的部位。

输尿管腹部长约13～14cm，贴腰大肌前面向下内侧斜行。此部的体表投影：在腹前壁与半月线相当；在腹后壁约与腰椎横突尖端的连线一致。

2. 毗邻 两侧输尿管腹部的毗邻不同。左输尿管腹部的前面为十二指肠空肠曲、左睾丸（卵巢）血管、左结肠血管和乙状结肠及其系膜；右输尿管腹部的前面有十二指肠降部与水平部、右睾丸（卵巢）血管、右结肠血管、回结肠血管、肠系膜根和回肠末段，下段右侧尚与盲肠、阑尾相邻。因此，回肠后位的阑尾发炎时，常可累及右输尿管。输尿管腹部前面的大部分有升、降结肠的血管跨过，施行左或右半结肠切除术时，要注意勿损伤输尿管。

3. 血管　输尿管腹部血供呈多源性，主要由肾动脉、肾下极动脉、腹主动脉、睾丸（卵巢）动脉、第 1 腰动脉和髂总动脉的分支供应。各输尿管动脉在近输尿管内侧缘处分为升、降两支进入管壁，相互吻合，形成动脉网。由于输尿管动脉多从输尿管腹部的内侧进入，故手术显露以外侧为宜。

输尿管腹部的静脉与动脉伴行，分别经肾静脉、睾丸（卵巢）静脉和髂总静脉等回流入下腔静脉。

（三）肾上腺

1. 位置、形态和毗邻

（1）位置和形态：肾上腺为成对的内分泌器官，位于脊柱两侧，平第 2 胸椎高度，紧贴于肾的上端，与肾共同包在肾筋膜和脂肪囊内。左肾上腺近似半月形，右肾上腺呈三角形。

（2）毗邻：左、右肾上腺的毗邻不同。左肾上腺前面的上部借网膜囊与胃后壁相邻，下部为胰体、脾血管，内侧缘紧邻腹主动脉；右肾上腺前面为肝右叶，前面的上部无腹膜覆盖，直接与肝裸区相邻，内侧缘紧贴下腔静脉。两肾上腺的后面均为膈。左、右肾上腺之间为腹腔神经节和腹腔丛。

2. 血管　肾上腺血供丰富，有上、中、下 3 条不同来源的动脉分布。肾上腺上动脉来自膈下动脉，肾上腺中动脉来自腹主动脉，肾上腺下动脉来自肾动脉。

肾上腺静脉通常为 1 条。左肾上腺静脉汇入左肾静脉；右肾上腺静脉多数汇入下腔静脉，少数可有变异。

（四）腹主动脉

1. 位置与毗邻　腹主动脉在平第 12 胸椎下缘、膈的主动脉裂孔处接续胸主动脉，沿脊柱左前方下行，至第 4 腰椎下缘水平分为左、右髂总动脉。

腹主动脉的前方自上而下与肝、胰、脾静脉、左肾静脉、十二指肠水平部、肠系膜根及小肠袢相邻；后方为第 1～4 腰椎及椎间盘、左腰静脉；右侧为下腔静脉；左侧与十二指肠空肠曲、左肾上腺、左肾、左输尿管和左腰交感干相邻。腹主动脉周围还有腰淋巴结、腹腔淋巴结、肠系膜上、下淋巴结和神经丛等。

2. 分支　腹主动脉的分支分为脏支和壁支，脏支又有不成对和成对两种。

不成对脏支包括腹腔干、肠系膜上动脉和肠系膜下动脉，分别在主动脉裂孔稍下方、第 1 腰椎和第 3 腰椎高度发自腹主动脉前壁。

成对脏支包括肾上腺中动脉、肾动脉与睾丸（卵巢）动脉，前二者分别平第 1 腰椎和第 2 腰椎高度起自腹主动脉侧壁，后者在肾动脉起点平面稍下方起自腹主动脉前外侧壁。

壁支有：1 对膈下动脉，4 对腰动脉和 1 条骶正中动脉。

（五）下腔静脉

1. 位置与毗邻　下腔静脉由左、右髂总静脉在第 4～5 腰椎体右前方汇合而成，沿脊柱的右前方、腹主动脉右侧上行，经过肝后面的腔静脉沟，穿膈的腔静脉孔进入胸腔后，注入右心房。下腔静脉收集下肢、盆部和腹部的静脉血。

下腔静脉的前方由上向下与肝及肝蒂、十二指肠上部、胰头、十二指肠水平部、右睾丸（卵巢）动脉、肠系膜根及小肠袢相邻；后方为右膈脚、第 1～4 腰椎及椎间盘、腹主动脉的分支（右膈下动脉、右肾上腺中动脉、右肾动脉、右腰动脉）和右腰交感干；右侧邻右肾上腺、右肾和右输尿管;左侧为腹主动脉。

2. 属支　下腔静脉的属支有髂总静脉、腰静脉、右睾丸(卵巢)静脉、肾静脉、右肾上腺静脉、肝静脉和膈下静脉等,大部分与同名动脉伴行。

(六) 腰交感干和腹腔丛

1. 腰交感干　腰交感干由3～4对交感神经节借节间支连接而成,位于脊柱与两侧腰大肌之间,表面被深筋膜覆盖,向上连于胸交感干,向下延续为骶交感干,左、右腰交感干之间有横行的交通支相连。

左腰交感干位于腹主动脉左侧,距其左缘约1cm。右腰交感干位于下腔静脉后方。两侧腰交感干的下段分别行于左、右髂总静脉的后方。

2. 腹腔丛　腹腔丛是最大的内脏神经丛,位于腹主动脉起始段及左、右膈脚的前方,两侧肾上腺之间,围绕在腹腔干和肠系膜上动脉根部的周围。

腹腔丛主要由来自两侧胸交感干的内脏大、小神经,腰上位交感神经节的节后纤维以及迷走神经后干的腹腔支共同组成。丛内有腹腔神经节与主动脉肾神经节,分别位于腹腔干根部的两侧和肾动脉的根部。

二、测　试　题

(一)名词解释

1. 肾角　2. 肾门　3. 肾蒂　4. 肾窦　5. 肾段　6. 脂肪囊　7. 纤维囊　8. 腹膜后隙

(二) 选择题

A 型题

1. 肾蒂主要结构的排列关系,从前向后依次为

A. 肾动脉、肾静脉、肾盂　B. 肾静脉、肾动脉、肾盂　C. 肾盂、肾动脉、肾静脉

D. 肾动脉、肾盂、肾静脉　E. 肾静脉、肾盂、肾动脉

2. 关于肾筋膜的描述何者错误

A. 又称Gerota筋膜,分为前、后两层

B. 包绕肾和肾上腺

C. 在肾上腺的上方,前后两层相互融合与膈下筋膜相续

D. 在肾的下方,前后两层相互融合与髂筋膜相续

E. 对肾有一定的固定作用

3. 左肾前方的毗邻不包括

A. 十二指肠　B. 胃后壁　C. 胰　D. 结肠左曲　E. 空肠袢

4. 与右肾相毗邻的器官没有

A. 结肠右曲　B. 肝右叶　C. 脾　D. 右肾上腺　E. 十二指肠降部

5. 关于肾门下列何者错误

A. 位于肾内侧缘中部的凹陷处　B. 有肾血管、肾盂、神经和淋巴管等出入

C. 其边缘称为肾唇　D. 在腹前壁的体表投影位于第7肋前端

E. 在腹后壁的体表投影位于脊肋角处

6. 肾的被膜由外向内依次为

A. 肾筋膜、纤维囊、脂肪囊　B. 肾筋膜、脂肪囊、纤维囊　C. 纤维囊、脂肪囊、肾筋膜

D. 纤维囊、肾筋膜、脂肪囊　E. 脂肪囊、肾筋膜、纤维囊

7. 肾动脉

A. 平第 3 ~4 腰椎间盘高度起自腹主动脉　B. 左侧长于右侧

C. 分出 4 条段动脉　D. 仅供给肾的血液

E. 肾段动脉间缺乏吻合

8. 斜越过输尿管腹部前面的是

A. 睾丸(卵巢)血管　B. 腰血管　C. 髂总血管　D. 肾血管　E. 髂外血管

9. 肾上腺

A. 右肾上腺近似半月形　B. 左肾上腺呈三角形

C. 由上、中、下三条不同来源的动脉供血　D. 右肾上腺内侧缘紧邻腹主动脉

E. 左肾上腺内侧缘紧贴下腔静脉

10. 腹主动脉

A. 平第 10 胸椎下缘处接续胸主动脉　B. 沿脊柱右前方下行

C. 至第 3 腰椎下缘水平分为左、右髂总动脉　D. 左侧邻下腔静脉

E. 前方有胰、十二指肠水平部横过

X 型题

1. 肾的位置

A. 位于脊柱的两侧,贴附于腹后壁　B. 平第 11、12 胸椎 ~ 第 2、3 腰椎高度

C. 第 12 肋斜过左肾后面的上部　D. 第 12 肋斜过右肾后面的中部

E. 肾门的体表投影恰在第 12 肋下缘与竖脊肌外侧缘交角处

2. 肾后面的毗邻包括

A. 膈　B. 第 12 肋　C. 腰大肌和腰方肌

D. 髂腹下神经和髂腹股沟神经　E. 胸膜腔

3. 输尿管

A. 位于腹膜腔内,脊柱两侧　B. 上端起自肾盂,下端终于膀胱

C. 依据行程可分为腹部、盆部和壁内部　D. 全程有 3 个生理性狭窄

E. 血供呈多源性

4. 肾上腺

A. 位于脊柱两侧,紧贴于肾的上端　B. 包在肾纤维囊内

C. 左肾上腺前面的上部借网膜囊与胃后壁相邻　D. 右肾上腺前面与肝右叶为邻

E. 两肾上腺之间为腹腔神经节和腹腔丛

5. 下腔静脉

A. 由左、右髂外静脉汇合而成　B. 沿脊柱的左前方上行

C. 经过肝后面的腔静脉沟　D. 穿膈的腔静脉孔进入胸腔

E. 收集下肢、盆部和腹部的静脉血

(三) 填空题

1. 腹膜后隙位于________与________之间,向上经________与________相通,向下与________相延续。

2. 腹膜后隙内的器官主要有________、________、________、________和________。

3. 肾带主要结构的排列关系由前向后依次为________、________、________;由上向下

依次为________、________、________。

4. 肾窦内的结构包括________、________、________、________、________、________和脂肪等。

5. 肾门的体表投影在腹后壁位于________与________的交角处,该角称________或________。

6. 每个肾共有5个肾段,即________、________、________、________和________。

7. 右肾静脉通常无肾外属支,左肾静脉收纳________和________的血液。

8. 左肾前面上部邻________和________,中部有________和脾血管横过,下部邻________和________。

9. 右肾前面上部邻________,下部有________,内侧部为________。

10. 肾的被膜由外向内依次为________、________、________。

11. 输尿管全长可分为________、________和________3部,3个生理性狭窄分别位于________、________和________处。

12. 左肾上腺前面的上部借网膜囊与________相邻,下部与________、________相邻,内侧缘紧邻________。

13. 右肾上腺前面邻________,内侧缘紧贴________。左、右肾上腺之间为________和________。

14. 肾上腺上、中、下3条动脉分别来自________、________和________。

15. 腹主动脉不成对的脏支为________、________和________;成对的脏支有________、________与________。

(四) 简答题

1. 划分肾段的依据是什么?如何划分?有何临床意义?

2. 输尿管腹部的血供有何特点?手术显露输尿管腹部时该怎样进行?

3. 简述肾上腺的毗邻及其临床意义。

(五) 论述题

1. 肾的被膜及其临床意义。

2. 根据肾的毗邻关系,腹膜外入路肾手术应防止损伤哪些器官结构?

(六) 案例分析题

1. 男,65岁,左肾恶性肿瘤,经检查右肾功能正常。行左肾切除术。术中分离左肾上极时,患者突然出现呼吸困难,血压下降,心率增快。最有可能的原因是

A. 刺激了膈肌,引起膈肌痉挛　　B. 刺激了腹腔丛

C. 撕裂了肾血管,导致大出血　　D. 损伤了胸膜,造成气胸

E. 手术创伤太大,患者不能耐受

2. 女,32岁,因尿频、尿急、尿痛5个月入院。静脉肾盂造影显示:右肾盏大部分破坏,左肾正常。尿液结核菌培养3次均为阳性。诊断为"右肾结核",拟行腹膜外入路右肾切除术。有关此手术的描述下列哪项不正确

A. 手术切口在腰部进行

B. 需依次切开皮肤、浅筋膜、肌层、腹横筋膜和腹膜外脂肪

C. 先切开肾纤维囊,再剥离肾脂肪囊

D. 分离右肾时应注意保护十二指肠和下腔静脉

E. 术中要避免损伤肾上腺

附参考答案

（一）名词解释

1. 肾角又称脊肋角，位于第12肋下缘与竖脊肌外侧缘的交角处，是肾门在腹后壁的体表投影。肾有病变时，此处常有压痛或叩击痛，经腰部肾手术切口即在此进行。

2. 肾内侧缘中部的凹陷处称肾门，有肾血管、肾盂、神经和淋巴管等出入。

3. 肾蒂 由出入肾门的肾血管、肾盂、神经和淋巴管等结构组成。肾蒂主要结构的排列规律是：由前向后依次为肾静脉、肾动脉和肾盂；自上而下依次为肾动脉、肾静脉和肾盂。

4. 肾门内由肾实质所围成的腔隙称肾窦，被肾血管、肾盂、肾大盏、肾小盏、神经、淋巴管和脂肪等占据。

5. 每一肾段动脉所供给的肾实质区域称为肾段。每个肾有5个肾段：即上段、上前段、下前段、下段和后段。

6. 脂肪囊又称肾床，包绕肾和肾上腺，在肾的后面和周缘较发达，并经肾门伸入肾窦内，填充于窦内各结构之间，成人的厚度可达2cm。

7. 纤维囊又称纤维膜，为肾的固有膜，薄而坚韧，被覆于肾表面，有保护肾的作用，正常时易从肾表面剥离。

8. 腹膜后隙位于腹后壁壁腹膜与腹内筋膜之间，上至膈，下达骶岬，两侧向前外连于腹前外侧壁的腹膜外组织。间隙内有十二指肠和胰的大部分、肾、肾上腺、输尿管腹部、腹部大血管、神经和淋巴结等重要器官结构，并有大量疏松结缔组织。

（二）选择题

A 型题

1. B 2. D 3. A 4. C 5. D 6. B 7. E 8. A 9. C 10. E

X 型题

1. ABE 2. ABCDE 3. BCDE 4. ACDE 5. CDE

（三）填空题

1. 腹后壁壁腹膜，腹内筋膜，腰肋三角，后纵隔，直肠后隙 2. 十二指肠，胰，肾，肾上腺，输尿管腹部 3. 肾静脉，肾动脉，肾盂，肾动脉，肾静脉，肾盂 4. 肾血管，肾盂，肾大盏，肾小盏，神经，淋巴管 5. 第12肋下缘，竖脊肌外侧缘，脊肋角，肾角 6. 上段，上前段，下前段，下段，后段 7. 左肾上腺静脉，左睾丸（卵巢）静脉 8. 胃后壁，脾，胰，空肠袢，结肠左曲 9. 肝右叶，结肠右曲，十二指肠降部 10. 肾筋膜，脂肪囊，纤维囊 11. 腹部，盆部，壁内部，腹部上端，腹部下端，壁内部 12. 胃后壁，胰体，脾血管，腹主动脉 13. 肝右叶，下腔静脉，腹腔神经节，腹腔丛 14. 膈下动脉，腹主动脉，肾动脉 15. 腹腔干，肠系膜上动脉，肠系膜下动脉，肾上腺中动脉，肾动脉，睾丸（卵巢）动脉

（四）简答题

1. 划分肾段的依据是肾段动脉，每一肾段动脉所供给的肾实质区域即为1个肾段。每侧肾动脉共分出上段、上前段、下前段、下段和后段5条段动脉，每个肾也相应地分为5个肾段。肾段的存在为肾局限性病变的定位及肾段或肾部分切除术提供了解剖学基础。

2. 输尿管腹部血供呈多源性，主要由肾动脉、肾下极动脉、腹主动脉、睾丸(卵巢)动脉、第1腰动脉和髂总动脉的分支供应。各输尿管动脉在近输尿管内侧缘处分为升、降两支进入管壁，相互吻合，形成动脉网。由于输尿管动脉多从输尿管腹部的内侧进入，故手术显露以外侧为宜。

3. 左肾上腺前面的上部借网膜囊与胃后壁相邻，下部为胰体、脾血管，内侧缘紧邻腹主动脉；右肾上腺前面为肝右叶，内侧缘紧贴下腔静脉。两肾上腺的后面均为膈，下方都有肾。左、右肾上腺之间为腹腔神经节和腹腔丛。在肾上腺切除术中应注意保护与之相邻的器官、大血管和神经，避免造成损伤。

(五) 论述题

1. 肾有三层被膜，由外向内依次为肾筋膜、脂肪囊和纤维囊。①肾筋膜分前、后两层，包绕肾和肾上腺，并发出许多纤维束，穿过脂肪囊与纤维囊相连，对肾有一定的固定作用。在两肾的外侧缘和肾上腺上方，前、后两层互相融合；向下则完全开放。故肾筋膜形同一个包被双侧肾、肾上腺、输尿管和腹主动脉、下腔静脉且开口向下的囊袋，是发生肾下垂或游走肾的原因之一，也是肾周围脓肿易向下蔓延的结构基础。②脂肪囊又称肾床，包绕肾和肾上腺，成人的厚度可达2cm，对肾有支持和保护作用，但易感染形成肾周围脓肿。经腹膜外行肾手术时即在此囊内分离肾，肾囊封闭时也是将药液注入此囊中。③纤维囊为肾的固有膜，薄而坚韧，被覆于肾表面，有保护肾的作用，正常时易从肾表面剥离。肾下垂手术时，可将此膜固定在腰大肌或第12肋上。肾切除术若周围广泛粘连而显露困难时，可行被膜下肾切除。肾破裂修补术或肾部分切除术时，应缝合此膜保护断面，以防肾实质撕裂。

2. 两肾上方隔疏松结缔组织与肾上腺相邻；内下方以肾盂接续输尿管；内后方有腰交感干；后方第12肋以上部分与膈及肋膈隐窝相邻，第12肋以下部分除有肋下血管、神经外，自内向外侧依次与腰大肌及其前方的生殖股神经、腰方肌及其前方的髂腹下神经和髂腹股沟神经、腹横肌等相邻。左肾内侧为腹主动脉；右肾内侧为下腔静脉。左肾前方上部邻胃后壁和脾，中部有胰和脾血管横过，下部为空肠袢和结肠左曲；右肾前方上部邻肝右叶，下部邻结肠右曲，内侧部为十二指肠降部。①肾手术需上提或切除第12肋时，注意保护胸膜，以免损伤造成气胸。②切开腹横肌腱膜时，要避免损伤肋下神经、髂腹下神经和髂腹股沟神经。③左肾手术勿损伤胰；右肾手术保护十二指肠和下腔静脉。

三、案例分析

教材案例6-10：

1. 患者左下腹剧烈绞痛的发作是由于结石在输尿管中移动，造成输尿管不完全性和间歇性阻塞及过度扩张，引起平滑肌痉挛所致。结石移动停止时或进入膀胱后，绞痛缓解。因此，绞痛呈间断性。痛觉冲动由交感神经传入脊髓第11～12胸节段和第1腰节段，导致来源于同一脊髓节段的第11肋间神经、肋下神经、髂腹下神经、髂腹股沟神经和生殖股神经所支配的皮肤区产生牵涉痛，提睾肌反射性收缩上提睾丸，故疼痛呈放射性，并有睾丸退缩。

2. 结石在移动过程中直接损伤输尿管的黏膜，所以常在剧痛后出现镜下血尿或肉眼血尿。当结石下移至输尿管下段快进入膀胱时，结石的机械性刺激和继发感染，使患者出现尿频、尿急、尿痛等膀胱刺激症状。该案例尿中白细胞超过正常范围，提示可能有感染存在。

3. 结石易嵌顿在输尿管的3个生理性狭窄处，这些部位内径细小，又恰好位于输尿管弯曲处，容易造成结石嵌顿。

（山西医科大学 吕 华 夏仲年）

【腹部解剖与观察】

一、腹前外侧壁

1. 切口（尸体仰卧位）

（1）沿前正中线，由剑突循绕脐至耻骨联合上缘做皮肤切口。

（2）自剑突沿肋弓向两侧外下做皮肤切口至腋中线。

（3）沿腹股沟，做耻骨联合上缘至髂前上棘之间的皮肤切口。

2. 解剖浅筋膜

（1）探查Camper筋膜和Scarpa筋膜：于髂前上棘做10 cm水平切口（注意勿伤及深层腹外斜肌腱膜），以刀柄钝性剥离，浅层富含脂肪的筋膜即Camper筋膜，深层富含弹性纤维的筋膜为Scarpa筋膜。于Scarpa筋膜与腹外斜肌腱膜之间可探查Scarpa筋膜的附着点，向内侧可探查至白线附近，探明其内侧附着处。男性尸体，可向下探入阴囊肉膜深面。

（2）剖查肋间皮神经：剔除浅筋膜，于前正中线旁剥离肋间神经前皮支，在腋中线的延长线上剥离肋间神经的外侧皮支。于耻骨联合外上方剖查髂腹下神经皮支。

（3）清除浅筋膜，显露腹壁各肌层。

二、腹股沟区

1. 观察腹外斜肌的起始、纤维方向及移行为腱膜的位置。观察腹股沟韧带。在耻骨结节外上方清理出腹外斜肌腱膜裂隙——腹股沟管浅环，腹外斜肌腱膜及其筋膜在此延续为精索外筋膜。用刀柄钝性分离精索（女：子宫圆韧带）的内侧和外侧，显露浅环的内、外侧脚，内侧脚附着于耻骨联合，外侧脚附着于耻骨结节。观察脚间纤维。提起精索，在后方观察腹股沟韧带内侧端的腱纤维自耻骨结节向内上方织入腹直肌鞘前层形成反转韧带。

2. 由髂前上棘至腹直肌外侧缘作一水平切口，再沿腹直肌鞘外侧缘向下至浅环内侧脚的内侧切开腹外斜肌腱膜，注意不要破坏浅环，然后将三角形的腱膜片向外下方翻开，便打开了腹股沟管前壁，显露管内的精索（或子宫圆韧带）。观察腹内斜肌的下部起于腹股沟韧带外侧2/3，所以在精索外侧端的前面有腹内斜肌覆盖。腹股沟管位于腹股沟韧带内侧半的上方，从外上斜向内下，长约4.5cm。

3. 于精索稍上方找到髂腹下神经。髂腹股沟神经沿精索前外侧下行，并伴精索出浅环。腹内斜肌和腹横肌下缘呈弓形跨过精索，构成腹股沟管上壁。此二肌的下缘分出一些小肌束附于精索而形成提睾肌。

4. 游离并提起精索，可见构成腹股沟管下壁的腹股沟韧带，后壁为腹横筋膜，后壁的内侧部有腹股沟镰和反转韧带加强。

5. 提起精索并沿精索向外上方牵拉腹内斜肌下缘，在腹股沟韧带韧带中点上方一横指处观察腹横筋膜延为精索内筋膜。腹横筋膜围绕精索形成的环口即是腹股沟管深环。

6. 检查腹壁下动脉,其与腹直肌外侧缘和腹股沟韧内侧半围成的三角形区域即腹股沟三角,此三角区的浅层结构为腹外斜肌腱膜,深层结构为腹股沟镰和腹横筋膜。

三、腹膜与腹膜腔

在探查腹膜腔之前,应先依腹部的分区对腹腔脏器的配布作仔细观察。用手探查、扪摸腹膜及腹膜腔,切勿使用刀镊,以免损伤脏器。动作必须轻柔,不得撕破腹膜。观察完毕后应将内脏恢复原位。

1. 自剑突沿前正线至耻骨联合,切开腹壁深达壁腹膜。在脐上方中线处先将壁腹膜切一小口,用刀柄或手指探查,并推开大网膜及小肠等。然后将左手示指和中指伸入腹膜腔内,提起腹前外侧壁,使壁腹膜与内脏分开,向上、下切开壁腹膜使之与腹壁切口等长。再平脐下缘处作一水平切口,切开腹前外侧壁各层,直至腋中线附近。将切开的腹壁翻向四周,打开腹膜腔,可见肝左叶、胃前壁及盖于肠袢表面的大网膜。

2. 将肋弓提起,伸手于肝与膈之间,向上可达膈穹窿,为腹腔及腹膜腔的上界。把大网膜及小肠袢轻轻翻向上方,寻见小骨盆生上口,此即腹腔的下界,但腹膜腔经小骨盆上口入盆腔。将腹腔、腹膜腔的境界与腹壁的境界作一比较。观察完毕后,将各脏器整复原位。

3. 观察腹膜形成的结构

(1) 观察网膜:将肝的前缘提向右上方,观察由肝门移行至胃小弯和十二指肠上部的小网膜。观察大网膜下缘的位置,上缘的附着点。然后将其提起,查看胃大弯与横结肠之间的大网膜是否形成胃结肠韧带。

(2) 探认肝的韧带:上提右侧肋弓,将肝推向下方,从左侧观察矢状位的镰状韧带。用拇指和示指搓捻其游离下缘,探知其内的肝圆韧带。将手插入肝右叶与隔之间,向肝的后上方探查,触及指尖者为冠状韧带上层。将手移至肝左叶与膈之间,向后探查,触及指尖者为左三角韧带。此时,将手左移,可触及左三角韧带的游离缘。

(3) 扪摸胃与脾的韧带:肝胃韧带、肝十二指肠韧带与胃结肠韧带的观察见网膜部分。将胃底推向右侧,尽可能地暴露胃脾韧带。将右手由脾和膈之间向后伸入,手掌向脾,绕脾的后外侧,可伸达脾与肾之间,指尖触及的结构为脾肾韧带。在脾的下端检查脾结肠韧带。注意胃脾韧带、脾结肠韧带与大网膜的关系。

(4) 辨认十二指肠空肠襞:将横结场翻向上,在十二指肠空肠曲左缘、横结肠系膜根下方、脊柱左侧的腹膜皱襞,即十二指肠空肠襞。

(5) 观察系膜:将大网膜、横结肠及其系膜翻向上方,将小肠推向一侧,肠系膜根舒展平整,观察肠系膜的形态,扪认肠系膜根的附着。将回肠末段推向左侧,在盲肠下端寻找阑尾,将阑尾游离端提起,观察阑尾系膜的形态、位置。将横结肠、乙状结肠分别提起,观察其系膜并扪认系膜根的附着。

4. 探查隔下间隙

(1) 探查右肝上间隙:将手伸入肝右叶与膈之间,探查右肝上间隙的范围。

(2) 探查左肝上间隙:将手伸入肝左叶与膈之间,探查左肝上间隙的范围。触摸左三角韧带游离缘,左肝上前间隙和左肝上后隙在此处相交通。

(3) 探查右肝下间隙:此间隙向上可达肝右叶后面与膈之间,向下通右结肠旁沟。其后份为肝肾隐窝,在平卧时为腹膜腔最低点,故常有积液。

(4) 查认左肝下间隙:探查左肝下前间隙境界。胃和小网膜后方为左肝下后间隙,即网膜囊。沿胃大弯下方一横指处剪开胃结肠韧带,注意勿损伤沿胃大弯走行的胃网膜左、右动脉。将右手由切口伸入网膜囊内,向上可达胃和小网膜后方。再将左手示指伸入肝十二指肠韧带后方,使左右手会合,左示指所在处即为网膜孔。探查网膜孔的周界。网膜孔所对网膜囊部分为网膜囊前庭。用示指和中指伸入肝尾状叶后面与膈之间,此即网膜囊上隐窝。将左手顺胰体走行伸向左直抵脾门,此即网膜囊脾隐窝,再将右手中指放入脾和左肾之间、示指放入脾和胃之间,左手与右中指间即为较厚的脾肾韧带,左手与右示指间则为胃脾韧带。胃脾韧带、脾与脾肾韧带构成网膜囊的左界,右手中、示指间则为脾蒂。

5. 翻动小肠袢和小肠系膜根,观察左、右肠系膜窦,前者可直接通往盆腔,后者下方有横位的回肠末段阻隔。在升、降结肠外侧,观察左、右结肠旁沟;探查其向上、向下交通。

6. 在男尸探查直肠膀胱陷凹,在女尸探查直肠子宫陷凹和膀胱子宫陷。

7. 观察腹前壁下部内表面的脐正中襞、脐内侧襞和脐外侧襞及膀胱上窝,腹股沟为、外侧窝。剥去壁腹膜,观察其覆盖的结构。

四、结肠上区

1. 解剖胃的血管、淋巴结及神经

(1) 沿镰状韧带切除肝左叶,将肝拉向上方以暴露小网膜,于胃小弯的中份剖开小网膜,剥离脂肪组织后探查胃左动脉及伴行的胃冠状静脉,并沿胃小弯向左上方追踪二者至贲门处,注意观察沿胃左动脉分布的淋巴结及沿贲门分布的贲门旁淋巴结。

(2) 向下方牵拉胃小弯,于网膜囊后壁追踪胃左动脉至腹腔干,其周围可见腹腔淋巴结环绕。向下方追踪胃冠状静脉,可见该血管与肝总动脉伴行,经网膜孔下方进入肝十二指肠韧带,并最终注入肝门静脉。

(3) 剖开小网膜,沿胃小弯中份向右探查胃右动、静脉及沿二者分布的胃右淋巴结,经胃幽门上缘追踪胃右动脉至小网膜游离缘(肝十二指肠韧带),观察其内肝固有动脉。

(4) 于食管下、贲门前方分离迷走神经前干及迷走神经肝支、胃前支,于贲门后方分离迷走神经后干及迷走神经腹腔支、胃后支。

(5) 于胃大弯下方中份约 1 cm 处横行剖开大网膜,探查胃网膜左、右动脉及二者的吻合。向右剖查胃网膜右动脉,可见其起自幽门下方的胃十二指肠动脉。向左剖查胃网膜左动脉,可见其起自脾动脉。观察沿血管分布的淋巴结。在脾门处解剖胃脾韧带,寻认由行向胃底的胃短动脉。

2. 解剖胰、十二指肠上半部和脾的动脉

(1) 将胃向后上方翻起暴露胰腺,于胰上缘清理脾动脉,并追踪至腹腔干。尽量使腹腔干周围的腹腔神经丛保留完整,以备观察。

(2) 自腹腔干沿胰上缘向左剖查脾动脉,观察沿途分出的胰支。脾动脉在进入脾门前发出胃网膜左动脉,沿胃大弯向右行。注意观察胰尾及脾门处的淋巴结。

(3) 切断脾动脉胰支,将胰上缘下翻,可见脾动脉下方伴行的脾静脉,与肠系膜上静脉汇合成肝门静脉。脾静脉可收集胃冠状静脉及肠系膜下静脉,继而注入肝门静脉,操作时应留意。

(4) 从腹腔干向右分离肝总动脉,修洁其分支胃十二指肠动脉,该动脉于十二指肠球部后方,沿胆总管左侧下行,继而发出胃网膜右动脉及胰十二指肠上动脉,后者走行于胰头和十二指肠降部之间的沟内,营养胰头和十二指肠上半部。

3. 解剖肝十二指肠韧带和胆囊

(1) 纵行剖开肝十二指肠韧带,见肝门静脉及其左前方肝固有动脉、右前方胆总管。

(2) 修洁肝门静脉及其属支,并向上追踪至肝门处,观察门静脉左右支。

(3) 解剖肝动脉,注意其起源是否有变异,并向上追踪肝动脉分支。

(4) 剖查胆总管、肝总管和胆囊管。观察胆囊及胆囊三角,并在胆囊三角内寻找胆囊动脉并追查其发出部位。

五、结肠下区

1. 辨认各段肠管

(1) 以结肠带、结肠袋和肠脂垂为标志区分大肠和小肠。

(2) 横结肠两侧有系膜:大网膜和横结肠系膜;乙状结肠仅单侧有系膜。

(3) 以盲肠的前结肠带为标志,向下追踪寻找阑尾。

(4) 从空间位置、管径和血管弓的多少等方面区别空肠和回肠。

(5) 提起横结肠,可见小肠袢固定于脊柱处,此即十二指肠空肠曲。将其拉紧,其与脊柱间的腹膜皱壁为十二指肠悬韧带。

2. 解剖肠系膜上动、静脉

(1) 剥离胰表面的腹膜,向后上翻起,暴露脾静脉和肠系膜下静脉。肠系膜下静脉右侧为十二指肠空肠曲,沿右缘纵行划开腹膜,观察经胰体与十二指肠水平部之间潜出的肠系膜上动脉。向上追踪该动脉至主动脉起始处(平第1腰椎水平,腹腔干起点稍下方)。肠系膜上动脉周围有致密的神经丛包绕,分离时应避免撕裂动脉。观察肠系膜上动脉根部有无淋巴结。自肝门静脉向下清理肠系膜上静脉(同名动脉右侧)。

(2) 将大网膜、横结肠及其系膜向上方翻起,将全部系膜小肠推向左侧,暴露肠系膜根部,观察其在腹后壁附着位置,小心分离并切开肠系膜根全长,剖出肠系膜上动脉。

(3) 沿肠系膜上动脉的左缘修洁一段空、回肠动脉,观察血管弓和直血管的特点。

(4) 从肠系膜根部向右剥离腹膜至回盲部、升结肠与横结肠。沿肠系膜上动脉右缘,自上而下,解剖出中结肠动脉、右结肠动脉及回结肠动脉,分别追查至横结肠右份、升结肠与回盲部。观察阑尾动脉及其在阑尾系膜中的位置。

(5) 从十二指肠水平部的上缘,向下沿胰头前后两侧追踪胰十二指肠下动脉至肠系膜上动脉。

3. 解剖肠系膜下动、静脉

(1) 于十二指肠空肠曲左侧探查向左下的斜行的腹膜皱襞,切开暴露肠系膜下静脉。向上追踪该静脉至脾静脉(偶汇入肠系膜上静脉或脾静脉与肠系膜上静脉夹角处)。向下追踪该静脉,可见肠系膜下静脉收集降结肠、乙状结肠和直肠上部的静脉血。

(2) 在肠系膜下静脉右侧剖查左结肠动脉,循该动脉向下追踪肠系膜下动脉本干至十二指肠水平部后方,可见其起源于腹主动脉(约第3腰椎水平)。注意其周围的腹主动脉淋巴结。探查左结肠动脉的上、下支,乙状结肠动脉和直肠上动脉。

(3) 将肠系膜上动脉推向左侧,将十二指肠水平部向上推开,小心清除动脉根部的淋巴结及结缔组织,暴露腹主动脉,观察分支左、右髂总动脉。在左、右髂总动脉之间可见下腔静脉的起始部。

(4) 下腔静脉于腹主动脉右侧上行,由右髂总静脉与左髂总静脉在第5腰椎的右前汇合而成，修洁周围结缔组织并观察。

4. 观察十二指肠及其周围的血管

（1）将十二指肠降部翻向左侧，剖查十二指肠水平部后方的结构（肝门静脉、胆总管、胃十二指肠动脉等）及位于胰头后方的结构。查看解剖过的肝门静脉和肠系膜上动、静脉等。沿十二指肠降部的左侧追踪胆总管，观察与胰管汇合后的开口情况。检查胰管上方有无副胰管。

（2）纵行切开十二指肠降部的外侧壁，观察十二指肠各部分黏膜特点，观察十二指肠纵襞、十二指肠大乳头及十二指肠小乳头的位置。

六、腹膜后隙

1. 一般内容　清除腹后壁残存的腹膜，观察腹膜后隙的境界、交通、内容及各结构间的排列关系。

2. 解剖腹后壁的血管和淋巴结

（1）翻开腹膜即可见覆盖在肾前方的肾前筋膜。用镊子提起肾前筋膜，在两肾前面纵行切开肾前筋膜，然后用刀柄插入切口内，钝性分离肾前筋膜与深面组织。观察肾前筋膜所遮盖的腹主动脉和下腔静脉。

（2）剥去中线附近的肾前筋膜，显露腹主动脉和下腔静脉。观察腹主动脉发出的单一脏支，再解剖成对的脏支和壁支。

（3）将肠系膜翻向右上方，于肠系膜上动脉根部下方、约第 2 腰椎水平寻找肾动脉，追踪至肾门处。注意观察肾动脉发出的肾上腺下动脉与肾动、静脉的位置关系。

（4）在腰大肌前面寻找卵巢（睾丸）动、静脉，沿其走向方向纵行切开肾前筋膜，分离卵巢（睾丸）动、静脉。向上探查动脉的起始处及静脉的注入部位，向下追踪至腹股沟管深环（女性至小骨盆上口）。

（5）在膈的后部，食管和腔静脉孔两侧，寻找膈下动、静脉，追查至其起点处，并清理其至膈和肾上腺的分支（肾上腺上动脉）。

（6）下腔静脉和腹主动脉周围可见大小不等的椭圆形腰淋巴结，将其连同腹腔干和肠系膜上、下动脉根部周围的同名淋巴结清除。注意保护淋巴结周围的神经纤维。

（7）将乙状结肠及其系膜翻起，观察并清理血管左、右髂总动脉周围的淋巴结和神经纤维。在髂总动脉的夹角内，可见一些线样的神经纤维自腹主动脉两侧汇合，并越过骶骨岬入小骨盆，这些神经即上腹下丛。将神经丛提起并推向一侧，在腹主动脉分叉外寻找骶正中动脉。

（8）观察骶髂关节前方的髂内、外动、静脉及周围的淋巴结。寻找髂外动脉末端的分支：腹壁下动脉和旋髂深动脉。髂内动脉及其周围的结构留待以后解剖观察。

3. 解剖肾及其周围结构

（1）找出已切开的肾前筋膜切口，自切口向上延切至肾上腺稍上方，注意勿损伤其深面的结构。观察肾筋膜深面的肾脂肪囊。

（2）将肾筋膜和脂肪囊清除，暴露肾，观察其形态、位置和毗邻。

（3）于右肾下端切断右侧输尿管和肾蒂各结构，取出右肾。在肾表面做一小切口，剥离一小块纤维囊，观察其与肾实质的愈着情况。经肾门沿额状面将肾切成前大、后小两半，观察肾窦及肾的内部结构。

(4) 修洁肾上端,翻起肾前筋膜及其深面的脂肪组织,暴露肾上腺。注意观察左、右肾上腺在形态及毗邻等方面的不同。修洁肾上腺中动脉,于肾上腺前面找出肾上腺静脉,沿此追踪至其注入下腔静脉或左肾静脉处。

(5) 清理左肾蒂,观察肾静脉、肾动脉与肾盂的位置关系。剥离输尿管至小骨盆上口,观察其前、后毗邻。

4. 探查膈 剥离膈下方的腹膜及膈下筋膜,于2、3腰椎前方寻找左、右膈脚。探查膈的起点、胸肋三角和腰肋三角,两个三角为膈的薄弱区。寻找腔静脉孔、食管裂孔及主动脉裂孔。

5. 剖查腹腔神经丛、腰交感干和腰淋巴干

(1) 在腹腔干根部清除结缔组织,剖查腹腔神经节。在胃左动脉旁,观察已修洁的迷走神经后干及其发出的腹腔支、胃后支。用镊子提起胸腔脊柱旁内脏大神经,向下轻轻牵拉,观察腹腔神经节是否随之活动;以同样方式牵拉内脏小神经,探寻主动脉肾节。

(2) 进一步清理腹腔丛发出的缠绕在动脉周围的副丛。

(3) 在脊柱与腰大肌之间剖查腰交感干,探查其上、下的延续。左腰交感干临近腹主动脉左缘,其下端位于左髂总静脉后方。右腰交感干前方常为下腔静脉所覆盖,其下端位于右髂总静脉的后方。

(4) 于腹主动脉上部两侧腰淋巴结中寻找较大的淋巴管,将腹主动脉翻向左侧,沿淋巴管向上探查,在腹主动脉后方合成较大的左、右腰干。在第1腰椎水平,左、右腰干合成囊状的乳糜池,至主动脉裂孔处汇入胸导管。在腹腔干和肠系膜上动脉根部周围淋巴结中寻找较粗大的淋巴管,并沿此向深部追踪至其汇成的肠干,并追至其注入乳糜池处。

(辽宁医学院 左中夫 王志云)

第七章　盆　　部

【学习目标】

一、掌　　握

1. 掌握盆膈的构成。
2. 肛提肌的形态、位置和作用。
3. 直肠、膀胱的位置、毗邻及膀胱三角的位置、意义。
4. 女性输尿管与子宫动脉的交叉关系；前列腺的形态、位置、毗邻与分叶。
5. 子宫的形态、位置和固定装置。
6. 子宫动脉起止和行径。
7. 输卵管的分部；阴道穹的构成、毗邻及意义。

二、熟　　悉

1. 髂总动脉、髂内动脉的行径和分支。
2. 骶丛的组成、位置；卵巢的位置和固定装置。
3. 盆内脏器的分布及其与腹膜的关系。
4. 盆筋膜的配布和筋膜间隙。

三、了　　解

1. 骨盆的组成。
2. 骶交感干、盆腔内脏神经的来源和配布。

第一节　概　　述

内 容 提 要

（一）境界与分区

盆部由盆壁和盆腔内脏器组成。盆部前面以耻骨联合上缘、耻骨结节、腹股沟和髂嵴前份连线与腹部分界；后面以髂嵴后份和髂后上棘至尾骨尖连线与腰区及骶尾区分界。

（二）体表标志

1. 骨性标志　髂嵴、髂结节、髂前上棘、髂前下棘、髂后上棘、髂后下棘、耻骨结节和耻骨联合上缘等。

2. 体表投影　髂总动脉及髂外动脉的体表投影：从髂前上棘与耻骨联合连线的中点至脐下 2cm 处，此线的上 1/3 段为髂总动脉的投影；下 2/3 段为髂外动脉的投影。

第二节 盆壁、盆筋膜和盆筋膜间隙

内容提要

（一）盆壁

1. 盆壁的骨骼 骨盆由两侧的髋骨、后方的骶骨和尾骨借助骨连结围成。骨盆的前壁为耻骨、耻骨支和耻骨联合，后壁由骶骨、尾骨及骶尾关节构成，两侧壁为髂骨和坐骨。

2. 盆壁肌 覆盖骨性盆壁内面的肌有闭孔内肌及梨状肌。闭孔内肌位于盆侧壁的前份，梨状肌位于盆侧壁的后份。在梨状肌上、下缘与坐骨大孔上、下缘之间的空隙分别称为梨状肌上孔和梨状肌下孔。

3. 盆底肌和盆膈 盆底肌由肛提肌和尾骨肌组成。盆膈由肛提肌和尾骨肌及覆盖其上、下面的盆膈上筋膜和盆膈下筋膜所构成。盆膈封闭骨盆下口的大部分，将骨盆腔和会阴分开。

（1）肛提肌：按其纤维起止及排列不同，可分为前列腺提肌（女性为耻骨阴道肌）、耻骨直肠肌、耻尾肌和髂尾肌四部分。

（2）尾骨肌：位于肛提肌的后方，起自坐骨棘，止于尾骨及骶骨侧缘。

（二）盆筋膜

1. 盆壁筋膜也称盆筋膜壁层，覆盖盆壁的内表面。位于骶骨前方的部分为骶前筋膜，覆盖梨状肌内表面的部分为梨状肌筋膜，而在闭孔内肌内表面的部分为闭孔筋膜。

2. 盆脏筋膜也称盆筋膜脏层，是包绕盆腔各脏器周围的结缔组织。盆脏筋膜增厚形成韧带，在男性主要有耻骨前列腺韧带、膀胱外侧韧带，在女性主要有耻骨膀胱韧带、子宫主韧带、子宫骶韧带等。盆脏筋膜向下与盆膈上筋膜移行，在男性于直肠与膀胱、前列腺、精囊之间形成直肠膀胱隔，在女性于直肠与阴道之间形成直肠阴道隔。此外，盆脏筋膜还伸入阴道与膀胱、尿道之间，分别形成膀胱阴道隔及尿道阴道隔。

3. 盆膈上筋膜覆盖肛提肌和尾骨肌的上面，盆膈下筋膜贴于肛提肌和尾骨肌的下面。

（三）盆筋膜间隙

1. 耻骨后隙也称膀胱前隙，前界为耻骨联合、耻骨上支及闭孔内肌筋膜；后界在男性为膀胱和前列腺，女性为膀胱；两侧界为脐内侧韧带；上界为壁腹膜至膀胱上面的返折部；下界在男性为盆膈和耻骨前列腺韧带，在女性为盆膈和耻骨膀胱韧带。

2. 骨盆直肠隙又称直肠旁隙，位于盆底腹膜与盆膈之间，在直肠周围，借直肠侧韧带分为前外侧部与后部。

3. 直肠后隙又称骶前间隙，前界为直肠筋膜鞘，后界为骶前筋膜，两侧借直肠侧韧带与骨盆直肠隙分开，上界为盆腹膜在骶骨前面的返折部，下界为盆膈上筋膜。

第三节 盆腔脏器

内容提要

（一）直肠

1. 位置和形态 直肠位于盆腔后部，上于第3骶椎高度接乙状结肠，向下穿盆膈延续为肛管。直肠下段管腔明显膨大称直肠壶腹。直肠在矢状面上有两个弯曲，上部弯曲称骶曲，下部的称会阴曲。在冠状面上有三个侧曲，上下两个弯曲略凸向右侧，中间一个弯曲明显凸向左侧。

2. 毗邻 直肠后面与骶骨、尾骨和梨状肌相邻，两侧借直肠侧韧带连于盆侧壁。男性直肠前面隔直肠膀胱陷凹与膀胱底上部、精囊和输精管壶腹相邻，直肠下部与前列腺、精囊、膀胱底下部、输精管壶腹及输尿管盆部相邻，它们与直肠间隔有直肠膀胱隔。女性直肠前面隔直肠子宫陷凹与子宫及阴道穹后部相邻，直肠前面与阴道间有直肠阴道隔。

3. 血管、淋巴和神经

（1）动脉：直肠由直肠上动脉、直肠下动脉及骶正中动脉分布。直肠上动脉为肠系膜下动脉的终支，下降至第3骶椎高度分为左、右支，分布于直肠壁内；直肠下动脉来自髂内动脉，其分支至直肠下部和肛管上部；骶正中动脉发出分支经直肠后面分布于直肠后壁。

（2）静脉：直肠的静脉与同名动脉伴行，这些静脉来自直肠肛管静脉丛，可分为直肠肛管内丛和直肠肛管外丛。

（3）淋巴：直肠的淋巴多伴随相应静脉回流。①直肠上部的淋巴管沿直肠上血管注入肠系膜下淋巴结；②两侧沿直肠下血管注入髂内淋巴结；③向下穿肛提肌与坐骨直肠窝内淋巴相通，注入髂内淋巴结；④向后注入骶淋巴结。

（4）神经：直肠和齿状线以上的肛管由交感神经和副交感神经支配。交感神经发自上腹下丛和盆丛，副交感神经发自盆内脏神经，经盆丛、直肠下丛分布于直肠和肛管。

（二）膀胱

1. 形态和位置 膀胱空虚时呈锥体状，可分为尖、体、底和颈四部分。顶端朝向前上，称膀胱尖。底部呈三角形，朝向后下，称膀胱底。尖与底之间的大部分称膀胱体。膀胱下部有尿道内口，与前列腺相接触，这一变细的部分称膀胱颈。膀胱空虚时位于小骨盆腔内，耻骨联合及耻骨支的后方，不超过耻骨联合上缘。膀胱充盈时膀胱与腹前壁间的腹膜返折线可升至耻骨联合上缘上方，此时膀胱大部被腹膜遮盖。

2. 毗邻 空虚的膀胱前面与耻骨联合相邻，下外侧面与肛提肌、闭孔内肌及其筋膜相邻，后方在男性与精囊、输精管壶腹和直肠相邻，女性则与子宫、阴道相邻。膀胱颈下方，在男性邻接前列腺，女性则邻接尿生殖膈。

3. 内面结构 在膀胱底内面，两输尿管口与尿道口之间有一三角形区域，由于缺少黏膜下层，黏膜和肌层紧密相连，无论在膀胱充盈或空虚时，其黏膜均平滑而无皱襞，此区称膀胱三角。

4. 血管、淋巴和神经

（1）动脉：有膀胱上动脉和膀胱下动脉。膀胱上动脉起自髂内动脉的脐动脉近侧段，分布于膀胱上、中部。膀胱下动脉起自髂内动脉，分布于膀胱底、精囊、前列腺及输尿管盆部下份等处。

（2）静脉：膀胱的静脉与动脉同名，在膀胱和前列腺两侧形成膀胱静脉丛，汇入膀胱静脉，注入髂内静脉。

（3）淋巴：膀胱的淋巴大部汇入髂外淋巴结，亦有少数汇入髂内淋巴结、髂总淋巴结或骶淋巴结。

（4）神经：膀胱的交感神经来自脊髓第11、12胸节和第1、2腰节，经盆丛至膀胱。副交感神经来自脊髓第2～4骶节的盆内脏神经。

（三）输尿管盆部和壁内部

1. 盆部于髂血管处续输尿管腹部，在骨盆上口处，左、右侧输尿管分别越过左髂总动脉末端和右髂外动脉起始部的前方。入盆腔后,沿盆腔侧壁至坐骨棘附近转向前内穿入膀胱底的外上角。女性输尿管盆部自后外向前内行,经子宫阔韧带基底部至子宫颈外侧约 2cm 处,有子宫动脉横过其前上方。

2. 壁内部自膀胱底的外上角,向内下斜穿膀胱壁全层,开口于膀胱三角的输尿管口。

(四) 前列腺

1. 位置、形态和毗邻 前列腺位于膀胱与尿生殖膈之间。上端宽大为前列腺底,邻接膀胱颈;下端尖细,位于尿生殖膈上,尖与底之间为前列腺体。前面有耻骨前列腺韧带,使前列腺筋膜(鞘)与耻骨后面相连。体的后面平坦,在正中线上有一纵行浅沟,称为前列腺沟,后面借直肠膀胱隔与直肠壶腹相邻。

2. 分叶分为前叶、中叶、后叶和两侧叶。前叶在尿道的前方,中叶位于尿道后方、两侧叶及射精管之间,两侧叶位于后叶前方、在前叶和中叶的两侧,后叶位于射精管、中叶和两侧叶的后方。

3. 被膜表面包被两层被膜,内层称前列腺囊,外层称前列腺鞘,鞘与囊之间有丰富的静脉丛。

(五) 输精管盆部、精囊和射精管

1. 输精管穿过腹环,向下沿盆侧壁行向后下,经输尿管末端前方至膀胱底的后面。输精管在精囊上端平面以下膨大的部分为输精管壶腹,末端渐细,与精囊的排泄管汇合成射精管。

2. 精囊为一对椭圆形的囊状腺体,位于前列腺底的后上方,输精管壶腹后外侧,前贴膀胱,后邻直肠。

3. 射精管由精囊排泄管与输精管末段汇合而成,向前下穿前列腺底的后部,开口于尿道前列腺部。

(六) 子宫

1. 形态 子宫似前后稍扁的倒置梨形,分为底、体、颈三部。子宫底为位于两侧输卵管子宫口上方的部分,子宫颈为下端长而狭细的部分,子宫体为底与颈之间的部分。子宫颈下端插入阴道内的部分,称为子宫颈阴道部,阴道以上的部分称为子宫颈阴道上部。子宫峡为子宫颈上端与子宫体相接较狭窄的部分。

2. 位置和毗邻 子宫位于盆腔中部,膀胱与直肠之间。成人正常子宫的位置是轻度前倾前屈位。当人体直立时,子宫底伏于膀胱上,子宫颈在坐骨棘平面以上。子宫前面隔膀胱子宫陷凹与膀胱上面为邻,子宫颈阴道上部的前面借膀胱阴道隔与膀胱底相邻;子宫后面为直肠子宫陷凹,子宫颈和阴道穹后部隔直肠子宫陷凹及直肠阴道隔与直肠相邻。

3. 固定装置

(1) 子宫阔韧带:位于子宫两侧,由子宫前、后面经侧缘向外伸至盆侧壁所形成的冠状位双层腹膜皱襞,其上缘游离,内含输卵管。可限制子宫向两侧移动。

(2) 子宫圆韧带:起于子宫角、输卵管子宫口的前下方,在阔韧带前叶的覆盖下向前外侧弯行,通过腹股沟管,止于阴阜和大阴唇皮下。维持子宫的前倾。

(3) 子宫主韧带:又称子宫颈横韧带,位于子宫阔韧带的基部,沿阴道穹侧部向后外延伸至盆侧壁,下方与盆膈上筋膜相续。维持子宫颈正常位置,使其维持在坐骨棘平面以上的重要结构。

(4) 骶子宫韧带:起自子宫颈上部的后面,向后呈弓形绕过直肠外侧附着于骶骨前面。

与子宫圆韧带协同维持子宫的前倾前屈。

（5）耻骨子宫韧带：起于子宫颈前面和阴道上部，向前呈弓形绕过膀胱外侧，附着于耻骨内面。限制子宫后倾和后屈。

4. 血管、淋巴和神经

（1）子宫动脉：起于髂内动脉，沿盆侧壁向前内下行进入子宫阔韧带基底部，在距子宫颈外侧约2cm处从输尿管前上方跨过，至子宫颈侧缘迂回上行，分布于子宫、阴道、输卵管和卵巢。

（2）子宫静脉：起于子宫阴道静脉丛，合成子宫静脉，注入髂内静脉。

（3）淋巴：子宫底和子宫体上部的淋巴管大部分沿卵巢血管注入腰淋巴结；子宫角附近的淋巴管沿子宫圆韧带注入腹股沟浅淋巴结；子宫体下部和子宫颈的淋巴管沿子宫动脉注入髂内或髂外淋巴结，一小部分注入骶淋巴结或髂总淋巴结。

（4）神经：主要来自盆丛的子宫阴道丛。其交感神经节前纤维来源于胸11、12和腰1、2脊髓节，副交感神经节前纤维来源于骶2～4脊髓节，经盆内脏神经到达子宫。

（七）卵巢

卵巢位于髂内、外动脉分叉处的卵巢窝内，呈扁椭圆形，可分为上、下两端，前、后两缘和内、外两面。上端称输卵管端，其附着于骨盆入口边缘包裹卵巢的腹膜向上形成的皱襞称卵巢悬韧带；下端以卵巢固有韧带连于子宫角，称子宫端。前缘中部的血管、神经出入处称卵巢门；后缘游离。卵巢的血液由卵巢动脉及子宫动脉的卵巢支供应。

（八）输卵管

输卵管位于子宫两侧，子宫阔韧带上缘内，由内向外分为四部分：①输卵管子宫部：在子宫角处穿子宫壁，开口于子宫腔。②输卵管峡：短而细直，管壁厚、管腔小，临床上常在此进行输卵管结扎术。③输卵管壶腹：管腔粗而弯曲，卵细胞一般在此处受精。④输卵管漏斗：为外侧端的扩大部分，呈漏斗状，漏斗周缘有输卵管伞，其中最长一条称卵巢伞。

（九）阴道

阴道位于骨盆腔中央，上端包绕子宫颈阴道部，下端开口于阴道前庭，称阴道口。在子宫颈与阴道壁之间的环形间隙称为阴道穹，分为前部、后部和左、右侧部。后部最深，与直肠子宫陷凹之间仅隔以阴道后壁及一层腹膜，临床常经此穿刺或切开引流腹膜腔积液。

第四节　盆部的血管、淋巴和神经

一、内容提要

（一）髂总动脉、静脉

腹主动脉平第4腰椎下缘高度分为左、右髂总动脉，沿腰大肌内侧向外下方斜行，至骶髂关节的前方分为髂内动脉和髂外动脉。髂总动脉的后内方有髂总静脉，左、右髂总静脉在腹主动脉分叉处的右侧偏下处汇合成下腔静脉。

（二）髂外动脉、静脉

髂外动脉沿腰大肌内侧缘下降，经腹股沟韧带中点深面至股前部，移行为股动脉。髂外静脉伴行于同名动脉的内侧。

（三）髂内动脉

1. 壁支　髂腰动脉发自髂内动脉起始处，分布于髂腰肌、腰方肌、髂骨、马尾和脊髓被膜。骶外侧动脉发自髂内动脉后干,分布于梨状肌、肛提肌和骶管内各结构。臀上动脉为髂内动脉后干的直接延续,分布于臀肌和髋关节。臀下动脉发自髂内动脉前干,分布于臀部和股后部。闭孔动脉发自髂内动脉前干,经闭膜管出盆腔至股部,分布于股内收肌群和髋关节。

2. 脏支包括膀胱上动脉、膀胱下动脉、直肠下动脉、子宫动脉、阴部内动脉等。

(四) 髂内静脉

髂内静脉位于盆腔侧壁髂内动脉的后内方,其属支可分为壁支和脏支,与髂内动脉同名分支伴行,收集盆部、臀部和会阴部的静脉血。

(五) 盆部的淋巴管和淋巴结

1. 髂外淋巴结　沿髂外动脉排列,收纳腹股沟浅、深淋巴结的输出管以及腹前壁下部和部分盆腔内脏器的淋巴,其输出管汇入髂总淋巴结。

2. 髂内淋巴结　沿髂内动脉及其分支排列,收纳大部分盆壁、盆腔内脏器、会阴深部结构、臀部和股后部淋巴,其输出管汇入髂总淋巴结。

3. 骶淋巴结　沿骶正中动脉和骶外侧动脉排列,收纳盆后壁、直肠、子宫颈或前列腺的淋巴,其输出管注入髂内淋巴结或髂总淋巴结。

4. 髂总淋巴结　沿髂总动脉周围排列,收集下肢、盆壁、盆腔脏器及腹壁下部的淋巴,其输出管分别注入左、右腰淋巴结。

(六) 盆部的神经

1. 闭孔神经来自腰丛,先在腰大肌内侧下行,沿盆侧壁经闭膜管至股部。

2. 骶丛由腰骶干($L_{4\sim5}$)和第1~4骶神经前支组成,在骶骨及梨状肌前面,髂内动脉的后方,其分支分布于臀部、会阴和下肢。

3. 尾丛由第4、5骶神经前支和尾神经前支组成,主要发出肛尾神经,穿骶结节韧带,分布于邻近的皮肤。

4. 盆部的内脏神经主要有骶交感干、上腹下丛和盆内脏神经。

(1) 骶交感干:由腰交感干延续而来,沿骶前孔内侧下降。至尾骨前方,左、右骶交感干末端会合形成的一个奇神经节,节后纤维参与构成盆丛。

(2) 腹下丛:腹下丛可分为上腹下丛和下腹下丛。上腹下丛位于第5腰椎及第1骶椎上部的前方,两髂总动脉之间,分出左、右腹下神经,分别连接左、右下腹下丛。下腹下丛(盆丛)分支伴髂内动脉的分支走行,再围绕盆腔器官形成直肠丛、膀胱丛、前列腺丛、子宫阴道丛等,并随动脉分支分布于盆腔各脏器。

(3) 盆内脏神经:节前纤维起自脊髓骶部第2~4节段的副交感核,随骶神经前支出骶前孔,离开骶神经前支形成盆内脏神经,加入下腹下丛,随下腹下丛分支到盆部脏器附近或脏器内的副交感神经节交换神经元,节后纤维支配结肠左区以下的消化管、盆腔脏器及外阴等。

(湖北医药学院　李文春)

二、测 试 题

（一）名词解释

1. 盆膈 2. 直肠后隙 3. 膀胱三角 4. 子宫峡 5. 阴道穹

（二）选择题

A 型题

1. 属于盆壁肌的是

A. 肛提肌 B. 梨状肌 C. 闭孔外肌 D. 尾骨肌 E. 髂肌

2. 属于盆底肌的是

A. 闭孔内肌 B. 髂肌 C. 闭孔外肌 D. 肛提肌 E. 梨状肌

3. 关于盆膈的叙述，正确的是

A. 由尿生殖膈上下筋膜及其间的肌肉构成

B. 封闭了整个骨盆下口

C. 由肛提肌，尾骨肌及盆膈上、下筋膜构成

D. 后部有一盆膈裂孔，被尿生殖膈所封闭

E. 与排便、分娩等无关

4. 肛提肌

A. 为尿生膈主要成分 B. 构成坐骨直肠窝底 C. 形成盆膈的一部分

D. 位于盆膈上方 E. 构成坐骨直肠窝的外侧壁

5. 盆壁筋膜可以形成的结构

A. 前列腺鞘 B. 腹膜会阴筋膜 C. 肛提肌腱弓

D. 直肠侧韧带 E. 直肠膀胱韧带

6. 关于盆筋膜的叙述，正确的是

A. 分为盆壁筋膜、盆脏筋膜和盆膈筋膜 B. 是腹内筋膜的直接延续

C. 盆壁筋膜与盆脏筋膜间为筋膜腔 D. 盆筋膜增强可形成韧带和隔

E. 盆膈上筋膜属于盆筋膜

7. 关于耻骨后隙的叙述，正确的是

A. 其上界为腹膜返折部，下界为盆膈 B. 又称膀胱后隙

C. 两侧为耻骨前列腺韧带，后界为直肠 D. 子宫手术切口入路无需经过此间隙

E. 耻骨骨折引起的血肿和膀胱前壁损伤的尿外渗常潴留此间隙内，可做耻骨上切口，在腹膜外进行处理

8. 膀胱前壁破裂尿液可渗入到

A. 耻骨后隙 B. 腹膜后隙 C. 腹膜腔内 D. 膀胱后隙 E. 直肠后隙

9. 直肠后隙

A. 位于骶骨与直肠之间 B. 位于骶前筋膜与直肠筋膜之间

C. 与耻骨后间隙有交通 D. 间隙内有骶前静脉丛

E. 封闭在盆腔内

10. 腹膜后空气造影时，空气首先注入

A. 坐骨直肠窝 B. 会阴浅隙 C. 直肠后隙 D. 耻骨后隙 E. 骨盆直肠隙

11. 盆腔脏器男、女性大体相同，由前向后依次为
A. 泌尿、生殖、消化三个系统的器官
B. 消化、生殖、泌尿三个系统的器官
C. 生殖、消化、泌尿三个系统的器官
D. 生殖、泌尿、消化三个系统的器官
E. 以上都不是
12. 关于直肠的叙述，正确的是
A. 中、上部的前面和两侧均有腹膜覆盖
B. 仅由肠系膜下动脉供血
C. 全长 14cm，有一个弯曲
D. 男性直肠前面隔直肠膀胱陷凹与膀胱底上部、精囊和输精管壶腹相邻
E. 下直肠横襞最大且恒定，距肛门 8 cm
13. 关于女性直肠毗邻的叙述，正确的是
A. 下部前面与梨状肌相邻
B. 后面借疏松结缔组织与骶尾骨和闭孔内肌相邻
C. 前面隔直肠子宫陷凹与子宫及阴道穹后部相邻
D. 两侧与阴道后壁相邻
E. 两侧的上部与盆丛相邻
14. 男性输尿管开口于膀胱之前与输精管的关系
A. 与输精管交叉，于输精管的后外方，经输精管壶腹与精囊之间达膀胱底
B. 与输精管交叉，在输精管前方通过
C. 与输精管平行
D. 远离输精管
E. 两者无毗邻关系
15. 有关输尿管的描述，错误的是
A. 右侧输尿管跨髂外动脉起始段的前方入盆
B. 左侧输尿管跨髂内动脉末段的前方入盆
C. 子宫动脉从其前上方经过
D. 经闭孔神经、血管的内侧前行
E. 绕输精管后外方穿入膀胱壁
16. 子宫的毗邻的说法，正确的是
A. 子宫颈阴道部前方借阴道与膀胱相邻
B. 子宫颈阴道上部前方借尿道阴道隔与尿道相邻
C. 子宫颈两侧有输卵管和子宫动脉
D. 子宫后面借直肠子宫陷凹及直肠阴道隔与直肠相邻
E. 子宫体两侧有子宫主韧带
17. 维持子宫正常位置的主要因素是
A. 邻近器官的相互影响
B. 韧带的牵拉和盆底肌的承托
C. 子宫的血管和神经等的牵拉
D. 输卵管和卵巢的牵引
E. 以上均不是
18. 卵巢
A. 被包于子宫阔韧带前、后层内
B. 位于髂内、外动脉分叉处
C. 输尿管从其前面经过
D. 卵巢悬韧带为结缔组织索
E. 卵巢血供只来自于卵巢动脉
19. 髂内动脉
A. 向下经骶骨前面入盆
B. 位于相应静脉的外侧
C. 输尿管沿盆侧壁经过髂内动脉后面
D. 在梨状肌上缘处分为前、后干
E. 前、后干均有脏支和壁支

20. 髂内动脉的分支
A. 前干的分支有壁支和脏支,后干的分支都是壁支
B. 膀胱上动脉是壁支
C. 臀上、下动脉由后干发出
D. 闭孔动脉是脏支
E. 臀上动脉在尾骨肌上缘出盆
21. 子宫动脉
A. 主干行于子宫阔韧带两层之间
B. 紧贴子宫下行
C. 距子宫颈外侧 2cm 处从输尿管前上方跨过
D. 不分布于输卵管
E. 也有分支供应膀胱
22. 骶丛
A. 位于尾骨肌前面
B. 由腰骶干组成
C. 位于髂内动脉前方
D. 由骶神经前支组成
E. 位于骶骨及梨状肌前面

X 型题

1. 盆筋膜
A. 分为盆壁筋膜、盆脏筋膜和盆膈筋膜
B. 是腹内筋膜的直接延续
C. 脏层与壁层间为筋膜腔
D. 盆膈上筋膜不属于盆筋膜
E. 盆筋膜增强可形成韧带和隔
2. 与盆膈有关的结构,包括
A. 盆膈筋膜
B. 肛提肌
C. 盆膈裂孔
D. 直肠
E. 尾骨肌
3. 耻骨后隙
A. 位于耻骨与膀胱之间
B. 两侧为脐内侧韧带
C. 尿道前列腺部破裂尿液可渗入此间隙
D. 作耻骨上切口可进入此间隙
E. 在此间隙可进行剖宫产手术
4. 直肠后间隙
A. 前界为直肠筋膜鞘
B. 后界为骶前筋膜
C. 下界为盆膈上筋膜
D. 上界为盆腹膜在骶骨前面的返折部
E. 感染可向腹膜后间隙扩散
5. 关于直肠后隙,说法正确的是
A. 位于骶前筋膜鞘和直肠筋膜之间
B. 与腹膜后隙相通
C. 为盆筋膜间隙的一种
D. 两侧与骨盆直肠隙相隔
E. 向下可达盆膈
6. 直肠指诊时,能触到的结构
A. 前列腺
B. 阴道后壁
C. 输尿管
D. 子宫颈
E. 精囊
7. 关于女性盆腔腹膜,下列说法正确的是
A. 包裹输卵管
B. 从输卵管返折形成卵巢悬韧带
C. 覆盖了整个子宫体
D. 覆盖膀胱各面
E. 覆盖直肠上 2/3 段的前面
8. 子宫颈
A. 部分由阴道包绕
B. 两侧借子宫主韧带连于盆侧壁

C. 癌变时主要转移至腹股沟浅淋巴结 D. 两侧有输尿管由后向前走行
E. 借子宫直肠陷凹与直肠相邻

9. 子宫的血管
A. 动脉主干行于阔韧带基底部 B. 输尿管与子宫动脉有交叉
C. 动脉有分支分布于阴道 D. 不分布于卵巢
E. 子宫静脉注入髂内静脉

10. 膀胱
A. 位于耻骨后隙 B. 男性膀胱底下部与前列腺相邻
C. 男性后方为直肠、精囊及输精管壶腹 D. 女性后方与子宫颈、阴道相邻
E. 膀胱手术时可不伤及腹膜

11. 关于前列腺,下列说法正确的是
A. 位于膀胱颈和尿生殖膈之间 B. 底的前部有尿道穿入
C. 后方借直肠膀胱陷凹与直肠壶腹相邻 D. 射精管自底的后部穿入
E. 周围有前列腺囊和鞘包裹

12. 卵巢
A. 位于髂内、外动脉之间卵巢窝内 B. 上端被输卵管包绕
C. 外侧面以卵巢悬韧带连于盆侧壁 D. 卵巢悬韧带是找卵巢血管的标志
E. 卵巢的神经血管自前缘出入

13. 直肠指检能触到的器官是
A. 子宫颈 B. 输卵管 C. 卵巢 D. 前列腺 E. 精囊

14. 前列腺
A. 外包有前列腺鞘 B. 底朝上接膀胱颈 C. 后方有输精管壶腹
D. 前面有前列腺沟 E. 前列腺底的后部有射精管穿入

15. 髂内动脉的分支
A. 髂内动脉在梨状肌下缘分成前干和后干
B. 后干的分支都是壁支 C. 臀上动脉由后干发出
D. 阴部内动脉由前干发出 E. 臀下动脉由前干发出

16. 属于髂内动脉脏支的是
A. 膀胱上动脉 B. 膀胱下动脉 C. 直肠下动脉 D. 子宫动脉 E. 阴部内动脉

(三) 填空题

1. 覆盖骨性盆壁内面的肌肉有________和________。

2. 构成盆膈的肌肉是________和________。

3. 按肌纤维的起止和排列,男性肛提肌自前向后可分为________、耻骨直肠肌、________、髂尾肌等四部。

4. 盆壁筋膜主要有骶前筋膜、________、________。

5. 盆脏筋膜在脏器周围形成一些________,________和韧带。

6. 具有重要临床意义的盆筋膜间隙有耻骨后隙、________和________。

7. 直肠在矢状面上的两个弯曲是________和________。

8. 直肠的后面与________、________和梨状肌相邻。

9. 直肠供血的动脉主要有________、直肠下动脉和________。

10. 男性直肠上部隔直肠膀胱陷凹与膀胱底上部、________和________相邻。

11. 膀胱的动脉有________和________。

12. 在骨盆入口处，左输尿管越过________前方，右输尿管________前方。

13. 前列腺可分为五叶，即前叶、________、后叶和________。

14. 子宫颈和阴道穹后部隔________及________与直肠相邻。

15. 维持子宫在坐骨棘平面以上的重要韧带是________，营养子宫的血管走行于________韧带基底部。

16. 卵巢位于________和________分叉处的卵巢窝内。

17. 腹主动脉平________高度分为________。

18. 髂内动脉沿盆后外侧壁下行，达梨状肌上缘处分________和________。

（四）简答题

1. 简述盆部肌肉的组成。
2. 简述盆膈的构造。
3. 具有重要临床意义的盆筋膜间隙有哪些？
4. 简述直肠的血供来源及分布。
5. 简述膀胱的形态和位置。
6. 简述前列腺的分叶。
7. 子宫的固定装置有哪些？
8. 简述子宫的动脉血供及静脉回流。
9. 女性腹膜腔借何通道与外界相通？
10. 简述髂内动脉的分支名称。
11. 简述髂内静脉收集的静脉名称及注入部位。
12. 盆部的内脏神经有哪些？

（五）论述题

1. 试述盆筋膜的配布。
2. 试述直肠的位置、形态、毗邻和血供。
3. 试述子宫的位置、毗邻、分部及固定装置。
4. 试述输卵管分部、动脉血供及静脉回流。

（六）案例分析题

1. 患者，石先生，74 岁，因尿频、排尿困难 8 年来院就诊。8 年前患者出现尿频、夜尿 3 ~ 5 次，尿流变细，排尿无力，尿后滴沥等排尿困难表现，后症状逐渐加重，夜尿 7 ~ 10 次，曾口服各种药物治疗效果不佳。彩超检查显示：前列腺体积增大。诊断为前列腺肥大。

请思考以下问题：

（1）前列腺的位置、形态和毗邻。

（2）前列腺的分叶。

（3）体检时如何判断前列腺肥大？

（4）为何出现尿频、夜尿增多，尿流变细，排尿无力，尿后滴沥等排尿困难表现？

2. 一女性 26 岁，右下腹疼痛，并突然加剧，伴有恶心、呕吐，疼痛逐渐扩散全腹，肛门坠胀感。入院检查，发现血压下降，脉搏变快、变弱，下腹部有明显压痛、反跳痛，叩诊有移动性浊音,阴道后穹穿刺抽出不凝血液。患者主诉停经已有6周。诊断为宫外孕、失血性休克,立即行剖腹探查手术。

请思考以下问题：

(1) 异位妊娠的解剖学基础。

(2) 如是输卵管妊娠破裂出血,其出血来源于哪些动脉?

(3) 为什么会出现肛门坠胀感?

(4) 如果同时行另一侧输卵管结扎手术,在何处进行?

附参考答案

(一) 名词解释

1. 盆膈由肛提肌和尾骨肌及覆盖其上、下面的盆膈上筋膜和盆膈下筋膜所构成。封闭骨盆下口的大部分,具有支持和固定盆内脏器的作用,可协助排便和分娩。

2. 直肠后隙又称骶前间隙,前界为直肠筋膜鞘,后界为骶前筋膜,两侧借直肠侧韧带与骨盆直肠隙分开,上界为盆腹膜在骶骨前面的返折部,下界为盆膈上筋膜。直肠后隙的炎症或积脓,向上可沿腹膜后隙蔓延。

3. 膀胱空虚时,出现许多黏膜皱襞,充盈时皱襞消失。但在膀胱底内面,两输尿管口与尿道口之间有一三角形区域,由于缺少黏膜下层,黏膜和肌层紧密相连,无论在膀胱充盈或空虚时,其黏膜均平滑而无皱襞,此区称膀胱三角,是结核和肿瘤的好发部位。

4. 子宫峡为子宫颈上端与子宫体相接较狭窄的部分。在非妊娠期峡部长仅1cm,在妊娠期间,子宫峡逐渐扩展变长,临产时形成子宫下段。妊娠末期,此部可延长至7~11cm。产科常在此处行剖腹取胎。

5. 在子宫颈与阴道壁之间的环形间隙称为阴道穹,按其部位分为前部、后部和左、右侧部。后部最深,与直肠子宫陷凹之间仅隔以阴道后壁及一层腹膜,临床常经此穿刺或切开引流腹膜腔积液。

(二) 选择题

A 型题

1. B 2. D 3. C 4. C 5. C 6. C 7. E 8. A 9. B 10. C 11. A 12. D 13. C 14. A 15. B 16. D 17. B 18. B 19. D 20. A 21. C 22. E

X 型题

1. ABE 2. ABCE 3. ABDE 4. ABCDE 5. ABCDE 6. ABDE 7. ABCE 8. ABDE 9. ABCE 10. CDE 11. ABDE 12. ABE 13. ADE 14. ABCE 15. BCDE 16. ABCDE

(三) 填空题

1. 闭孔内肌,梨状肌 2. 肛提肌,尾骨肌 3. 前列腺提肌,耻尾肌 4. 梨状肌筋膜,闭孔筋膜 5. 筋膜鞘,筋膜隔 6. 骨盆直肠隙,直肠后隙 7. 骶曲,会阴曲 8. 骶骨,尾骨 9. 直肠上动脉,骶正中动脉 10. 精囊,输精管壶腹 11. 膀胱上动脉,膀胱下动脉 12. 左髂总动脉末端,右髂外动脉起始部 13. 中叶,两侧叶 14. 直肠子宫陷凹,直肠阴道隔 15. 子宫主韧带,子宫阔韧带 16. 髂内动脉,髂外动脉 17. 第4腰椎下缘,左、右髂总动脉 18. 前干,后干

（四）简答题

1. 盆部肌肉的由盆壁肌和盆底肌组成。盆壁肌有闭孔内肌及梨状肌，盆底肌由肛提肌和尾骨肌组成。

2. 盆膈由肛提肌和尾骨肌及覆盖其上、下面的盆膈上筋膜和盆膈下筋膜所构成。盆膈前份有盆膈裂孔，在男性孔内有尿道通过，在女性则有尿道和阴道通过。盆膈后部有肛管通过。

3. 具有重要临床意义的盆筋膜间隙有耻骨后隙、骨盆直肠隙和直肠后隙。

4. 直肠由直肠上动脉、直肠下动脉及骶正中动脉分布。直肠上动脉为肠系膜下动脉的终支，至第3骶椎高度分为左、右支，分布于直肠壁内。直肠下动脉来自髂内动脉，其分支至直肠下部和肛管上部。骶正中动脉发出分支经直肠后面分布于直肠后壁。

5. 膀胱空虚时呈锥体状，充盈时呈球形。可分为尖、体、底和颈四部。顶端朝向前上，称膀胱尖。底部呈三角形，称膀胱底。尖与底之间的大部分称膀胱体。膀胱下部与前列腺相接触，这一变细的部分称膀胱颈。膀胱空虚时位于小骨盆腔内，耻骨联合及耻骨支的后方，不超过耻骨联合上缘。

6. 前列腺分为五叶：前叶、中叶、后叶和两侧叶。前叶在尿道的前方。中叶呈楔形，位于尿道后方、两侧叶及射精管之间。两侧叶位于后叶前方，在前叶和中叶的两侧。后叶位于射精管、中叶和两侧叶的后方。

7. 子宫的固定装置有韧带、尿生殖膈和盆底肌。其中韧带有子宫阔韧带、子宫圆韧带、子宫主韧带、骶子宫韧带和耻骨子宫韧带。

8. 子宫的动脉血供来自子宫动脉，起于髂内动脉，在距子宫颈外侧约2cm处从输尿管前上方跨过，至子宫颈侧缘迂回上行，沿途分支进入子宫壁。子宫静脉起于子宫阴道静脉丛，在平子宫口高度合成子宫静脉，注入髂内静脉。

9. 女性的腹膜腔借输卵管、子宫、阴道与外界相通。

10. 髂内动脉分为前、后两干，后干的分支都是壁支，前干的分支有壁支和脏支。壁支有髂腰动脉、骶外侧动脉、臀上动脉、臀下动脉、闭孔动脉。脏支包括膀胱上动脉、膀胱下动脉、直肠下动脉、子宫动脉、阴部内动脉等。

11. 髂内静脉与髂内动脉同名分支伴行，收集盆部、臀部和会阴部的静脉血。包括膀胱静脉丛、直肠静脉丛、前列腺静脉丛、子宫静脉丛、阴道静脉丛、卵巢静脉丛等。绝大多数的静脉注入髂内静脉。

12. 盆部的内脏神经主要有骶交感干、上腹下丛和盆内脏神经。

（五）论述题

1. 盆筋膜是腹内筋膜的直接延续，可分盆壁筋膜、盆脏筋膜和盆膈筋膜。盆壁筋膜也称盆筋膜壁层，位于骶骨前方的部分为骶前筋膜，覆盖梨状肌内表面的部分为梨状肌筋膜，而在闭孔内肌内表面的部分为闭孔筋膜。盆脏筋膜也称盆筋膜脏层，是包绕盆腔各脏器周围的结缔组织，为盆膈上筋膜向脏器表面的延续，并在脏器周围形成一些筋膜鞘、筋膜隔和韧带等，有支持、固定脏器位置的作用。盆膈上筋膜覆盖肛提肌和尾骨肌的上面，盆膈下筋膜贴于肛提肌和尾骨肌的下面。

2. 试述直肠的位置、形态、毗邻和血供。

（1）位置和形态：直肠位于盆腔后部，上于第3骶椎高度接乙状结肠，向下穿盆膈延续为肛管。直肠下段管腔明显膨大称直肠壶腹。直肠在矢状面上有两个弯曲，上部称骶曲，下部的会阴曲。在冠状面上有三个侧曲，上下两个弯曲略凸向右侧，中间一个弯曲明显凸向左侧。

（2）毗邻：直肠的后面与骶骨、尾骨和梨状肌相邻。直肠两侧借直肠侧韧带连于盆侧壁，韧带中有直肠下血管和盆内脏神经。男性直肠前面隔直肠膀胱陷凹与膀胱底上部、精囊和输精管壶腹相邻；直肠下部与前列腺、精囊、膀胱底下部、输精管壶腹及输尿管盆部相邻，它们与直肠之间隔有直肠膀胱隔。女性直肠前面隔直肠子宫陷凹与子宫及阴道穹后部相邻，直肠前面与阴道之间有直肠阴道隔分隔。

（3）血供：直肠由直肠上动脉、直肠下动脉及骶正中动脉分布。

3. 试述子宫的位置、毗邻、分部及固定装置。

（1）位置和毗邻：子宫位于盆腔中部，膀胱与直肠之间。成人正常子宫的位置是轻度前倾前屈位。当人体直立时，子宫底伏于膀胱上，子宫体几乎与地面平行，子宫颈则在坐骨棘平面以上。子宫前面隔膀胱子宫陷凹与膀胱上面为邻。子宫颈阴道上部的前面借膀胱阴道隔与膀胱底相邻。子宫后面为直肠子宫陷凹，子宫颈和阴道穹后部隔直肠子宫陷凹及直肠阴道隔与直肠相邻。

（2）分部：子宫分为底、体、颈三部。子宫底为位于两侧输卵管子宫口上方的部分，子宫颈为下端长而狭细的部分，子宫体为底与颈之间的部分。子宫颈下端插入阴道内的部分，称为子宫颈阴道部；阴道以上的部分称为子宫颈阴道上部。

（3）固定装置：有韧带、尿生殖膈和盆底肌。其中韧带有子宫阔韧带、子宫圆韧带、子宫主韧带、骶子宫韧带和耻骨子宫韧带。

4. 输卵管由内向外分为四部分：输卵管子宫部：在子宫角处穿子宫壁，行于子宫壁的肌层内，开口于子宫腔。输卵管峡：短而细直，管壁厚、管腔小。输卵管壶腹：管腔粗而弯曲，卵细胞一般在此处受精。输卵管漏斗：为外侧端的扩大部分，呈漏斗状，漏斗周缘有许多指状突起称输卵管伞，其中最长的一条伞，达卵巢上端称卵巢伞。输卵管的子宫部和峡由子宫动脉的分支供应，输卵管漏斗和壶腹由卵巢动脉的分支供应。输卵管的静脉一部分汇入子宫静脉，一部分汇入卵巢静脉。

（六）案例分析题

1. 案例分析1

（1）前列腺的位置、形态和毗邻：前列腺位于膀胱与尿生殖膈之间。上端宽大为前列腺底，邻接膀胱颈；下端尖细，位于尿生殖膈上，尖与底之间为前列腺体，体分前面、后面和外侧面。前面有耻骨前列腺韧带，使前列腺筋膜（鞘）与耻骨后面相连。后面借直肠膀胱隔与直肠壶腹相邻。

（2）前列腺的分叶：分为前叶、中叶、后叶和两侧叶五叶。

（3）体检时通过肛门指检，检查前列腺大小，中央沟是否消失，有无结节、前列腺硬度，有无压痛等判断前列腺是否肥大。

（4）前列腺肥大如果向膀胱颈部发展，早期表现为排尿次数增多，夜里更为明显。随着时间的推移，膀胱肌肉疲劳，排尿更加无力，残余尿量更随之增加，这时前列腺更加充血水肿，使排出的尿流变细、分叉。中叶肥大，压迫尿道引起排尿无力、尿后滴沥等排尿困难。

2. 案例分析2

（1）正常情况下，受精卵会由输卵管迁移到子宫腔着床，慢慢发育成胎儿，称为宫内孕。但是，由于种种原因，受精卵在迁移的过程中出了问题，没有到达子宫，而种植在子宫腔外某处则称宫外孕，医学上又称为异位妊娠。宫外孕部位最多见于输卵管，少数也可见于卵巢、宫颈等处。如输卵管妊娠中存活的孕卵脱落在腹腔内，偶尔还在腹腔内脏器官如大网膜上继续生长,则形成腹腔妊娠。输卵管内植入的孕卵若自管壁分离而流入腹腔则形成输卵管妊娠流产,孕卵绒毛穿破管壁而破裂则形成输卵管妊娠破裂,二者均可引起腹腔内出血,但后者更严重,常由于大量的内出血而导致休克,甚至于危及生命。

(2) 输卵管妊娠破裂出血来源于卵巢动脉和子宫动脉。

(3) 宫外孕破裂,可引起腹腔内出血,血液积聚在直肠子宫陷凹,会出现肛门坠胀感。

(4) 输卵管结扎手术在输卵管峡处进行。

三、案例分析

教材案例 7-1 分析

1. 参与维持子宫正常位置的韧带和作用是子宫阔韧带:可限制子宫向两侧移动;子宫圆韧带:维持子宫的前倾;子宫主韧带:维持子宫颈正常位置,使其维持在坐骨棘平面以上;骶子宫韧带:向后上牵引子宫颈,与子宫圆韧带协同维持子宫的前倾前屈;耻骨子宫韧带:限制子宫后倾和后屈。

2. 维持子宫正常位置的结构除韧带外还有:①尿生殖膈;②盆膈;③膀胱(通常前倾前屈的子宫伏于其上及直肠壶腹,从后面支持宫颈和阴道);④阴道与膀胱之间,阴道与尿道之间的纤维性结缔组织也可看成一种支持因素。

【盆部解剖与观察】

本节可不解剖尸体,采用标本观察

1. 观察大、小骨盆及其分界。
2. 观察盆腔内脏器和腹膜的关系。
3. 观察盆膈肌、盆壁肌。
4. 观察盆腔器官的血管和神经分布。

(湖北医药学院　李文春)

第八章　会　　阴

【学习目标】

一、掌　　握

1. 盆底肌的配布和盆膈的构成。
2. 直肠的位置、毗邻、血管分布及淋巴引流。
3. 坐骨直肠窝的位置、境界、内容及其临床意义。
4. 尿生殖区的筋膜、会阴浅隙和深隙的构成及其内容。
5. 尿生殖膈、肛直肠环、会阴中心腱的组成和作用。

二、熟　　悉

1. 会阴的概念、境界和分区。
2. 阴部管(Alcock 管)。

三、了　　解

1. 阴茎及其被膜。
2. 女外阴。
3. 肛区皮肤、浅筋膜。

第一节　肛　　区

内容提要

(一) 会阴的概念、境界与分区

会阴依据其实际意义不同,包含广义会阴和狭义会阴两个概念。广义会阴是指盆膈以下封闭骨盆下口的全部软组织,其境界呈菱形,前界为耻骨联合下缘与耻骨弓状韧带,两侧为耻骨弓、坐骨结节及骶结节韧带,后界为尾骨尖。两侧坐骨结节之间的连线将其分为前后两个三角区,两区不在同一平面上,前方三角区为尿生殖区,后方三角区为肛区。

(二) 肛管的形态位置及其血管与淋巴回流

1. 形态与位置　肛管上端在盆膈平面续接直肠,向后下绕尾骨尖终于肛门。肛管内面有纵行的黏膜皱襞称肛柱;肛柱下端有半月形的肛瓣,两者共同围成肛窦;肛柱下端与肛瓣的连线称齿状线;齿状线以下宽约 1.5cm 的环形区域称肛梳;肛梳下缘的环形线称白线。

2. 血管与淋巴　肛管的血液供应来自肛动脉、直肠下动脉。以齿状线为界,线上方静脉回流至肛门静脉,淋巴回流至骶内淋巴结和肠系膜下淋巴结;线下方静脉回流至下腔静脉,淋巴回流至腹股沟浅淋巴结。

(三) 肛门外括约肌与肛直肠环

肛门外括约肌可分皮下部、浅部和深部。肛门外括约肌的浅部和深部、直肠下部的纵行肌、肛门内括约肌以及肛提肌等，共同构成围绕肛管的强大肌环，称肛直肠环，此环对肛管具有极其重要的括约作用，若手术损伤将导致大便失禁。

（四）坐骨肛门窝及阴部管

坐骨肛门窝又称坐骨直肠窝，位于肛门和坐骨结节之间，为尖朝上、底朝下的锥形间隙。窝尖由盆膈下筋膜与闭孔筋膜汇合而成，窝底为肛区的皮肤。内侧壁为肛门外括约肌、肛提肌及盆膈下筋膜，外侧壁为坐骨结节、闭孔内肌及闭孔筋膜。在外侧壁坐骨结节上方3～4cm处，闭孔筋膜与会阴筋膜共同围成的管状裂隙称为阴部管，又称Alcock管，起于坐骨小孔附近，向下前行至尿生殖膈的后缘，会阴部的血管、神经、淋巴管穿经此管。

第二节 男性尿生殖区

内容提要

（一）会阴浅隙与会阴深隙

1. 会阴浅隙又称为会阴浅袋，为会阴浅筋膜与尿生殖膈下筋膜之间的间隙。在浅隙内，两侧坐骨支和耻骨下支的边缘上分别有阴茎海绵体左、右脚附着，脚表面覆盖坐骨海绵体肌。尿道球在正中线上，尿道球的下表面覆盖球海绵体肌，一对会阴浅横肌位于浅隙的后份，由于在两侧和后方，会阴浅筋膜与尿生殖膈下筋膜融合，会阴浅隙封闭。会阴浅筋膜与阴囊肉膜、阴茎浅筋膜、腹前外侧壁浅筋膜深层相延续，浅隙向前开放，故该处尿道损伤破裂时，尿液可经该隙渗漏到阴囊、阴茎和腹前壁下部等处。

2. 会阴深隙又称会阴深袋，由尿生殖膈上、下筋膜前后缘愈合形成，为一密闭的间隙。深隙内的主要结构为一层扁肌，附着于两侧的耻骨弓，在中线交织融合，后部纤维止于会阴中心腱。前面的大部分围绕尿道膜部称为尿道括约肌，后面的纤维起自坐骨支内侧面，向内附着于会阴中心腱，称为会阴深横肌，其内埋有尿道球腺，位于尿道膜部后外侧。尿道括约肌、会阴深横肌与覆盖其上、下面的尿生殖膈上、下筋膜共同构成尿生殖膈。尿道膜部损伤，尿液外渗仅限于该间隙内。

（二）阴部内动脉分支

阴部内动脉行至尿生殖膈后缘分为两支，即会阴动脉和阴茎动脉。会阴动脉走行于浅隙内，有两条分支：会阴横动脉和阴囊后动脉。阴茎动脉向前内进入会阴深隙，发出尿道球动脉和尿道动脉，穿尿生殖膈下筋膜，进入尿道海绵体。

（三）阴囊、精索及阴茎

1. 阴囊是容纳睾丸、附睾和精索下部的囊袋状结构，悬于耻骨联合下方，两侧大腿前内侧之间。睾丸鞘膜包裹睾丸和附睾，可分脏层和壁层，脏层贴于睾丸和附睾表面，在附睾后缘与壁层相移行，两层之间为鞘膜腔。阴囊动脉来源于股动脉的阴部外浅、深动脉、阴部内动脉的阴囊后动脉和腹壁下动脉的精索外动脉。髂腹股沟神经、生殖股神经的生殖支，主要来自第1腰脊髓节段，分布于阴囊的前2/3；会阴神经的阴囊后神经和股后皮神经的会阴支，主要来自第3骶脊髓节段，分布于阴囊的后1/3。

2. 精索由输精管、睾丸动脉、蔓状静脉丛、淋巴管、神经等构成。精索包绕有三层被膜，即精索外筋膜、提睾肌和精索内筋膜。

3. 阴茎可分为阴茎头、体、根三部分。阴茎根位于会阴浅隙内，分开附着于两侧耻骨弓下方,主要由两条阴茎海绵体和一条尿道海绵体构成,包被皮肤及皮下结构。阴囊前、后动脉供应阴茎皮肤。阴茎背动脉和阴茎深动脉主要供应阴茎海绵体。尿道海绵体主要由尿道球动脉和尿道动脉供应。阴茎的感觉神经,除靠近根部小部分皮肤为髂腹股沟神经分支分布外,其余为阴茎背神经分布。

(四) 男性尿道

男性尿道起自膀胱尿道内口,止于尿道外口,兼有排尿和排精功能。男性尿道全长粗细不等,有三个狭窄、三个扩大和两个弯曲。三个狭窄位于尿道内口、膜部和尿道外口;三个扩大位于前列腺部、尿道球部和阴茎头部舟状窝;两个弯曲即耻骨下弯和耻骨前弯。

第三节 女性尿生殖区

一、内容提要

(一)女性尿道

女性尿道短而直,长约3~5cm,直径为0.6cm,自尿道内口向前下方穿过尿生殖膈,开口于阴道前庭。尿道的后面为阴道,两者的壁紧贴在一起。分娩时如胎头在阴道内滞留时间过长,胎头嵌压在耻骨联合下,软产道组织因长时间受压,可发生缺血性坏死,导致产后尿瘘,尿液自阴道流出。

(二) 会阴中心腱

会阴中心腱又称会阴体,男性位于肛门与阴囊之间,女性位于肛门与阴道前庭后端之间。会阴中心腱是肛门外括约肌浅部、球海绵体肌、会阴浅横肌、会阴深横肌和肛提肌附着点,具有协同加固盆底、承托盆内脏器的作用。在臀位分娩和钳夹分娩时,产科医生常常会做通过会阴后侧方的切口,女性会阴对阴道后壁有支撑作用。

(天津医科大学 邵 珩 王春妹)

二、测 试 题

(一) 名词解释

1. 肛柱 2. 肛窦 3. 齿状线 4. 白线 5. 肛梳 6. 肛直肠环 7. 坐骨肛门窝 8. 阴部管 9. 会阴浅间隙 10. 会阴深间隙 11. 会阴中心腱

(二) 选择题

A 型题

1. 会阴分为尿生殖膈区和肛区,其分区标志为

A. 耻骨嵴 B. 耻骨结节 C. 耻骨弓 D. 坐骨结节 E. 坐骨嵴

2. 下列不属于肛提肌的是

A. 前列腺提肌 B. 耻骨直肠肌 C. 髂尾肌 D. 耻尾肌 E. 尾骨肌

3. 关于坐骨直肠窝的叙述错误的是

A. 位于肛管的两侧 B. 窝底为皮肤

C. 可分为顶、底及内外侧壁 D. 其内充满脂肪组织

E. 窝顶由盆膈上筋膜和闭孔筋膜汇合而成

4. 肛管直肠周围脓肿最多见于
A. 坐骨直肠窝 B. 骨盆直肠隙 C. 直肠后隙 D. 直肠黏膜下 E. 肛门旁皮下
5. 关于尿生殖区的叙述正确的是
A. 位于盆膈上方
B. 有阴部管在其外侧壁走行
C. 外侧界为坐骨直肠窝
D. 后界为会阴横韧带
E. 受会阴神经支配
6. 关于会阴浅隙叙述正确的是
A. 位于尿生殖膈上、下筋膜之间
B. 内有尿道球和阴茎脚
C. 完全封闭
D. 有尿道膜部通过
E. 尿道球部破裂，尿液局限于此隙
7. 关于会阴深隙叙述错误的是
A. 位于尿生殖膈上、下筋膜之间
B. 完全封闭
C. 内有尿道球腺
D. 内有尿道括约肌和会阴深横肌
E. 内有尿道球和阴茎脚
8. 关于男性尿生殖膈的叙述，正确的是
A. 由会阴深横肌组成
B. 会阴浅筋膜覆盖其表面
C. 膈内有肌肉附于会阴中心腱
D. 尿道球部破裂，尿液可渗至该膈
E. 尿道在此破裂，尿液可渗至阴茎
9. 关于阴囊的叙述，错误的是
A. 皮肤薄，有少量的阴毛
B. 肉膜是其浅筋膜
C. 阴囊中膈将其分为左右两部
D. 肉膜深面由外向内分别是精索内筋膜、提睾肌、精索外筋膜
E. 当体温升高时，阴囊皮肤的皱褶消失
10. 关于阴茎的叙述，错误的是
A. 皮肤薄而有伸缩性
B. 浅筋膜内无脂肪
C. 深筋膜包裹阴茎的三条海绵体
D. 行包皮切除术或者阴茎手术时主要麻醉阴茎背神经
E. 阴茎根固定在会阴深隙内
11. 尿道海绵体破裂时，尿液可渗到
A. 会阴深隙、阴囊、阴茎
B. 会阴深隙、阴囊、股部
C. 会阴浅隙、阴囊、耻骨后隙
D. 会阴浅隙、阴囊、阴茎、脐以下腹前壁浅筋膜深面
E. 仅限于阴茎的范围之内
12. 关于会阴中心腱的说法，错误的是
A. 男性位于肛门与阴囊根之间
B. 女性位于肛门与阴道前庭后端之间
C. 肛门内外括约肌都附着与此
D. 具有加固盆底承托盆内脏器的作用
E. 肛门内外括约肌都附着于此

13. 齿状线以上的肛管
A. 淋巴回流入腹股沟浅淋巴结　B. 静脉回流到肠系膜上静脉
C. 接受阴部神经的肛神经支配　D. 由直肠上动脉供给
E. 接受交感和副交感神经支配
14. 精索的被膜由外向内是
A. 睾丸鞘膜壁层、提睾肌和精索内筋膜　B. 睾丸鞘膜脏层、提睾肌和精索内筋膜
C. 精索外筋膜、提睾肌和精索内筋膜　D. 提睾肌、精索内筋膜和睾丸鞘膜
E. 精索内筋膜、提睾肌和睾丸鞘膜
15. 对男性尿道描述,错误的是
A. 尿道膜部和海绵体部称为前尿道
B. 为排尿和排精的通道　C. 穿过前列腺、尿生殖膈和尿道海绵体
D. 尿道海绵体部和膜部相接处管壁最薄　E. 起于膀胱尿道内口
16. 骨盆骨折时最常见的尿道损伤部位是
A. 尿道前列腺部　B. 尿道膜部　C. 尿道海绵体部
D. 尿道球部　E. 前尿道
17. 典型的骑跨伤容易损伤尿道的
A. 膜部　B. 球部　C. 前列腺部　D. 尿道内口　E. 尿道外口
18. 下列关于阴部管的叙述,正确的是
A. 位于尿生殖区
B. 穿过梨状肌上孔的血管和神经进入该管
C. 切开会阴部的肌肉即可找到该管
D. 由尿生殖膈下筋膜所构成　E. 由闭孔内肌筋膜所构成

X 型题

1. 关于会阴的叙述,正确的有
A. 有广义和狭义之分　B. 通过坐骨结节之间连线分为尿生殖区和肛区
C. 会阴境界略呈菱形　D. 前角为耻骨联合下缘
E. 后角为尾骨尖
2. 肛提肌包括
A. 前列腺提肌　B. 耻骨直肠肌　C. 耻尾肌　D. 髂尾肌　E. 尾骨肌
3. 直肠的血供来自
A. 直肠上动脉　B. 直肠下动脉　C. 肛动脉　D. 骶外侧动脉　E. 骶正中动脉
4. 在精索部结扎输精管,其切口经过下列哪些层次
A. 皮肤　B. 精索外筋膜　C. 提睾肌　D. 精索内筋膜　E. 睾丸鞘膜腔
5. 组成肛管直肠环的肌肉有
A. 肛门外括约肌的浅部和深部　B. 肛门外括约肌的皮下部
C. 肛门内括约肌　D. 耻骨直肠肌
E. 直肠纵肌
6. 有关阴部管的叙述,正确的有
A. 由闭孔内肌筋膜构成　B. 穿经坐骨小孔的结构进入该管
C. 该管位于坐骨肛门窝的内侧壁上　D. 内有阴部血管和阴部神经

E. 行女性外阴部手术时,可向管内注药行局部阻滞麻醉

7. 关于坐骨直肠窝的叙述,错误的有

A. 为位于坐骨与直肠间的楔形腔隙

B. 仅外侧壁阴部管内有神经、血管等重要结构

C. 底为皮肤、浅筋膜和盆膈筋膜

D. 其位于齿状线平面以上部分称为肛周隙

E. 两侧的坐骨直肠窝不相通

8. 构成坐骨肛门窝内侧壁的是

A. 坐骨结节　　B. 肛门外括约肌　　C. 肛提肌

D. 骶结节韧带　　E. 臀大肌下缘

9. 经过阴部管的是

A. 臀下动脉　　B. 阴部内动脉　　C. 阴部神经

D. 臀上动脉　　E. 臀上神经

10. 组成精索的结构有

A. 睾丸动脉　　B. 输精管　　C. 蔓状静脉丛　　D. 附睾管　　E. 提睾肌

11. 与会阴浅隙有关的筋膜是

A. 会阴浅筋膜　　B. 阴茎浅筋膜　　C. Scarpa 筋膜

D. 尿生殖膈上筋膜　　E. 尿生殖膈下筋膜

12. 下列关于会阴深隙的叙述,正确的是

A. 由会阴浅筋膜和尿生殖膈上筋膜组成

B. 由尿生殖膈上、下筋膜组成　　C. 尿道膜部穿过其中

D. 为一密闭的间隙　　E. 又称尿生殖膈

13. 关于男性尿生殖区结构的叙述,正确的是

A. 会阴浅筋膜浅层与阴囊肉膜相续

B. 会阴浅、深间隙位于三层会阴深筋膜之间

C. 会阴浅隙有尿道球腺和会阴神经和血管

D. 会阴深间隙有尿道膜部和阴茎背动脉和神经

E. 会阴中心腱由尿生殖膈后缘与肛门外括约肌前端结合而成

14. 女性尿生殖膈区的结构特点是

A. 在会阴浅隙内,两侧有阴蒂脚和坐骨海绵体肌,内侧有前庭球和前庭大腺及球海绵体肌

B. 会阴深隙内有尿道和阴道通过,并有围绕其周围的尿道阴道括约肌

C. 会阴中心腱较男性发育良好

D. 尿生殖膈下筋膜较男性薄弱

E. 会阴中心腱上续直肠阴道隔下缘

15. 会阴中心腱

A. 又称为会阴体　　B. 是一冠状位的肌纤维膈

C. 位于肛门与阴道之间　　D. 也称为产科会阴

E. 有承托盆腔脏器的作用

16. 关于产科会阴,下列叙述正确的是

A. 是指阴道前庭后端与肛门之间的部分
B. 阴道尿道括约肌是其中的一个组成部分
C. 分娩时此处应加以保护,防止撕裂
D. 有加固盆底、承托盆内脏器的作用
E. 由浅入深包括皮肤、筋膜、部分肛提肌和会阴中心腱

17. 在女性,位于会阴浅隙内的结构
A. 会阴浅横肌　B. 球海绵体肌　C. 坐骨海绵体肌
D. 前庭球　E. 前庭大腺

18. 阴部神经传经下列哪些结构
A. 梨状肌上孔　B. 梨状肌下孔　C. 坐骨小孔
D. 闭膜管　E. 坐骨直肠窝

19. 尿道球部破裂时,尿液会渗入
A. 腹前壁　B. 会阴浅隙　C. 会阴深隙　D. 耻骨后隙　E. 直肠旁间隙

20. 尿道膜部破裂时,尿液不会渗入
A. 腹前壁　B. 会阴浅隙　C. 会阴深隙　D. 耻骨后隙　E. 直肠旁间隙

(三) 填空题

1. 肛门外括约肌按其纤维所在位置,可分为________、________及________。
2. 会阴浅筋膜前接________、________和________,两侧附着于________和________。
3. 会阴浅隙位于________与________之间。
4. 共同包被睾丸及精索的被膜,由浅入深为________、________和________。
5. 阴茎背深静脉的两侧各有一条________及________伴行。
6. 会阴可分为前后两个三角区,分别是________和________。
7. 阴囊肉膜深面由外向内依次为________、________、________和________。
8. 附着于会阴中心腱的肌肉包括________、________、________、________、________、________。
9. 肛管内面的黏膜有6~10条纵行皱襞,称________。在肛柱上端相连的线称________。肛瓣与肛柱下端共同围成的小隐窝称________。
10. 直肠和肛管的齿状线以上部分的动脉来自于________和________,静脉回流至________和________,淋巴回流至________和________;而齿状线以下部分的动脉来自于________,静脉回流至________,淋巴回流至________。
11. 基于肛管内有四条线,故可将肛管划分为三个区。肛直肠线与齿状线之间称________;齿状线与白线之间称________;白线与肛线之间称________。
12. 直肠的动脉血管供应有________、________、________和________,它们分别来源于________、________、________、________和________。
13. ________、________、________、________和________共同构成一围绕于直肠与肛管交界处的肛直肠环,它是主要括约肛门的结构。
14. 坐骨直肠窝的内侧壁为________;外侧壁为________;顶为________;底为________;前界为________;后界为________,在肛管后方可左右相通。
15. 阴部管中有________、________和________通过。
16. 会阴浅间隙位于________和________之间,与________间隙、________间隙和____

____间隙相续。浅间隙内有________、________、________、________和________。

17. 会阴深间隙位于________和________之间,为一个四边均封闭的间隙。在男性深间隙内有________、________、________、________、________和________。

18. 阴茎的被膜由浅至深依次为________、________和________。

19. 男性尿道从内口到外口可分为________、________和________三部分。临床上将________和________称为后尿道,________称为前尿道。

20. 男性尿道有三个扩大处,即________、________和________。男性尿道还有三个狭窄,即________、________和________。

(四) 简答题

1. 简述会阴的边界及分区。
2. 何为尿生殖膈?
3. 何为坐骨肛门窝?
4. 何为阴部管?
5. 简述会阴浅隙及会阴深隙。
6. 简述精索的构成及走行。
7. 简述女性尿道的生理特点。
8. 何为会阴中心腱?

(五) 论述题

1. 试述会阴的位置、边界、分区及各区有何结构穿过。
2. 试述坐骨肛门窝的位置、形态、边界与主要内容及临床意义。
3. 试述尿道球部破裂和尿道膜部破裂引起的尿外渗有何不同。
4. 试述腹壁层次与阴囊、精索被膜的关系。
5. 试述直肠和肛管的血管、神经支配和淋巴回流。

(六) 案例分析题

1. 患者王某,男性,36 岁,自觉头痛、乏力三天余,发热一天,肛周出现持续性胀痛,排便时疼痛加剧,到医院就诊。体格检查:肛门左侧红肿,触之有深压痛,并伴有波动感。坐骨肛门窝穿刺,抽出脓液。初步诊断:坐骨肛门窝脓肿。

请思考以下问题:

坐骨肛门窝的位置、境界是什么?此窝在临床上有什么意义?

2. 女性患者,40 岁,自述近来大便异常,出现无痛性间歇性便后出鲜血,到医院就诊。直肠指检及肛门镜检诊断为内痔。

请思考以下问题:

痔在临床上分哪几种?各种痔发病的解剖学基础是什么?

3. 患者,李某,男性,42 岁,出租车司机,因车祸致骨盆骨折 3 小时急诊入院。体格检查:患者面色苍白,出冷汗,脉搏浅快,会阴及阴囊部肿胀,皮下血肿,瘀斑。患者同时出现尿潴留。直肠指检触及直肠前方有柔软、压痛的血肿。初步诊断:尿道膜部破裂。

请思考以下问题:

(1) 男性尿道分哪几部分?一般骨盆骨折和骑跨伤造成的尿道损伤部位有何不同?

(2) 尿道不同部位损伤尿液渗出的部位有何不同?

4. 患者张某,女性,30 岁,已婚,主因尿频、尿急、尿痛一天来院就诊。自述平时有慢性阴道炎。体格检查:体温 37.5℃,膀胱区有轻压痛,尿道口有畸形,尿液镜检白细胞增多。初步诊断:急性膀胱炎。

请思考以下问题:

为什么急性膀胱炎多见于女性,女性尿道有什么生理特点?

附参考答案

(一) 名词解释

1. 肛管内有 6~10 条纵向的黏膜皱襞,称肛柱。

2. 相邻肛柱下端之间呈半月形黏膜皱襞称肛瓣。肛瓣和相邻肛柱围成的小隐窝称肛窦。

3. 通过肛柱下端及肛瓣的边缘连成锯齿状的环状线,称齿状线。

4. 肛梳下端为一窄而蜿蜒走形的带,称白线,又叫希尔顿白线。

5. 齿状线以下 1.5cm 的环形隆起,称肛梳。

6. 肛门外括约肌的浅部和深部、直肠下部的纵行肌、肛门内括约肌以及肛提肌等,共同构成围绕肛管的强大肌环称肛直肠环。

7. 坐骨肛门窝又称坐骨直肠窝,位于肛门和坐骨结节之间,为尖朝上、底朝下的锥形间隙。窝尖由盆膈下筋膜与闭孔筋膜汇合而成,窝底为肛区的皮肤。内侧壁为肛门外括约肌、肛提肌及盆膈下筋膜,外侧壁为坐骨结节、闭孔内肌及闭孔筋膜。

8. 在坐骨肛门窝外侧壁坐骨结节上方 3~4cm 处,闭孔筋膜与会阴筋膜共同围成的管状裂隙称为阴部管,又称 Alcock 管,起于坐骨小孔附近向下前行至尿生殖膈的后缘,会阴部的血管、神经、淋巴管穿经此管。

9. 会阴浅隙又称会阴浅袋,为会阴浅筋膜与尿生殖膈下筋膜间的间隙。在浅隙内,两侧坐骨支和耻骨下支边缘上分别有阴茎海绵体左、右脚附着,脚表面覆盖坐骨海绵体肌。

10. 会阴深隙又称会阴深袋,由尿生殖膈下、上筋膜前后缘愈合形成,为一密闭的间隙。深隙内的主要结构为一层扁肌,附着于两侧的耻骨弓,在中线交织融合,后部纤维止于会阴中心腱。

11. 会阴中心腱又称会阴体,男性位于肛门与阴囊之间,女性位于肛门与阴道前庭后端之间。会阴中心腱是肛门外括约肌浅部、球海绵体肌、会阴浅横肌、会阴深横肌和肛提肌附着点,具有协同加固盆底承托盆内脏器。

(二) 选择题

A 型题

1. D 2. E 3. E 4. A 5. E 6. B 7. E 8. C 9. D 10. E 11. D 12. E 13. E 14. C 15. A 16. B 17. B 18. E

X 型题

1. ABCDE 2. ABCD 3. ABE 4. ABCD 5. ACDE 6. ABDE 7. ACDE 8. BC 9. BC 10. ABCE 11. ABCE 12. BCD 13. ABCE 14. ABCDE 15. CDE 16. ABCDE 17. ABCDE 18. BCE 19. AB 20. ABDE

（三）填空题

1. 皮下部,浅部,深部 2. 阴囊肉膜,阴茎浅筋膜,腹前壁 Scarpa 筋膜,耻骨下支,坐骨支 3. 会阴浅筋膜,尿生殖膈下筋膜 4. 精索外筋膜,提睾肌,精索内筋膜 5. 阴茎背动脉,阴茎背神经 6. 尿生殖区,肛区 7. 精索外筋膜,提睾肌,精索内筋膜,睾丸鞘膜 8. 肛门外括约肌,球海绵体肌,会阴浅横肌,会阴深横肌,尿道阴道括约肌,肛提肌 9. 肛柱,肛直肠线,肛窦 10. 直肠上动脉,直肠下动脉,直肠上静脉,直肠下静脉,肠系膜下淋巴结,髂内淋巴结,肛动脉,肛静脉,腹股沟浅淋巴结 11. 肛柱区,肛梳,皮区 12. 直肠上动脉,直肠下动脉,肛动脉,骶正中动脉,肠系膜下动脉,髂内动脉,阴部内动脉,腹主动脉 13. 肛门外括约肌浅部,肛门外括约肌深部,直肠壁纵行肌层,肛门内括约肌,耻骨直肠肌 14. 肛门、肛门外括约肌、肛提肌、尾骨肌、盆膈下筋膜,坐骨结节、骶结节韧带、闭孔内肌及闭孔筋膜,内、外侧壁的盆膈下筋膜与闭孔筋膜相交处,皮肤和浅筋膜,尿生殖膈后缘,臀大肌及部分骶结节韧带 15. 阴部内动脉,阴部内静脉,阴部神经 16. 会阴浅筋膜,尿生殖膈下筋膜,阴囊肉膜下,阴茎浅筋膜下,腹壁 Scarpa 筋膜下,会阴浅横肌,阴茎脚和坐骨海绵体肌,尿道球和尿道海绵体,球海绵体肌,会阴血管,会阴神经 17. 尿生殖膈上筋膜,尿生殖膈下筋膜,尿道球腺,尿道膜部,尿道括约肌,会阴深横肌,阴茎背动脉,阴茎背神经 18. 阴茎浅筋膜,阴茎深筋膜,白膜 19. 前列腺部,膜部,海绵体部,前列腺部,膜部,海绵体部 20. 舟状窝,尿道球部,前列腺部,尿道外口,尿道膜部,尿道内口

（四）简答题

1. 广义会阴指盆膈以下封闭骨盆下口的全部软组织。边界呈菱形,两侧坐骨结节之间的连线将其分为前后两个三角区,前方三角区为尿生殖区,又称尿生殖三角,斜向前上,其前角为耻骨联合下缘,前外侧边为耻骨下支和坐骨支。此区结构男女性之间有明显差别,男性有尿道通过,女性有尿道、阴道通过。后方三角区为肛区,又称肛门三角,斜向后上,其后角为尾骨尖,后外侧边为骶结节韧带。此区结构男女性基本相同,有肛管通过。

2. 尿生殖膈 尿生殖三角肌(包括会阴深横肌及尿道括约肌,女性为尿道阴道括约肌)以及覆盖于它们的尿生殖膈上、下筋膜,共同构成尿生殖膈,有封闭盆膈裂孔,加固盆底的作用。

3. 坐骨肛门窝,位于肛门和坐骨结节之间,为尖朝上、底朝下的锥形间隙。窝尖由盆膈下筋膜与闭孔筋膜汇合而成,窝底为肛区的皮肤。内侧壁为肛门外括约肌、肛提肌及盆膈下筋膜,外侧壁为坐骨结节、闭孔内肌及闭孔筋膜。

4. 在坐骨肛门窝外侧壁坐骨结节上方 3 ~ 4cm 处,闭孔筋膜与会阴筋膜共同围成的管状裂隙称为阴部管,又称 Alcock 管,起于坐骨小孔附近向下前行至尿生殖膈的后缘。会阴部的血管、神经、淋巴管穿经此管,并发出分支。

5. 会阴浅隙又称会阴浅袋,为会阴浅筋膜与尿生殖膈下筋膜之间间隙。在浅隙内,两侧坐骨支和耻骨下支的边缘上分别有阴茎海绵体左、右脚附着,脚表面覆盖坐骨海绵体肌。尿道海绵体后端(尿道球)在正中线上,贴附于尿生殖膈下筋膜下表面。尿道球下表面覆盖球海绵体肌。一对狭细的会阴浅横肌,位于浅隙后份,起自坐骨结节内前份,横行向内止于会阴中心腱。由于在两侧和后方,会阴浅筋膜与尿生殖膈下筋膜融合,会阴浅隙封闭。会阴浅筋膜与阴囊肉膜、阴茎浅筋膜、腹前外侧壁浅筋膜深层相延续,浅隙向

前开放。

会阴深隙又称会阴深袋，由尿生殖膈下、上筋膜前后缘愈合形成，为一密闭的间隙。深隙内的主要结构为一层扁肌，附着于两侧的耻骨弓，在中线交织融合，后部纤维止于会阴中心腱。前面的大部分围绕尿道膜部称为尿道括约肌，后面的纤维起自坐骨支内侧面，向内附着于会阴中心腱，称为会阴深横肌，其内埋有尿道球腺，位于尿道膜部后外侧。

6. 精索由输精管、睾丸动脉、蔓状静脉丛、淋巴管、神经及其鞘突剩件等构成。起于腹股沟管腹环，经腹股沟管和皮下环，入阴囊至睾丸上端，止于睾丸后缘。其上部位于腹股沟管内，下部位于阴囊内。

7. 女性尿道短而直，长约 3 ~ 5cm，直径为 0.6cm，自尿道内口向前下方穿过尿生殖膈，开口于阴道前庭。尿道的后面为阴道，两者的壁紧贴在一起。分娩时如胎头在阴道内滞留时间过长，胎头嵌压在耻骨联合下，软产道组织因长时间受压，可发生缺血性坏死，导致产后尿瘘，尿液自阴道流出。

8. 会阴中心腱又称会阴体，男性位于肛门与阴囊之间，女性位于肛门与阴道前庭后端之间。在矢状位上，呈楔形，尖朝上，底朝下，深 3 ~ 4cm。会阴中心腱是肛门外括约肌浅部、球海绵体肌、会阴浅横肌、会阴深横肌和肛提肌附着点，具有协同加固盆底承托盆内脏器。

（五）论述题

1. 会阴包含广义会阴和狭义会阴两个概念。广义会阴是指盆膈以下封闭骨盆下口的全部软组织。其境界呈菱形，以两侧坐骨结节之间的连线将其分为前后两个三角区，两区不在同一平面上。前方三角区为尿生殖区，又称尿生殖三角，斜向前上，其前角为耻骨联合下缘，前外侧边为耻骨下支和坐骨支。此区结构男女性之间有明显差别，男性有尿道通过，女性有尿道、阴道通过。后方三角区为肛区，又称肛门三角，斜向后上，其后角为尾骨尖，后外侧边为骶结节韧带。此区结构男女性之间基本相同，有肛管通过。

2. 坐骨肛门窝位于肛门和坐骨结节之间，为尖朝上、底朝下的锥形间隙。窝尖由盆膈下筋膜与闭孔筋膜汇合而成，窝底为肛区的皮肤。内侧壁为肛门外括约肌、肛提肌及盆膈下筋膜，外侧壁为坐骨结节、闭孔内肌及闭孔筋膜。在外侧壁坐骨结节上方 3 ~ 4cm 处，闭孔筋膜与会阴筋膜共同围成的管状裂隙称为阴部管，又称 Alcock 管，起于坐骨小孔附近向下前行至尿生殖膈的后缘。会阴部的血管、神经、淋巴管穿经此管，并发出分支。坐骨肛门窝向前延伸到尿生殖膈后缘，肛提肌与尿生殖膈汇合处，形成前隐窝，向后延伸至臀大肌下缘，臀大肌、骶结节韧带与尾骨肌之间，形成后隐窝。两侧的坐骨肛门窝在肛管的后方相通。窝内有大量的脂肪组织称坐骨肛门窝脂体，具有弹性，允许肛门扩张。窝内脂肪的血供较差，是脓肿好发部位，感染时容易形成脓肿或瘘管。感染常从侧黏膜方开始，穿过黏膜外括约肌进入坐骨肛门窝，形成脓肿。脓肿可穿过肛管后正中线扩散到对侧的坐骨肛门窝，但很少向上突破肛提肌。肛瘘是因为脓肿的延伸或治疗不当所致，肛瘘的一个瘘口在肛管或直肠下部，另一个瘘口在邻近肛门的皮肤表面。

3. 尿道球部破裂时，尿液即渗入会阴浅隙内，由于会阴浅筋膜向前上续于阴囊肉膜，浅阴茎筋膜，并越过耻骨联合与腹前外侧壁下部的浅筋膜深层相连，因而会阴浅隙内的尿液可渗入阴囊、阴茎及腹前外侧壁下部。尿道膜部破裂时由于此处筋膜强韧且无缝隙与周围相通，尿液不易向外扩散，故外渗尿液只局限于会阴深隙内。

4. 腹前壁层次结构与阴囊、精索被膜层次结构的对应关系见表 8-1

表 8-1 腹前外侧壁与阴囊、睾丸和精索被膜层次结构的对应关系

腹前外侧壁	阴囊、睾丸和精索
1. 皮肤	1. 皮肤
2. 浅筋膜	2. 肉膜 阴囊
3. 腹外斜肌腱膜及其筋膜	3. 精索外筋膜
4. 腹内斜肌和腹横肌及筋膜	4. 提睾肌及其筋膜 睾丸、精索被膜
5. 腹横筋膜	5. 精索内筋膜
6. 腹膜外组织	6. 脂肪组织
7. 壁腹膜	7. 睾丸鞘膜(脏层、壁层)

5. 试述直肠和肛管的血管、神经支配和淋巴回流。

(1) 直肠和肛管的血管包括直肠动脉和直肠静脉:

直肠动脉:齿状线以上由直肠上动脉供应,齿状线以下由直肠下动脉供应,肛管末段和肛门外括约肌由阴部内动脉的肛门支供应。

直肠静脉:齿状线以上经直肠上静脉回流入肛门静脉,齿状线以下的经直肠下静脉和肛门静脉回流入髂内静脉。

(2) 直肠神经:齿状线以上由内脏神经支配,其副交感成分来自内脏神经交感成分来自骶交感神经节和肠系膜下神经节所发出的节后纤维,齿状线以下由来自盆丛的阴部神经支配属躯体神经。

(3) 直肠淋巴:齿状线以上淋巴流入肠系膜下淋巴结,髂内淋巴结和骶淋巴结,齿状线以下淋巴经会阴部流入腹股沟浅淋巴结。

(六) 案例分析题

案例分析 1

坐骨肛门窝位于肛门和坐骨结节之间,为尖朝上、底朝下的锥形间隙。窝尖由盆膈下筋膜与闭孔筋膜汇合而成,窝底为肛区的皮肤。内侧壁为肛门外括约肌、肛提肌及盆膈下筋膜,外侧壁为坐骨结节、闭孔内肌及闭孔筋膜。在外侧壁坐骨结节上方 3 ~ 4cm 处,闭孔筋膜与会阴筋膜共同围成的管状裂隙称为阴部管,又称 Alcock 管,起于坐骨小孔附近向下前行至尿生殖膈的后缘。会阴部的血管、神经、淋巴管穿经此管,并发出分支。坐骨肛门窝向前延伸到尿生殖膈后缘,肛提肌与尿生殖膈汇合处,形成前隐窝,向后延伸至臀大肌下缘,臀大肌、骶结节韧带与尾骨肌之间,形成后隐窝。两侧的坐骨肛门窝在肛管的后方相通。窝内有大量的脂肪组织称坐骨肛门窝脂体,具有弹性,允许肛门扩张。窝内脂肪的血供较差,是脓肿好发部位,感染时容易形成脓肿或瘘管。感染常从侧黏膜方开始,穿过黏膜外括约肌进入坐骨肛门窝,形成脓肿。脓肿可穿过肛管后正中线扩散到对侧的坐骨肛门窝,但很少向上突破肛提肌。肛瘘是因为脓肿的延伸或治疗不当所致,肛瘘的一个瘘口在肛管或直肠下部,另一个瘘口在邻近肛门的皮肤表面。

案例分析 2

临床上痣分为内痔、外痔和混合痔。齿状线是直肠和肛管的交界线。胚胎时期齿状线是内外胚层的交界线,故齿状线上下的血管、神经及淋巴来源都不同,是重要的解剖学标志。内痔临床上最常见。由直肠上静脉丛扩张淤血形成,位于齿状线上方,表面为直肠黏

膜所覆盖。齿状线以上是黏膜，受自主神经支配，无疼痛感，所以单纯早起内痔无痛感。齿状线以下为皮肤，受阴部内神经支配，痛感敏锐，故内痔的注射及手术治疗均需在齿状线以上进行。外痔由直肠下静脉丛扩张淤血形成，位于齿状线下方，表面为肛管皮肤覆盖。混合痣由于直肠上下静脉丛相互吻合，静脉曲张时相互影响，使上下静脉丛均发生曲张所致。

案例分析 3

（1）男性尿道分成前列腺部、膜部和海绵体部三段。临床上将前列腺部和膜部称为后尿道，海绵体部称为前尿道，也称尿道球部。一般骨盆骨折易造成尿道膜部损伤，骑跨伤易造成尿道球部损伤。

（2）尿道球部损伤时，血液及尿液渗入会阴浅筋膜包绕的会阴浅袋，使会阴、阴囊、阴茎肿胀，有时向上扩展至腹壁。因为会阴浅筋膜远侧附着于腹股沟部，近侧与腹壁浅筋膜深层相连续，后方附着于尿生殖膈，尿液不会外渗到两侧股部。尿道阴茎部损伤时，如阴茎筋膜完整，血液及尿液渗入局限于阴茎筋膜内。如阴茎膜也破裂，尿外渗范围扩大，与尿道球部损伤相同。后尿道损伤时，尿液则沿前列腺尖处外渗到耻骨后间隙和膀胱周围。

案例分析 4

因女性尿道短而直，尿道外口畸形常见，如处女膜伞、尿道口处女膜融合；会阴部常有大量细菌存在，只要有感染的诱因存在，如性交、导尿、个人卫生不洁等都可导致上行感染。女性尿道的生理特点：女性尿道短而直，长约 3～5cm，直径为 0.6cm，自尿道内口向前下方穿过尿生殖膈，开口于阴道前庭。尿道的后面为阴道，两者的壁紧贴在一起。此特点决定了女性经常会发生尿道上行感染，另外分娩时如胎头在阴道内滞留时间过长，胎头嵌压在耻骨联合下，软产道组织因长时间受压，可发生缺血性坏死，导致产后尿瘘，尿液自阴道流出。

三、案例分析

教材案例 8-1

1. 肛管常见的疾病有痔疮、肛裂、肛瘘等。其中肛瘘为穿透肛管壁经肛管周围组织至肛门周围皮肤的病理性通道，同时伴有感染、瘢痕等。多由直肠肛管周围脓肿引起，亦可由外伤造成。

2. 根据瘘管穿经的结构不同，肛瘘的临床表现不同。如果瘘管经肛门外括约肌内侧漏出，在一定程度上受意识控制。经肛门外括约肌外侧漏出的瘘管，则不受意识控制。但不论何种情况，因炎症刺激，使局部潮湿、瘙痒，病人难以忍受。

教材案例 8-2

临床上痣分为内痔、外痔和混合痔。齿状线是直肠和肛管的交界线。胚胎时期齿状线是内外胚层的交界线，故齿状线上下的血管、神经及淋巴来源都不同，是重要的解剖学标志。内痔临床上最常见。由直肠上静脉丛扩张淤血形成，位于齿状线上方，表面为直肠黏膜所覆盖。齿状线以上是黏膜，受自主神经支配，无疼痛感，所以单纯早起内痔无痛感。齿状线以下为皮肤，受阴部内神经支配，痛感敏锐，故内痔的注射及手术治疗均需在齿状线以上进行。外痔由直肠下静脉丛扩张淤血形成，位于齿状线下方，表面为肛管皮肤覆盖。混合痣由于直肠上下静脉丛相互吻合，静脉曲张时相互影响，使上下静脉丛均发生曲张所致。

教材案例 8-3

1. 男性尿道分成前列腺部、膜部和海绵体部三段。前列腺部穿经前列腺，老年前列腺肥大,可造成尿道狭窄,导尿或膀胱镜检查时应特别注意。

2. 尿道球部损伤时,血液及尿液渗入会阴浅筋膜包绕的会阴浅袋,使会阴、阴囊、阴茎肿胀,有时向上扩展至腹壁。因为会阴浅筋膜的远侧附着于腹股沟部,近侧与腹壁浅筋膜深层相连续,后方附着于尿生殖膈,尿液不会外渗到两侧的股部。尿道阴茎部损伤时,如阴茎筋膜完整,血液及尿液渗入局限于阴茎筋膜内。如阴茎膜也破裂,尿外渗范围扩大,与尿道球部损伤相同。当后尿道损伤时,尿液则沿前列腺尖处而外渗到耻骨后间隙和膀胱周围。

教材案例 8-4 分析:

1. 女性会阴指女性阴道前庭后端与肛门之间的软组织。会阴中心腱是会阴部多块肌肉的附着点。分娩时过大的张力可撕裂会阴体,造成会阴部松弛,致尿失禁、子宫脱垂等。为防止会阴撕裂,可提前行会阴侧切术,以避开会阴中心腱和肛门括约肌,扩大产道出口。

2. 会阴侧切,将会阴体外侧皮肤至阴道壁完全切开,包括会阴浅深部结构(会阴浅、深横肌),缝合时应将肌肉断端仔细缝好。

3. 分娩时会阴部扩张,阴道壁与肛管壁紧邻,应防止侧切缝合时缝针穿破肛管,造成感染,形成肛瘘。

(天津医科大学 邵 珩 王春妹)

【会阴部解剖与观察】

会阴解剖首先将标本调整于平仰体位(膀胱取石位),如髋关节特别僵硬,可用绷带将下肢向两侧分开绑定,尽量暴露解剖视野,以方便操作。再用纱布卷将肛门填塞或用手术针加以缝合,以免直肠内遗留物溢出。最后用剃须刀刮去阴毛,冲洗清洁外阴区域,根据不同性别实施解剖,操作观察如下。

一、男性会阴解剖与观察

表面解剖观察,沿阴阜经股内侧向后下尾骨检查,分别为男性外生殖器的阴茎、阴囊(睾丸)和肛门等器官。可见此部的皮肤较薄,此区具有多毛、皮脂腺与汗腺发达等特点。

(一) 皮肤切口

1. 沿耻骨联合、两侧坐骨结节至尾骨尖做一菱形皮肤切口。

2. 沿肛门周围 1.0cm 处作一环形切口。

3. 于两侧坐骨结节连线做一横行切口。

4. 于阴囊至尾骨尖做一前后正中线矢状切口(与肛门环形切口交汇)。也可沿阴茎与阴囊根部先做一环形预备切口,方便操作。

5. 用齿镊和圆手术刀将菱形切口范围内的皮肤剥离,暴露其皮下组织及浅层结构。也可按解剖顺序分肛区和尿生殖区分别去除皮肤,因会阴部皮肤较薄而多皱折,皮下脂肪丰富,剥离皮肤时要细心操作,避免损伤皮下重要的浅层结构。

(二) 肛区

肛区位于会阴后下部,相当于两侧坐骨结节与尾骨尖的三角区内,解剖操作与观察如下:

1. 清除肛区的脂肪组织，以便显示浅层结构。在肛门与坐骨结节间可见丰富脂肪组织，即坐脂体。其表层因经常端坐受压显得较致密。清洁脂肪组织时要小块多次逐步进行，切勿损伤神经血管和肛门外括约肌，直到暴露坐骨肛门窝。

2. 在清除肛门与坐骨结节之间的大量脂肪后，将显现出一个锥形的坐骨肛门窝。其尖朝上、底朝下，内侧壁为肛门外括约肌、肛提肌和盆膈下筋膜；外侧壁为坐骨结节、闭孔内肌及其筋膜，外侧壁前部有会阴浅横肌；后壁为臀大肌下缘及其深面的骶结节韧带。

3. 在尾骨及坐骨结节的连线处寻找臀大肌下缘，并在臀大肌深面找到坐骨结节；在坐骨结节的外侧上方可见由闭孔筋膜与会阴筋膜构成的筋膜鞘称为阴部管，管内有阴部内血管和阴部神经，从管内发出 3 ~5 条较细的肛门动、静脉和神经。

4. 暴露显示肛管下端及周围的肛门外括约肌、肛门血管、神经及肛门皮肤等结构。肛门外括约肌皮下部位于肛管下端的皮下，可见肌束围成环形，肌纤维较薄弱，手术切断此部时，不至于导致大便失禁；浅部位于皮下部的深面，肌束围成椭圆形，前方附着于会阴中心腱，后方附着于尾骨部及肛尾韧带；深部位于浅部的上方，为环形肌，控制肛门排便活动。

5. 沿阴部内血管和阴部神经主干修洁脂肪向前追踪至会阴浅横肌后缘，见阴部内动脉和阴部神经分别发出会阴动脉和阴茎动脉及其神经，在会阴浅横肌后缘，阴部内动脉还发出会阴横动脉于神经，伴其主干向前穿入尿生殖三角区。

（三）尿生殖区

尿生殖区于耻骨联合、两则坐骨结节连线之间的三角区，有尿道穿过和男性外生殖器阴茎与阴囊附着于此区。其解剖操作与观察如下：

1. 尿生殖区的浅层筋膜分为浅、深两层，浅层为皮下疏松结缔组织，深层为 colles 筋膜（会阴浅筋膜）。皮下疏松结缔组织含有少量脂肪，与腹下部皮下的 Camper 筋膜相延续；剔除脂肪组织后，将阴囊切为左、右两半，可见覆盖在球海绵体肌、坐骨海绵体肌及会阴浅横肌表面的 colles 筋膜，此膜附着于两侧的耻骨弓，向前与阴囊肉膜、阴茎浅筋膜，此层于腹前外侧壁的 scapa 筋膜相延续，向后在尿生殖膈与尿生殖膈筋膜相融合。

2. 切开 colles 筋膜，仔细观察会阴浅隙，内侧有尿道球部及羽状的球海绵体肌；后缘有较细小的会阴浅横肌，与肛门外括约肌浅部合成会阴中心腱；外侧沿耻骨下支与坐骨支内侧阴茎脚和坐骨海绵体肌。此外，浅隙内有会阴横动脉、阴囊后动脉及神经的分支结构。

3. 去除上述三对肌，解剖出尿道球和阴茎脚，再剥离阴茎脚，暴露会阴深筋膜，即尿生殖膈下筋膜。此膜张于左右耻骨下支与坐骨支之间。切开此膜即进入会阴深隙。会阴深隙内有三角形的会阴深横肌、尿道括约肌和尿道球腺，在会阴深横肌的外侧缘，见有阴茎背动脉及神经穿过，经阴茎脚的深面向前直达阴茎背部。会阴深横肌的深面有一层尿生殖膈上筋膜，考虑到操作原因，暂可不需继续解剖。

4. 沿阴茎的颈部环切阴茎包皮，再从耻骨联合处沿阴茎正中线的背侧作一纵行皮肤切口，将阴茎皮肤翻向双侧，由浅入深为阴茎浅筋膜及阴茎深筋膜。在浅筋膜深面见有纵行的阴茎背浅静脉，在深筋膜的下面有阴茎背深静脉沿中线排列，阴茎背动脉在其两旁伴行，动脉外侧为阴茎背神经。上述结构的深面为阴茎海绵体白膜。阴茎主要由背侧两块阴茎海绵体和腹侧一块尿道海绵体构成。结合参考盆正中矢状切面观察男性尿道的“两弯、三部、三窄、三个扩大”的部位及特征。

二、女性会阴解剖与观察

女性会阴表面解剖:女性会阴与一般区域范围与男性差不多。女性外生殖器观察与男性不同,在两股之间可见一对纵行皮肤隆起,称为大阴唇,并围成阴裂。阴裂前上方称阴唇前连合,后下方为阴唇后连合。大阴唇内侧有一狭长的皮肤皱襞,称小阴唇。左右小阴唇之间的裂隙称为阴道前庭。小阴唇在前方分为两个皱襞,一部分包裹阴蒂构成阴蒂包皮,另一部分附着于阴蒂的下面为阴蒂系带。将阴蒂包皮推向后下,可暴露阴蒂头。阴道前庭的前部有尿道口,后部有阴道口。阴道口与小阴唇之间有一浅沟,沟内有一针状小孔,为前庭大腺的开口。

(一) 皮肤切口

同男性会阴部一样先做菱形切口,再在阴裂和肛周作环状切口,沿前后正中线及左右坐骨结节之间作十字切口,按男性会阴解剖方法将皮肤剥离,暴露皮下组织和相关结构。

(二) 肛区

女性肛区与男性大致相似,一般皮下脂肪稍厚一些,其解剖方法与结构观察略同,参考男性肛区即可。

(三) 尿生殖区

1. 修洁尿生殖三角区的脂肪,显露 Colles 筋膜,此膜两侧附着于耻骨弓内侧缘,向前与腹前壁的 scarpa 筋膜相连,后方止于尿生殖膈后缘。

2. 女性的 Colles 筋膜薄弱,剪开此膜进入会阴浅隙,可见来自坐骨直肠窝侧壁的会阴动脉及神经,分布于大、小阴唇。在尿生殖三角的后缘试找会阴浅横肌,此肌向内止于会阴中心腱。围绕阴裂周围,有一对球海绵体肌(即阴道括约肌),起于会阴中心腱,肌纤维包绕尿道阴道向前止于阴蒂根部。在耻骨弓内侧,有一对坐骨海绵体肌,覆盖阴蒂脚,此肌收缩,阴蒂勃起。上述诸肌均受会阴动脉和神经支配。

3. 在阴道括约肌中份切断,向前后翻起,可见前庭球(相当于男性的尿道海绵体),呈蹄铁形,前端狭细,左右相连,后端较为膨大。在两侧前庭球后缘有一对筋膜囊,其中包有前庭大腺,其开口于小阴唇与阴道口之间的沟内。

4. 沿耻骨弓剥离坐骨海绵体肌,显示阴蒂脚,去除阴蒂脚,观察尿生殖膈下筋膜。此筋膜两侧附着于耻骨下支。切开此膜进入会阴深隙,可见会阴深横肌和尿道阴道括约肌以及阴蒂背动脉和神经。该动脉和神经穿过会阴深横肌的外侧缘,在阴蒂脚的深面向前直达阴蒂背部。尿生殖三角肌及尿生殖膈下筋膜,考虑到标本完整保存性,暂不解剖。

(长沙医学院　周启良)

第九章　脊　柱　区

【学习目标】

一、掌　　握

1. 钩椎关节和椎弓峡部的位置及临床意义。
2. 枕下三角、腰上三角和腰下三角的境界与内容。
3. 椎管各壁的组成结构。
4. 硬膜外麻醉和腰穿进针的层次。

二、熟　　悉

胸腰筋膜的配布。

三、了　　解

脊柱区概述、范围、分部及体表标志。

第一节　概　　述

内容提要

（一）脊柱区境界与分区

1. 境界　上自枕骨隆凸和上项线，下至尾骨尖，两侧界是从斜方肌前缘上份，腋后壁与胸壁交界处，腋后线，髂嵴后份，髂后上棘至属骨尖。

2. 分区　自上而下可分为项区，胸背区，腰区和骶尾区。

（二）表面解剖

体表标志：棘突，骶管裂孔和骶角，尾骨、髂嵴和髂后上棘，肩胛冈，肩胛下角，第12肋。其中骶管裂孔和骶角是临床上进行骶管麻醉进针定位标志。

第二节　层次结构

一、内容提要

脊柱区由浅入深有皮肤、浅筋膜、深筋膜、肌层血管、神经等软组织和脊柱，椎管及其内容物等结构。

（一）浅层结构

1. 皮肤厚而致密，移动性小，有丰富的毛囊和皮脂腺。
2. 浅筋膜致密而厚实，含有较多脂肪，有许多结缔组织纤维束与深筋膜相连。
3. 皮神经均来自脊神经后支。

（1）颈区：来自颈神经后支，较粗大的皮支有枕大神经和第3枕神经后支。枕大神经是第2颈神经后支的分支,分布至枕部皮肤;第3枕神经是第3颈神经后支的分支,分布到枕外隆凸附近的皮肤。

(2) 胸背区和腰区:来自胸腰神经后支的分支,其中第1~3腰神经后支的外侧支组成臀上皮神经,易在腰部急剧扭转时被拉伤,是导致腰腿痛的常见原因之一。

(3) 骶尾区:来自骶尾神经的后支,第1~3骶神经后支的分支组成臀中皮神经,臀下皮神经是股后皮神经的分支。

4. 浅血管　项区的动脉主要来自枕动脉、肩胛背动脉和椎动脉的分支,胸背区则来自肋间后动脉,肩胛背动脉和胸背动及的分支,腰区来自腰动脉和肋下动脉的分支,骶尾区则来自臀上、下动脉的分支。各动脉均有伴行静脉。

(二) 深筋膜

项区的深筋膜分为浅深两层,包裹斜方肌,属封套筋膜之一部。浅层覆盖在斜方肌表面,深层在该肌的深面,称项筋膜。胸背区和腰区的深筋膜也分为浅、深两层。浅层薄弱,深层较厚,称胸腰筋膜。骶尾区的深筋膜较薄弱。

1. 项筋膜位于斜方肌深面,包裹夹肌和半棘肌,内侧附于项韧带,上方附于上项线,向下移行为胸腰筋膜后层。

2. 胸腰筋膜为胸背区较为薄弱,覆于竖脊肌表面,向上续项筋膜,内侧附于胸棘突和棘上韧带,外侧附于肋角。向下至腰区增厚,并分为前、中、后三层。其中中层上部张于第12肋与第1腰椎横突之间的部分增厚形成腰肋韧带,在肾手术时,可切断此韧带以加大第12肋的活动度,便于显露肾。

(三) 肌层

由背肌和部分腹肌组成,由浅入深大致分为四层:第一层有斜方肌、背阔肌和腹外斜肌后部;第二层有夹肌、肩胛提肌、菱形肌、上后锯肌和腹内斜肌后部;第三层有竖脊肌和腹横肌后部;第四层有枕下肌、横突棘肌和横突间肌等。

1. 脊柱区主要肌肉见表9-1。

表9-1　脊柱区的主要肌肉

肌肉名称	解剖位置	血液供应	神经支配
斜方肌	位于项部和背上部的浅层	主要来自颞浅动脉和肩胛背动脉	副神经
背阔肌	全身最大的扁肌,位于背的下半部,胸的后外侧	主要来自胸背动脉,肋间后动脉和腰动脉的分支	胸脊神经
竖脊肌	背肌最长的肌,纵列于脊柱两侧沟内	主要来自腰动脉的分支	脊神经
夹肌和半棘肌	夹肌在半棘肌后方,半棘肌在颈椎棘突的两侧	主要来自颈横动脉和枕动脉的分支	脊神经颈丛的颈神经和胸神经后支

2. 脊椎区的三角　见表9-2。

表9-2　脊椎区的三角

	解剖位置	边界	走行结构	临床关系
枕下三角	位于枕下、项上部深层,是由枕下肌围成的三角	外上界为头下斜肌,外下界为头下斜肌,内上界为头后大直肌	三角内有椎动脉和枕下神经、第1颈神经,浅面有枕大神经走行	颈椎椎体骨质增生时可压迫椎动脉,使脑供血不足

续表

	解剖位置	边界	走行结构	临床关系
听诊三角	位于斜方肌下方,肩胛骨下角的内侧角	上界为斜方肌的外侧缘,外侧界为肩胛骨的脊柱缘,下界为背阔肌上缘		背部听诊呼吸者常用部位
腰上三角	位于背阔肌面,第12肋的下方	内侧界为竖脊肌外侧缘,外下界为腹内斜肌后缘,上界为第12肋	三角内有肋下神经、髂腹下神经和髂腹沟神经	由于肾手术的腹膜外入路必经此三角,故切开此腱膜时应注意保护上述3根神经,此三角是腹后壁薄弱区之一,可形成腰疝
腰下三角	位于腰部下方	内上界为背阔肌下缘,外下界为腹外斜肌后缘,下界为髂嵴		盲肠后阑尾炎时,右侧此三角区有明显压痛。此三角亦是腹后壁薄弱区之一,可形成腰疝

(四) 深部血管和神经

1. 动脉

(1) 枕动脉:起自颈外动脉,向后上经乳突内面进入颈区,越过枕下三角分出数支后主干继续向上至上项线高度穿斜方肌浅出至枕部。分出较大的降支,向下分布至项区诸肌,并与椎动脉,肩胛背动脉等分支吻合,形成动脉网。

(2) 肩胛背动脉,起自锁骨下动脉,向外侧穿过或越过臂丛,经中斜角肌前方至肩胛提肌同,在菱形肌的深面下行,分布至背肌和肩带肌。

(3)椎动脉:起自锁骨下动脉第一段,沿前斜角肌内侧上行,向上穿越第1~6颈椎横突孔,经枕下三角入颅腔。

2. 神经

(1) 脊神经后支:在相邻横突间分为内侧和外侧支。内侧支向下方行至棘突附近,外侧支向后外行,分布于肌肉及皮肤(表9-3)。

表9-3 脊神经后支

名称	解剖位置	边界范围	走形结构
骨纤维孔	又称脊神经后支骨纤维孔,位于椎间孔的后外方,与椎间孔方向垂直	外侧界为横突间韧带的内侧缘,下界为下位椎骨横突的上缘,内侧界为下位椎骨上关节突的外侧缘。	有腰神经的后支通过
骨纤维管	又称脊神经后内侧支骨纤维管,位于腰椎乳突与副突间的骨沟处	由前、后、上、下四壁组成。前壁为乳突副突间沟,后壁为上关节突副突韧带,上壁为乳突,下壁为副突	有脊神经后支内侧支通过

(2) 副神经:支配胸锁乳突肌和斜方肌。

(3) 胸背神经:起自臂丛后束,支配背阔肌,乳癌根治术清除淋巴结时,应注意勿伤此神经。

(4) 肩胛背神经:起臂丛神经根,支配肩胛提肌和菱形肌。

（五）椎管及其内容物

1. 椎管　由各椎骨的椎孔相连而成，上接枕骨大孔与颅腔相通，下达骶管裂孔而终。椎管腔颈段上部近枕骨大孔近似圆形，往下为三角形，矢径短，横径长，胸段较窄，易因胸椎结核性脓肿，椎管内肿瘤或脊柱骨折等，使脊髓受压而造成截瘫，骶管内椎管宽大、扁平（表9-4）。

表9-4　椎管组成及作用

结构组成		作用
椎体间连接	椎间盘	由髓核、纤维环和上下软骨板构成，起弹性垫的作用，可缓冲外力震荡，增加脊柱运动幅度。第3～7颈椎的椎体钩与上位椎体的唇缘组成钩椎关节，又称 Luschka 关节
	前纵韧带	防止椎间盘向前突出和限制脊柱过度后伸
	后纵韧带	防止椎间盘向后突出和限制脊柱过度前屈
椎弓连接	黄韧带	又称弓间韧带，是连接相邻两椎弓板之间的韧带。腰穿或硬膜外麻醉刺入黄韧带时，阻力消失感较显著，常以此判断是否刺入硬膜外隙
	棘间韧带	连结相邻各棘突之间韧带
	棘上韧带和项韧带	连结胸腰骶椎棘之间的纵行韧带
	横突间韧带	连续相邻椎骨横突之间的韧带
	关节突关节	参与构成椎管和椎间孔的后壁，前方与脊髓和脊神经相邻退变时可压迫脊髓和脊神经，引起腰腿痛

2. 脊髓被膜　椎管脊髓及其被膜等结构，脊髓上端平枕骨大孔连于脑，下端终于第1腰椎下缘（小儿平第3腰椎），向下以终丝附于尾骨背面，脊髓被覆三层被膜，由外向内分为硬脊膜，脊髓蛛网膜和软脊膜。

（1）硬脊膜：厚而坚韧，少弹性，形成一长筒状的硬脊膜囊，穿刺后针孔不易闭合，常致脑脊液外漏。

（2）脊髓蛛网膜：衬于硬脊膜的内面，薄而半透明，柔软，富含血管，外面覆有间皮细胞。

（3）软脊膜：与脊髓表面紧密相贴，参与形成齿状韧带，起固定脊髓的作用。

3. 被膜间隙

（1）硬膜外隙：硬脊膜面与椎面的腔隙为硬膜外隙，其内有密布的椎静脉丛，椎静脉丛上部可经枕骨大孔与硬脑膜窦相通，下部与盆腔静脉丛相通，故腹、盆部的感染或肿瘤，可直接散播或转移到颅内。

（2）硬膜下隙：硬脊膜与脊髓蛛网膜之间的潜在间隙，内有液体。

（3）蛛网膜下隙：是指蛛网膜与软脊膜之间的腔隙，内充脑脊液，此腔隙向上与脑的蛛网膜下腔相通，向下扩大成终池，池内无脊髓，只有马尾神经，故腰穿刺常在此处进行。腰穿时穿刺针经皮肤、筋膜，棘上韧带、棘间韧带，黄韧带，硬膜外隙。硬脊膜，脊髓蛛网膜，蛛网膜下隙而到达终池。

4. 脊神经根　脊神经根丝汇成脊神经前根和后根，脊神经前根分为两段，走行于硬脊膜囊以内的一段为蛛网膜下隙段，走行于硬脊膜囊外的一段为硬膜外段。其中，硬膜外段较短，借脊膜鞘紧密连于椎间孔周围，以固定硬脊膜囊和保护鞘内的神经根不受牵拉。此段在椎间孔处最易受压。

5. 脊髓血管 脊髓前动脉和脊髓后动脉均起自椎动脉颅内段,根动脉起自节段性动脉的脊支,脊髓表面有6条纵行静脉,纵行静脉之间多交通支吻合。

6. 窦椎神经 也称 Luschka 神经,是脊神经的脊膜支,自脊神经干发出后,与来自椎旁交感干的交感神经纤维一起,经椎间孔返椎管内,分布至硬脊膜、脊神经根的外膜、后纵韧带、椎骨骨膜等结构。

(辽宁医学院 刘学政)

二、测 试 题

(一) 名词解释

1. 枕下三角 2. 腰上三角 3. 腰下三角 4. 听诊三角 5. 骨纤维孔 6. 骶管裂孔 7. Luschka 关节 8. 硬根膜 9. 黄韧带 10. 硬膜外隙 11. 硬膜下隙 12. 蛛网膜下隙

(二) 选择题

A 型题

1. 下列有关脊柱区皮神经的叙述错误的是
A. 枕大神经为第2颈神经后支的皮支 B. 枕小神经为第1颈神经后支的皮支
C. 第3枕神经为第3颈神经后支的皮支 D. 臀上皮神经越过髂嵴至臀部
E. 臀中皮神经由第1~3骶神经后支的分支组成

2. 临床上进行骶管麻醉时,进针的定位标志是:
A. 髂前上棘 B. 髂后下棘 C. 骶角 D. 坐骨结节 E. 骶外侧嵴

3. 两侧肩胛下角的连线通过
A. 第3胸椎棘突 B. 第4胸椎棘突 C. 第5胸椎棘突
D. 第6胸椎棘突 E. 第7胸椎棘突

4. 两侧肩胛冈内侧端的连线通过
A. 第3胸椎棘突 B. 第4胸椎棘突 C. 第5胸椎棘突
D. 第6胸椎棘突 E. 第7胸椎棘突

5. 两侧髂嵴最高点的连线通过
A. 第3胸椎棘突 B. 第4胸椎棘突 C. 第5胸椎棘突
D. 第6胸椎棘突 E. 第7胸椎棘突

6. 两髂后上棘的连线通过
A. 第7胸椎中部 B. 第1腰椎中部 C. 第1骶椎中部
D. 第2骶椎中部 E. 第3骶椎中部

7. 胸腰筋膜中层在第12肋与第1腰椎横突之间的部分增厚,形成
A. 棘上韧带 B. 棘间韧带 C. 腰肋韧带 D. 翼状韧带 E. 黄韧带

8. 脊柱区肌肉由浅入深可分为四层,其中不参与构成第4层的肌肉是:
A. 枕下肌 B. 横突间肌 C. 腰方肌 D. 横突棘肌 E. 腹内斜肌

9. 颈椎椎体骨质增生或头部过度旋转时,可压迫导致脑供血不足
A. 枕动脉 B. 椎动脉 C. 颈横动脉 D. 锁骨下动脉 E. 颈内动脉

10. 枕下三角的内上界是
A. 头后大直肌 B. 头下斜肌 C. 头上斜肌 D. 头半棘肌 E. 头最长肌
11. 支配背阔肌的神经是
A. 肩胛背神经 B. 副神经外支 C. 胸背神经 D. 脊神经后支 E. 迷走神经
12. 肾手术经腹膜外入路必经过下列哪个区域
A. 枕上三角 B. 枕下三角 C. 听诊三角 D. 腰上三角 E. 腰下三角
13. 临床进行腰穿刺,当刺穿后可感到阻力消失显著,常以此判断是否刺入硬膜外隙
A. 项韧带 B. 黄韧带 C. 棘上韧带
D. 棘间韧带 E. 横突间韧带
14. 被背阔肌覆盖的是
A. 腰上三角 B. 腰肋三角 C. 腰下三角 D. 枕下三角 E. 听诊三角
15. 下列结构中一般呈负压的是
A. 硬膜下隙 B. 硬膜外隙 C. 蛛网膜下隙 D. 小脑延髓池 E. 终池
16. 硬膜外麻醉时未穿过的结构是
A. 棘上韧带 B. 棘间韧带 C. 深筋膜 D. 蛛网膜 E. 黄韧带
17. Luschka 关节所在部位是
A. 颈椎 B. 胸椎 C. 腰椎 D. 骶椎 E. 尾椎
18. 下列结构起固定脊髓作用的是
A. 硬脊膜 B. 棘间韧带 C. 脊髓蛛网膜 D. 软脊膜 E. 黄韧带
19. 下列关于胸腰筋膜的叙述错误的是
A. 覆于竖脊肌表面,向上续于项筋膜
B. 在腰内增厚并分为前中后三层
C. 后层与背阔肌,下后锯肌的起始腱膜融合
D. 中层位于腰方肌前面,又称腰方肌筋膜
E. 前层与中层在腰方肌外侧缘处愈合,构成腰方肌鞘
20. 盲肠后位阑尾炎时,在哪个部位有压痛
A. 左腰上三角 B. 右腰下三角 C. 左腰下三角
D. 右腰上三角 E. 听诊三角
21. 斜方肌
A. 起于下项线及枕外隆凸 B. 止于锁骨内侧 1/3,肩胛冈及肩峰
C. 其浅面有项筋膜 D. 血液供应主要来自肩胛背动脉和颈浅动脉
E. 肩胛背神经分支到该肌
22. 病患,男性,35 岁,在一次扛重物时出现右腰腿痛,脊髓造影显示 $L_{4\sim5}$ 椎间盘水平偏右有一圆形压迹,最可能诊断是
A. 腰部肌筋膜炎 B. 急性腰部损伤 C. 椎间盘突出症
D. 强直性脊柱炎 E. 劳累性腰痛
23. 下列关于黄韧带的描述,正确的是
A. 位于相邻各棘突之间 B. 为连接相邻两椎弓板之间的韧带
C. 位于椎体和椎间盘前方 D. 位于椎体和椎间盘后方正中线
E. 以上都不对

24. 病患,男性,出现右腰痛到医院就诊,医生检查右脊肋角有叩击痛,最可能发生病变的器官是

A. 胆囊　　B. 胆总管　　C. 肾　　D. 肝　　E. 十二指肠

(三) 填空题

1. 项区上界即________的上界,下界为________至两侧________的连线。

2. 竖脊肌构成棘突两侧的肌隆起,在棘突两侧可触及,该肌外缘与________的交角,称________,肾位于该角深部。

3. 椎间盘位于相邻两________之间的纤维软骨盘。由________、________和________构成。

4. 钩椎关节:又称 Luschka 关节,由________的椎体钩与________的唇缘所组成。

5. 椎管由游离椎骨的________和骶骨的________与椎骨之间的骨连接共同组成的骨纤维性管道。

6. 蛛网膜下隙向上经________与颅内相应的间隙相通,向下达________高度,蛛网膜下隙在第 1 腰椎至第 2 骶椎高度扩大,称________。池内有腰、骶神经根构成的马尾和软脊膜向下延伸的终丝。

7. 脊髓的表面有三层被膜由外向内依次为________、________和________。

(四) 简答题

1. 椎管是一骨纤维性管道,其前壁由椎体后面、椎间盘后缘和后纵韧带构成,后壁为椎弓板、黄韧带和关节突关节,两侧壁为椎弓根并有椎间孔外通椎旁。构成椎管壁的任何结构发生病变,如椎体骨质样增生、椎间盘突出以及黄韧带肥厚等因素均可使椎管腔变形或变狭窄,压迫其内容物而引起一系列症状。

2. 硬膜外隙麻醉时依次穿过皮肤、浅筋膜、棘上韧带、棘间韧带、黄韧带。在刺入黄韧带时,阻力和穿刺黄韧带后的阻力消失感较显著,通常以此判断是否刺入硬膜外隙,且硬膜外隙常为负压,穿刺针尾部接玻璃毛细管时,管内液体可被吸入。

3. 骶管裂孔两侧向下的突起为骶角,相当于第 5 骶椎的下关节突,体表易于触及,是临床上进行骶管麻醉进针的定位标志。

(五) 论述题

1. 试述椎管的构成及其内容物。

2. 试述椎间盘的构成及其临床意义。

(六) 案例分析题

1. 患者,女性,45 岁,经常头晕头痛,有时突然晕倒,随后很快清醒,偶有视物不清,查体:压头试验阳性,颈椎侧弯或后伸可加重头晕,双下肢腱反射亢进,脊髓造影显示部分梗阻,临床检查发现颈椎的椎体钩骨质增生。

请回答以下问题:

(1) 最可能的临床诊断是什么?

(2) 发病机制如何?

(3) 椎动脉在脊柱区的如何走行?

2. 患者,男性,8 岁,发热,头痛 1 周,今日体温持续高温,一般情况差,神志模糊,伴有呕吐和癫痫发作,因诊断需要抽取脑脊液。

请回答以下问题：

（1）腰椎穿刺一般在何处进行？穿刺针最后穿过何结构进入蛛网膜下隙？

（2）如何确定腰椎穿刺进针的部位？

（3）脑脊液位于哪两层被膜之间？含有脑脊液的脊膜囊的最下端在何处？

3. 患者，男性，49 岁，教师；因搬运重物时突然觉腰部剧烈疼痛，活动受限而急诊入院。患者自诉近几年来曾多次发生腰部僵直性疼痛，弯腰或举重物后加重。此次疼痛异常剧烈，当时感觉脊柱下部出现“弹响”，而后疼痛向右侧大腿和小腿后侧放射；右侧小腿外侧部、足和小趾麻木。检查见患者腰部活动受限，腰 5 ~ 骶 1 间有明显压痛；右下肢伸直后抬高时疼痛明显，右大腿沿坐骨神经有压痛。CT 检查显示腰 5 ~ 骶 1 椎间盘突出。

请回答以下问题：

（1）椎间盘的组成结构，有何功能？

（2）椎间盘突出发生的机制是什么？

（3）腰椎间盘突出为什么引起下肢疼痛？

（4）手术治疗时应作何切口？须经哪些层次方可显露椎间盘？

4. 患者，男性，35 岁，工人；因自高处坠落，摔伤 3 小时急诊入院。患者在施工中不慎自脚手架坠落，臀部着地，自诉胸腰部剧痛，双下肢不能动，麻木。检查见患者俯卧位，第 7 胸椎处隆起、畸形，压痛明显，双下肢瘫痪，感觉丧失。CT 示第 7 胸椎压缩骨折，脊髓受压。

请回答以下问题：

（1）该患者脊髓损伤在何节段？

（2）病人为什么出现双下肢瘫痪及感觉障碍？

（3）该患者感觉障碍应出现在哪个平面以下？

（4）该患者还将出现哪些症状与体征？为什么？

附参考答案

（一）名词解释

1. 枕下三角位于枕下、项上部深层，是枕下肌围成的三角。其内上界为头上斜肌，外下界为头下斜肌，三角处有寰枕后膜和寰枕后弓。浅面借致密结缔组织与夹肌和半棘肌相贴，枕大神经行于其间。三角内有椎动脉、第 1 颈神经和枕下神经行于强厚的脂肪和纤维组织中。

2. 腰上三角位于背阔肌深面，第 12 肋的下方。三角的内侧界为竖脊肌外侧缘，外下界为腹内斜肌后缘，上界为第 12 肋。三角的底为腹横肌起始部的腱膜，腱膜深面有 3 条与第 12 肋平行排列的神经。自上而下为肋下神经、髂腹下神经和髂腹股沟神经。腱膜的前方有肾和腰方肌，肾手术的腹膜外入路必经此三角，当切开此腱膜时，应注意保护上述 3 神经。腰上三角是腹后壁薄弱区之一，腹腔器官可经此三角向后突，形成腰疝。

3. 腰下三角位于腰部下方，其内上界为背阔肌下缘，外下界为腹外斜肌后缘，下界为髂嵴，三角的底为腹内斜肌，表面仅覆以皮肤和浅筋膜。该三角为腹后壁的又一薄弱区，亦可形成腰疝，但较少见。在右侧，三角前方与阑尾、盲肠相对应，故盲肠后位阑尾炎时，此三角区明显压痛。

4. 听诊三角，在斜方肌的外下方，肩胛骨下角的内侧角，其上界为斜方肌的外侧缘，外侧界为肩胛骨的脊柱缘，下界为背阔肌上缘，三角的底为薄层的脂肪组织、筋膜和第 6 肋间间隙,表面覆以皮肤和筋膜,是背部听诊呼吸音清楚的部位。

5. 骨纤维孔又称脊神经后支骨纤维孔。此孔位于椎间孔的后外方,开口向后,与椎间孔方向垂直。其上外侧界为横突间韧带的内侧缘,下界为下位椎骨横突的上缘,内侧界为下位椎骨上关节突的外侧缘,骨纤维孔内有腰神经的后支通过。

6. 骶管裂孔两侧向下的突起为骶角,相当于第 5 骶椎的下关节突,体表易于触及,是临床上进行骶管麻醉的进针定位标志。

7. Luschka 关节又称钩椎关节,由第 3 ~7 颈椎的椎体钩与上位椎体的唇缘所组成。

8. 脊神经根离开脊髓时,脊髓三层被膜随其向两侧延伸,其中硬脊髓延伸为硬根膜。

9. 黄韧带又称弓间韧带,为连接相邻两椎弓板之间的韧带,由黄色的弹力纤维构成,参与围成椎管的后外侧壁。腰穿或硬膜外麻醉,需穿过此韧带方达椎管。

10. 硬膜外隙是位于椎管内壁与硬脊膜之间的窄隙。其内含有脂肪、组织、动脉、静脉和淋巴管,并有脊神经根通过,此隙上端起自枕骨大孔,下端终于骶管裂孔,由于硬脊膜附于枕骨大孔边缘,此隙不通颅,并有脊神经根及伴行血管通过。

11. 硬膜下隙是指硬脊膜与脊髓蛛网膜之间的潜在间隙。此隙与脊神经外膜内的脂肪间隙相通。

12. 蛛网膜下隙是指脊髓网膜与软脊膜之间,隙内充满脑脊液。向上经枕骨大孔与颅内相的隙相通,向下达第 2 骶椎高度,两侧包裹脊神经根形成脊神经周围隙。蛛网膜下隙在第 1 腰椎至第 2 骶椎高度扩大,称终池。池内有腰、骶神经根构成的马尾和软脊膜向下延伸的终丝。

（二）选择题

A 型题

1. B 2. C 3. E 4. A 5. B 6. D 7. C 8. E 9. B 10. A 11. B 12. D 13. B 14. A 15. B 16. D 17. A 18. D 19. D 20. D 21. D 22. C 23. B 24. C

X 型题

1. ABC 2. ABCD 3. ACDE 4. BCE 5. ABE 6. BC 7. ABCDE

（三）填空题

1. 脊柱区,第 7 颈椎棘突,肩峰;2. 第 12 肋,脊肋角;3. 椎体,髓核,纤维环,上、下软骨板;4. 第 3 ~7 颈椎,上位椎体;5. 椎孔,骶管;6. 枕骨大孔,第 2 骶椎,终池;7. 硬脊膜,脊髓蛛网膜,软脊膜

（四）简答题

1. 椎管是一骨纤维性管道,其前壁由椎体后面、椎间盘后缘和后纵韧带构成,后壁为椎弓板、黄韧带和关节突关节,两侧壁为椎弓根并有椎间孔外通椎旁。构成椎管壁的任何结构发生病变,如椎体骨质样增生、椎间盘突出以及黄韧带肥厚等因素均可使椎管腔变形或变狭窄,压迫其内容物而引起一系列症状。

2. 硬膜外隙麻醉时依次穿过皮肤、浅筋膜、棘上韧带、棘间韧带、黄韧带。在刺入黄韧带时,阻力和穿刺黄韧带后的阻力消失感较显著,通常以此判断是否刺入硬膜外隙,且硬膜外隙常为负压,穿刺针尾部接玻璃毛细管时,管内液体可被吸入。

3. 骶管裂孔两侧向下的突起为骶角,相当于第 5 骶椎的下关节突,体表易于触及,是临床上进行骶管麻醉进针的定位标志。

（五）论述题

1. 椎管由游离椎骨的椎孔和骶骨的骶管与椎骨之间的骨连接共连成的骨纤维性管道。上接枕骨大孔与颅腔相通，下达骶管裂孔而终。其内容有脊髓、脊髓被膜、脊神经根、血管及少量结缔组织等。脊髓上端平枕骨大孔处连于脑，下端终于第 1 腰椎下缘（小儿平第 3 腰椎），向下以终丝附于尾骨背面。脊髓表面被膜由外向内为硬脊膜，脊髓蛛网膜和软脊膜，各层膜间及硬脊膜与椎管骨膜间存在的腔隙，由外向内依次为硬膜外隙，硬膜下隙，蛛网膜下隙。

2. 椎间盘位于相邻两椎体之间的纤维软骨盘。椎间盘由髓核、纤维环和上、下软骨板构成。其前份较厚，后外侧份较薄，钩椎关节：又称 Luschka 关节，由第 3 ~ 7 颈椎的椎体钩与上位椎体的唇缘所组成。钩椎关节的重要毗邻：后方为脊髓，脊膜支和椎体的血管；后外侧部构成椎间孔的前壁，邻接颈神经根；外侧有椎动、静脉和交感神经丛。随年龄增长，椎体钩常出现骨质增生，可能压迫脊神经或椎血管。人脊柱腰部承压重，活动量大，动作过猛时可使腰部椎间盘纤维环破裂，髓核脱出，压迫神经，引起腰腿痛。老人椎间盘萎缩，加以椎骨退化性变，因为身高缩减，并可引起驼背。

（六）案例分析题

1. 案例分析 1

（1）临床诊断：椎动脉型颈椎病。

（2）颈椎的椎体钩骨质增生，导致横突孔变小，椎动脉受压迫而致颅内供血不足，即所谓的椎动脉型颈椎病。

（3）椎动脉为锁骨下动脉第一段的分支，上行穿经上 6 个颈椎横突孔，再经过寰椎块后方、后弓上面的椎动脉沟，然后穿环枕后膜经枕骨大孔入颅腔。按其行程可分为 4 段，颈椎横突孔以前的部分为第一段，穿经颈椎横突孔的部分为第 2 段，经枕下三角的部分为第 3 段，第 4 段为颅内段。

2. 案例分析 2

（1）脊髓上端平枕骨大孔处连于脑，下端终于第 1 腰椎下缘（小儿平第 3 腰椎），腰椎穿刺的最适应的位置在腰 3、4 或腰 4、5。

（2）髂嵴为髂骨翼的上缘，是计数椎骨的标志，呈 S 状弯曲，两侧髂嵴最高点的连线平对第 4 腰椎棘突。

（3）脊髓蛛网膜与软脊膜之间的蛛网膜下隙内充满脑脊液。蛛网膜下隙在第一腰椎至第 2 骶椎高度扩大，称终池。

3. 案例分析 3

（1）椎间盘位于相邻两个椎体之间，由纤维环和髓核组成。前者位于椎间盘的周围部，呈同心圆排列，能限制髓核向周围膨出；后者位于椎间盘的中央，由富于弹性的胶状物组成，为胚胎时脊索的剩余物。椎间盘承受压力时被压缩，除去压力后则弹性复原，起着缓冲震荡和压力的作用。

（2）腰椎间盘突出常见于 20 ~ 50 岁男性。患者多有弯腰劳动或长期坐位工作史，首次发病常是半弯腰持重或突然扭腰活动过程中。患者常见症状为腰痛，发生率约在 90% 以上，主要因为纤维环外层及后纵韧带受突出髓核的刺激，经窦椎神经而产生腰部感应痛。坐骨神经痛亦是常见症状之一，绝大多数发生于腰 4 ~ 5 和腰 5 ~ 骶 1 椎间盘突出患者。

(3) 腰椎间盘突出典型表现是疼痛从下腰部向臀部和大腿后方、小腿外侧和足部放射。其原因是破裂的椎间盘组织所致脊神经根炎症及髓核压迫或刺激发炎的神经根所致。患者常出现腰椎侧突，以减轻疼痛；及腰部活动受限，骶棘肌痉挛，直腿抬高试验阳性等体征。

(4) 对于已确诊为腰椎间盘突出的患者，经非手术治疗无效者，可考虑手术将髓核摘除。手术方式有后入路和前入路两种，多采用后入路。作后正中切口，在预定椎间盘突出部依次切开皮肤、浅筋膜、胸腰筋膜浅层，分离竖脊肌在腰椎棘突上的附着部，切除黄韧带和椎板，进入椎管内，轻轻牵开背神经根和硬脊膜，探查突出的椎间盘。

4. 案例分析 4

(1) 该例病人因自高处坠落致胸腰部剧痛，双下肢不能活动，麻木，感觉丧失，CT 已证实系第 7 胸椎压缩性骨折，脊髓受压。根据脊髓节段与椎骨之间的对应关系，与第 7 胸椎相对应的是第 10 胸脊髓节段。

(2) 由于病人双下肢瘫痪，说明支配下肢肌肉运动的双侧皮质脊髓束受损伤；双下肢麻木，感觉丧失，说明传导躯干、四肢痛觉和温觉的双侧脊髓丘脑束受损。

(3) 因为位于脊神经节内的感觉神经元的轴突进入脊髓后先上升 1～2 个脊髓节，然后止于后角固有核，后角固有核发出纤维交叉到对侧上升成为脊髓丘脑束。所以，该患者感觉丧失应在胸 11～12 脊髓节平面以下，即脐稍下的平面以下。

(4) 根据病人所出现的病状和体征，该患者很可能系脊髓横贯损伤。除损伤平面以下浅感觉丧失以外，深感觉也会出现障碍，因为薄束和楔束也会受损。损伤早期，出现脊髓休克，病人出现下运动神经元性瘫痪及括约肌障碍，包括损伤平面以下呈弛缓性瘫痪，肌张力低，腱反射减低或消失，病理反射消失，大小便失禁等。脊髓休克期过后，逐渐转为上运动神经元性瘫痪，包括肌张力增高，腱反射亢进，出现病理反射等。

三、案例分析

教材案例 9-1

1. 腰痛伴沿坐骨神经的放射痛，用力时，疼痛加剧是椎间盘损伤的典型症状。

2. 坐骨神经起源于腰 4～5 和骶 1～3 神经。骶 1 神经根是坐骨神经的一个重要组成部分。

3. 椎间盘突出，特别容易压迫下一脊神经根。

4. 骶 1 神经根受累最典型的感觉障碍区，是膝下、小腿外侧面和第 5 趾。

教材案例 9-2

1. 病变发生在腰椎 4、5 间盘。坐骨神经起源于腰 4～5 和骶 1～3 神经，椎间盘突出，特别容易压迫下一脊神经根，骶 1 神经根是坐骨神经的一个重要组成部分，其受累最典型的症状是膝下、小腿外侧面和第 4、5 趾背区感觉障碍。

2. 腰椎间盘突出常见于 20～50 岁的男性。患者多有弯腰劳动或长期坐位工作史，首次发病常是半弯腰持重或突然扭腰活动过程中。患者常见症状为腰痛，发生率约在 90% 以上，主要因为纤维环外层及后纵韧带受突出髓核的刺激，经窦椎神经而产生腰部感应痛。腰痛沿坐骨神经走行放射痛，用力时疼痛加剧是椎间盘突出压迫脊神经根的典型症状。坐骨神经痛亦是常见症状之一，绝大多数发生于腰 4～5 和腰 5～骶 1 椎间盘突出患者。

3. 椎间盘位于相邻两椎体之间的纤维软骨盘。由髓核、纤维环和上下软骨板构成。

4. 椎间盘,上下连接相邻两椎体;向前连前纵韧带;向后借后纵韧带与椎管相邻;后外侧与神经根相邻。

教材案例 9-3

1. 脊髓上端平枕骨大孔处连于脑,下端终于第 1 腰椎下缘(小儿平第 3 腰椎),腰椎穿刺的最适位置在腰 3、4 或腰 4、5。

2. 髂嵴为髂骨翼的上缘,是计数椎骨的标志,呈“S”状弯曲,两侧髂嵴最高点的连线平对第 4 腰椎棘突。

3. 腰椎棘突呈垂直板状,水平走行,棘突之间有着宽阔的间隙因而穿刺针容易进入椎管。

4. 硬脊膜由致密结缔组织构成,厚而坚韧,少弹性,形成一长筒状的硬脊膜囊。穿刺后针孔不易马上闭合,常致脑脊液外溢。上方附于枕骨大孔周缘,与硬脑膜相连,向下在平第 2 骶椎高度形成一盲端。

5. 腰穿或硬膜外麻醉,需穿经此韧带方达椎管,刺入黄韧带时,阻力和刺穿黄韧带后的阻力消失感均较显著,通常以此判断是否刺入硬膜外隙的依据。

6. 临床进行硬膜外隙的阻滞麻醉或蛛网膜下隙穿刺,经过的层次见本章内容。

(辽宁医学院　陆　航)

【脊柱区解剖与观察】

脊柱区的解剖采用平俯卧位,在颈下垫一块木枕以免其鼻、颊部与额部受压,将两臂左右平伸并固定于操作台上。在实施解剖前先观察脊柱区表面的一般状况和确定该区的主要解剖标志,以便实施操作定位。脊柱区的主要骨性解剖标志有枕外隆凸、第 7 颈椎棘突、第 12 胸椎棘突、尾骨、肩胛骨脊柱缘、肩胛骨下角、第 12 肋、髂嵴和髂后上棘等;肌性标志有斜方肌、背阔肌和竖脊肌等。

一、浅层结构

1. 皮肤及浅筋膜

(1) 皮肤切口:项部及背部的皮肤较部厚,有丰富的毛囊和皮脂腺,汗腺,是疖肿的好发部位。脊柱区皮肤切口可由上到下分区切开,可参考以下步骤操作。

1) 自枕外隆突、项与背部后正中线向下到骶骨正中嵴切开皮肤。

2) 自枕外隆凸向外经上项线至乳突横向切开皮肤。

3) 自第七颈椎脊突至肩峰横向切开皮肤。

4) 自肩胛下角水平至腋中线切开皮肤。

5) 后正中切口下底端向外上沿髂嵴至腋中线切开皮肤,将皮肤由后正中切口自上而下用圆刀分别剥离向两侧翻开,暴露其皮下组织结构。

(2) 剔除浅筋膜:脊柱区皮下脂肪织较丰富,内有较多自深筋膜浅出的血管和数对皮神经穿行,一定要先阅读教材,熟悉该区相关结构的概况后再沿枕、项、背、腰部逐步剔除浅筋膜,不要整层揭开,建议操作时多用尖刀、细头镊和文氏钳,先用文氏钳钝性分离方法,寻找由深筋膜浅出的血管神经根部，再修洁余下的脂肪组织，逐步暴露深筋膜。继而观察从深筋膜穿出的皮神经。皮神经均为脊神经后皮支，一般背上部为上6对胸神经的后内侧皮支；背下部与腰部为下6对胸神经的后内侧皮支和第1～3腰神经后外侧皮支；多沿后正中线两侧穿出深筋膜。与脊神经后支一同穿出深筋膜的还有肋间后动脉和腰动脉的后支，分布于背部浅筋膜和皮肤。在腰下部外侧近髂嵴处，寻找越过髂嵴后外侧至臀部的数支臀上皮神经，暂且可不作追踪。清理浅筋膜时还要注意检查以下解剖结构：

1）寻找枕动脉，枕动脉在斜方肌与胸锁乳突肌的枕骨附着部之间的间隙内。大约于枕外凸外侧一横指处可见到动脉有一小段横向上以后穿过斜方肌附着部的皮下，主要分布于枕部皮肤。

2）寻找枕大神经，枕大神经为第二颈神经后支，紧靠枕动脉的内侧，在斜方肌附着部穿出至皮下，向上分为二至三条分支，与动脉一起分布于枕部皮肤。

3）寻找枕淋巴结，在枕动脉与枕大神经外侧，即斜方肌止点的外侧缘，可找到几个细小枕淋巴结，他们收集枕区大部分的淋巴液，然后注入颈外侧的深淋巴结群。

2. 深筋膜　脊柱区的深筋膜根据不同部位，其形态结构与分布形式存在一定的差异，解剖操作的过程中要细心地观察。

（1）胸腰筋膜：覆盖背部浅肌表面的深筋膜一般较薄，在清除浅筋膜有时会一起剥离。在腰部可见显著增厚呈腱性，为背阔肌起点的一部分。后层较厚，附着于腰、骶椎棘突和髂嵴后部，中层和前层分别包被于深面的腰方肌前后，如深层操作，可见胸腰筋膜中层上部于第12肋与第1腰椎横突间增厚形成的腰肋韧带。

（2）项筋膜：将木枕向下移至颈根部，使项部深筋膜保持一定的张力，以便操作观察。需揭开斜方肌上部，可见项筋膜分前后包裹夹肌和半棘肌，附着于项韧带和上项线，为胸腰筋膜向上的延续。

3. 浅肌　脊柱区的浅层肌均为扁肌，操作观察须分别揭开或剔掉各肌表面的深筋膜，均可显示其形态及其有关结构。主要有斜方肌、背阔肌、肩胛提肌、菱形肌、上下后锯肌及其神经血管。

（1）斜方肌：检查斜方肌在背部的分布。斜方肌起于枕外隆凸，项韧带及 T_1～T_{12} 椎棘突，止于锁骨、肩峰及肩胛冈。在斜方肌上端横行切断它在枕骨上的起始部。再在项、胸部棘突外侧一横指处，轻轻纵行切断该肌的起点，将肌片翻向外侧。然后在它深面肩胛提肌的浅面，寻找副神经和与该神经伴行的颈横动脉降支，它们由上而下沿肩胛骨内侧缘走行。

（2）背阔肌：观察背阔肌在背部下份，起 T_7～T_{12} 与 L_1～L_5 椎棘突、骶正中嵴、髂嵴后部和胸腰筋膜，肌束斜行向外上，绕至肱骨前内侧，止于肱骨小结节嵴。

（3）腹外斜肌：在脊柱区下外侧，可见腹外斜肌的后部，观察由腹外斜肌、背阔肌与髂嵴围成的腰下三角。

（3）肩胛提肌与菱形肌：于斜方肌中上部近起点纵行切切断，将斜方肌向外翻开，暴露位于斜方肌深面的肩胛提肌和菱形肌。肩胛提肌起于 C_2～C_5 椎横突，止于肩胛骨上角；菱形肌起自 C_6～C_7 与 T_1～T_4 椎棘突，止于肩胛骨脊柱缘，在棘突附近纵行切断该肌（勿伤深面的上后锯肌），翻向下方，观察进入该肌的颈横动脉的降支和肩胛背神经等结构。

二、深层结构

将脊柱区各部浅肌沿脊柱侧缘分别切断，翻向外侧，然后逐步进行深层结构够的解剖和观察。主要有深层肌配置和神经血管分布。操作方法如下：

1. 观察上下后锯肌　上后锯肌很薄，位于菱形肌的深面，起于 $C_6 \sim C_7$ 椎棘突和 $T_1 \sim T_2$ 椎棘突，止于第 2 ~ 5 肋。下后锯肌位于背阔肌的深面，起自 $T_{11} \sim T_{12}$ 和 $L_1 \sim L_2$ 椎棘突，止于第 9 ~ 12 肋。

2. 解剖观察竖脊肌　沿脊柱棘突两旁纵行切断上、下后锯肌，清理两肌深面的竖脊肌，该肌粗壮，左右成对，起于髂骨，腰椎棘突和胸腰筋膜，向上沿途分别止于肋骨、椎骨棘突和横突以及颅骨部颞骨的乳突部。和由下后锯肌、腹内斜肌与竖脊肌围成的腰上三角，为腰区的薄弱环节，也为肾手术入路提供方便。此区还有腰方肌分布和有第 12 肋下神经、髂腹下神经和髂腹股沟神经斜过，暂不作探查。

3. 解剖项部相关结构　沿项部后正中线两侧切断斜方肌起始部，将两肌翻向外侧。清理颈部斜方肌深面的头、颈部夹肌和半棘肌。在枕外隆凸旁开两指处，于半棘肌表面解剖出枕动脉及枕大神经，沿棘突两侧纵行切断夹肌，向外翻开，再以水平方向在上项线的附着处切断半棘肌（保留枕大神经），可把半棘肌翻开向下，细心清理该肌深面的结缔组织，可见一三角区，称枕下三角。此三角的内侧是头后大直肌，外侧界是头上斜肌，下界是头下斜肌。在三角内，可见到第一颈神经后支—枕下神经。它支配头后大、小直肌、头上斜肌和头下斜肌。在枕下神经附近还可找到向内侧走行的椎动脉，它位于枕下神经深面，向内穿环枕后膜经枕骨大孔入颅。在头下斜肌下缘可见到第二颈神经的后支——枕大神经的起始段，枕动脉与该神经伴行。

三、椎　管

脊柱区椎管的解剖属于深层次解剖，如用原整体标本操作，对其周围的结构破坏性较大，建议使用系统解剖已多次使用过，而其他形态结构均已被破坏了的废教学标本，但要保证脊柱的椎骨、椎间盘及其韧带是完整的，既节约标本资源，又可满足椎管解剖的需要，其操作观察如下：

1. 观察椎管外部结构　在背部正中清除皮下浅筋膜和脊柱两侧的竖脊肌，暴露脊柱后部，修洁并观察棘上韧带、棘突、棘间韧带、椎弓板及黄韧带的位置与形态结构。

2. 解剖观察椎管及其相关结构　用专用椎管锯（二轮锯齿锯）沿棘突两旁 2cm 处，自颈部至腰骶部纵行将椎弓板锯断。在第二颈椎处和第五腰椎处用解剖刀横断椎间盘，取下带棘突与双侧椎弓板的部分，用湿润的纱布小心清洁解剖视野，暴露椎管及椎管内的各项结构。

（1）观察椎管内骨膜、硬脊膜与硬脊膜外腔：仔细检查椎管内壁有一层较薄的内骨膜，紧贴管壁，深层为硬脊膜，硬脊膜较厚而致密，内骨膜与硬脊膜之间可见一明显的间隙，即硬脊膜外腔，腔内充满脂肪组织、脊神经根及椎静脉丛等结构。硬脊膜外麻醉即于此，硬脊膜进入骶管后，连接至管壁下部。

（2）观察蛛网膜、软脊膜与蛛网膜下隙：于硬脊膜与蛛网膜于后正中线自下而上纵行剪开，将硬脊膜翻向两侧，暴露脊髓。可见蛛网膜紧贴于硬脊膜的深面，与硬脊膜之间有潜在的间隙称硬膜下隙。蛛网膜薄而透明，无血管。蛛网膜向深面伸出较多小梁，连结于脊髓外部的软脊膜，二者之间即为蛛网膜下隙，生活状态下有丰富的脑脊液充盈于此，但在尸体标本上因无脑脊液，故蛛网膜下腔处于塌陷状态，可用尖头镊子轻轻将其提起，可见蛛网膜下隙。借助蛛网膜下隙可见紧贴于脊髓表面的软脊膜，软脊膜较薄，血管丰富，是为脊髓提供营养保障的重要结构。

3. 观察脊髓外形与表面结构　脊髓为中枢神经器官。呈前后略扁的圆柱形，其上于枕骨大孔处连续脑干的延髓，下部终止于第 1 腰椎水平以下（成人）。在 $C_4 \sim T_2$ 椎范围内脊髓明显膨大称为颈膨大。在 $T_{10} \sim L_1$ 椎之间脊髓也出现膨大，称为腰骶膨大。腰骶膨大下部逐渐变细的部分称为脊髓圆锥。检查脊髓周围的结构，可结合参考脊髓横断面标本观察学习。操作观察如下：

（1）观察脊髓的表面沟裂：检查脊髓表面有六条纵行沟裂

1）前正中裂一条，裂内有一条营养脊髓的脊髓后动静脉。

2）前外侧沟一对，有脊神经前根附着。

3）后正中沟沟内及两侧有营养脊髓的脊髓后动静脉。

4）后外侧沟一对，有脊神经后根附着。注意在每条脊神经后根上有一膨大部位称为脊神经节。

（2）齿状韧带的观察：在脊髓两侧前后根之间自软脊膜至硬脊膜有一片三角形薄膜，称为齿状韧带，是分界脊髓前后的标志。

（3）终丝与马尾的观察：在相当于第 1 腰椎以下检查脊髓末端，可见有一终丝，终丝是脊髓圆锥以下的软脊膜形成纤维束，一直下行，贯穿骶管，止于尾骨背面，具有固定脊髓的作用。在终丝的周围有数条粗细均匀马尾，即腰、骶、尾神经根在椎管蛛网膜下隙内的延长的部分，下行的过程中，陆续分别经相应的椎间孔或骶前后孔穿出。由于蛛网膜下隙在第 1 腰椎以下膨大为终池，脑脊液丰富，故一般在第三、四腰椎或第四、五腰椎的棘突间进针穿刺抽取脑脊液不会伤及脊髓，又因马尾游离于脑脊液中，也不会损伤马尾。

（长沙医学院　吴长初）

模拟试题 I

一、单项选择题(30 分)

1. 枕骨大孔通过
A. 舌下神经　B. 脑桥　C. 舌咽神经　D. 椎动脉　E. 迷走神经
2. 头皮的帽状腱膜
A. 是颅顶部软组织的第 4 层　B. 是颅顶部软组织的第 2 层
C. 该层疏松,内有导血管　D. 是枕、额肌之间的腱膜
E. 以上都不对
3. 斜角肌间隙
A. 前界为中斜角肌　B. 下界为锁骨
C. 有锁骨下动、静脉与臂丛通过　D. 位于胸锁乳突肌与前斜角肌之间
E. 以上都不对
4. 先后经海绵窦和眶上裂,支配眼球外肌的是
A. Ⅲ、Ⅳ、Ⅴ对脑神经　B. Ⅲ、Ⅳ、Ⅵ对脑神经
C. Ⅲ、Ⅴ、Ⅵ对脑神经　D. Ⅳ、Ⅴ、Ⅵ对脑神经
E. 无上述情况
5. 垂体前叶肿大时,可压迫
A. 眼神经　B. 眼动脉　C. 视交叉　D. 视束　E. 颈内动脉
6. 有关胸廓内动脉的叙述,错误的是
A. 由锁骨下动脉发出　B. 沿距胸骨侧缘 1～1.5cm 平行线下行
C. 位于肋间内肌和肋软骨的深面　D. 通过肋间前动脉与肋间后动脉吻合
E. 通过腹壁上动脉与腹壁浅动脉吻合
7. 有关胸膜顶的说法,错误的是
A. 超出锁骨内侧 1/3 上方 2～3cm
B. 无胸廓保护
C. 其前、外、后三面分别有前、中、后斜角肌围绕
D. 锁骨下动脉绕其后方穿出斜角肌间隙
E. 其表面覆盖席氏筋膜(Sibson fascia)
8. 有关肺根的叙述,错误的是
A. 左肺根上有主动脉弓跨过　B. 右肺根上有奇静脉跨过
C. 自上而下均有肺动脉、支气管、肺静脉　D. 迷走神经行于肺根后方
E. 膈神经行于肺根前方
9. 胸膜腔穿刺时,进针位置宜选
A. 腋中线以后,应沿下一肋骨的上缘　B. 腋中线以前,应于肋间隙上缘
C. 腋中线以后,应于肋间隙的中间　D. 腋中线以前,应于肋间隙的下缘
E. 腋中线以后,应沿上一肋骨的下缘

10. 胸导管胸段
A. 以第4胸椎体下缘为界,分上、下两段
B. 上段受损可至右侧乳糜胸
C. 下段受损可至左侧乳糜胸
D. 在上升中逐渐偏向右侧
E. 左侧的纵隔胸膜远离胸导管,右侧的纵隔胸膜可部分紧贴胸导管
11. 在腹直肌鞘的描述中,错误的是
A. 前壁由腹外斜肌腱膜和腹内斜肌腱膜前层组成
B. 后壁由腹内斜肌腱膜后层及腹横肌腱膜组成
C. 腹直肌下1/4后面缺乏鞘的后壁
D. 后壁在腹直肌后面上3/4与下1/4交界处突然变薄,形成弓状游离缘称半月线
E. 腱划与腹直肌鞘前层紧密结合
12. 腹股沟镰(联合腱)
A. 由腹外斜肌腱膜构成
B. 由腹内斜肌腱膜构成
C. 由腹股沟韧带构成
D. 由腹横肌腱膜构成
E. 参与构成腹股沟管的后壁,止于Cooper韧带
13. 经下腹部阑尾切口,需经过哪些层次
A. 皮肤、浅筋膜、腹白线、腹横筋膜、壁腹膜
B. 皮肤、浅筋膜、腹外斜肌、腹内斜肌、腹横肌、壁腹膜
C. 皮肤、浅筋膜、腹外斜肌腱膜、腹横筋膜、壁腹膜
D. 皮肤、浅筋膜、腹外斜肌腱膜、腹内斜肌、腹横肌、腹横筋膜、腹膜外脂肪、壁腹膜
E. 皮肤、浅筋膜、腹外斜肌、腹内斜肌、腹横肌、壁腹膜
14. 在肝门处,肝蒂内各结构的位置关系
A. 门静脉左、右支在中间
B. 左、右肝管在最后方
C. 肝固有动脉左、右支在最前方一
D. 门静脉左、右支在最后方
E. 以上都不是
15. 有关胰体的毗邻结构的描述,何者是错的
A. 门静脉在其后面合成
B. 上缘有脾动脉
C. 后面有肝静脉
D. 前方与胃后壁相邻
E. 腹腔动脉从胰的上缘发出
16. 髂内动脉
A. 向下经骶骨前面入盆
B. 位于相应静脉的外侧
C. 输尿管沿盆侧壁经过髂内动脉前面
D. 在梨状肌下缘分成前、后干
E. 前、后干均有脏支和壁支
17. 直肠后间隙
A. 位于骶骨与直肠之间
B. 位于骶前筋膜与直肠之间
C. 与耻骨后间隙有交通
D. 间隙内有骶前静脉丛
E. 封闭在盆腔内
18. 卵巢
A. 被包于子宫阔韧带前、后层内
B. 卧于髂内、外动脉分叉之间
C. 输尿管从其前面经过
D. 卵巢悬韧带为结缔组织索
E. 卵巢血供只来于卵巢动脉

19. 子宫动脉
A. 主干行于子宫阔韧带两层之间　B. 紧贴子宫下行
C. 与浅面的输尿管交叉　D. 有分支供应输卵管
E. 也有分支供应膀胱
20. 骶丛
A. 位于尾骨肌前方　B. 腰骶干位于闭孔神经内侧
C. 表面与髂内血管相贴　D. 其中第 1 骶神经最粗大
E. 其尖端延伸为阴部神经
21. 由浅至深暴露腋动脉第 3 段的层次依次为
A. 皮肤、浅筋膜　B. 皮肤、胸小肌及其筋膜
C. 皮肤、胸大肌及其筋膜　D. 皮肤、胸大肌及腋筋膜
E. 皮肤、浅筋膜、胸大肌及腋筋膜、腋鞘
22. 有关头静脉的描述何者是错的
A. 起于手背静脉网的挠侧端　B. 沿肱二头肌内侧沟上行
C. 行走在三角肌胸大肌间沟内　D. 穿过锁胸筋膜汇入腋静脉
E. 通过肘正中静脉与贵要静脉相吻合
23. 在胸小肌上缘穿入锁胸筋膜的结构是
A. 胸前内侧神经　B. 胸肩峰动脉　C. 胸外侧动脉
D. 胸前外侧神经　E. 头静脉
24. 正中神经
A. 在前臂上份其外侧缘为安全缘　B. 支配全部指深、浅屈肌
C. 行于肱二头肌外侧沟内　D. 经肱二头肌腱下方入肘窝
E. 支配前臂前群肌第 1、2 层及指深屈肌桡侧半
25. 坐骨神经的体表标志点是
A. 髂后上棘到坐骨结节连线的上、中 1/3 交点
B. 髂后上棘到大转子连线的上、中 1/3 交点
C. 髂后上棘到坐骨结节连线的中、下 1/3 交点
D. 髂后上棘到坐骨结节连线的中点
E. 以上都不是
26. 足背动脉
A. 可在踇长伸肌肌腱外侧摸到　B. 可在胫骨前肌肌腱外侧摸到
C. 可在趾长伸肌肌腱外侧摸到　D. 可在内踝前方摸到
E. 可在踇长伸肌肌腱内侧摸到
27. 关于收肌管以下概念是错误的
A. 又名 Hunter 管　B. 位于大腿下 1/2 的内侧面
C. 在缝匠肌和大收肌腱板之后　D. 在大收肌和长收肌之前
E. 管内通过股血管和隐神经
28. 关于股动脉的以下概念是错的
A. 走在股鞘的外格　B. 走在股三角内　C. 走在收肌管内
D. 在腹股沟韧带下 3 ~5cm 向内侧发出股深动脉

E. 在腹股沟中点下方可摸到其搏动

29. 脊髓的被膜

A. 硬脊膜薄而透明
B. 蛛网膜布满血管
C. 软脊膜与脊髓之间有潜在间隙
D. 终池是蛛网膜下腔的扩大部
E. 硬膜下腔充满静脉丛

30. 枕下三角

A. 枕下神经是第 1 颈神经后支
B. 椎动脉走向外侧
C. 椎动脉位于枕下神经表面
D. 枕小神经是第 2 颈神经的后支
E. 上述全错

二、多项选择题(20 分)

31. 喉返神经

A. 右喉返神经勾绕右锁骨下动脉
B. 通常喉返神经被包埋于甲状腺悬韧带内
C. 左喉返神经走在动脉韧带的左后方
D. 左喉返神经在颈根部远离气管食管沟
E. 支配所有的喉肌

32. 垂体窝

A. 构成颅中窝的一部分
B. 位于蝶骨体之上
C. 和蝶窦相毗邻
D. 硬脑膜覆于垂体窝的上方,构成鞍隔
E. 在颅的侧位线片上易于看到

33. 颈内动脉

A. 垂直穿过破裂孔
B. 发出视网膜中央动脉
C. 被胸锁乳突肌所覆盖
D. 发出大脑中动脉和大脑前动脉
E. 在上方位于颈外动脉的外侧

34. 肺根

A. 前方有膈神经和心包膈血管
B. 左肺根上方有主动脉弓跨过
C. 右肺根上方有奇静脉弓跨过
D. 其下方由脏、壁胸膜返折形成的肺韧带,是手术中寻找肺根的标志
E. 其内结构主要包括:肺静脉、肺动脉、支气管和淋巴结等

35. 下列说法正确的是

A. 胸骨角可作为计数肋序数的标志
B. 乳房借 Cooper ligament 连于皮肤和胸大肌筋膜之间
C. 第 4 胸神经分布于剑突平面
D. 肋沟内自上而下排列着肋间动脉、神经和静脉
E. 胸腔穿刺在肩胛线的第 8 肋间隙下位肋的上缘

36. 有关心包的说法,错误的是

A. 为锥体型纤维浆膜囊
B. 浆膜性心包与大血管外膜相连续
C. 内、外两层之间为心包腔
D. 最安全的心包穿刺,针头应进入心包前下窦
E. 心包横窦呈冠状位

37. 十二指肠悬韧带
A. 内部的十二指肠悬肌为横纹肌
B. 位于十二指肠空肠曲与右膈脚之间
C. 有固定十二指肠空肠曲的作用
D. 常用来确定空肠的起点
E. 内有胃十二指肠动脉
38. 腹直肌鞘内有
A. 腹壁下血管
B. 腱划
C. 下6对肋间神经
D. 髂腹下神经
E. 髂腹股沟神经
39. 脐周静脉网
A. 借胸腹壁静脉入腋静脉
B. 借腹壁上静脉入锁骨下静脉
C. 借腹壁浅静脉入大隐静脉
D. 借脐静脉入门静脉
E. 借腹壁下静脉入髂外静脉
40. 阴部管(Alcock管)
A. 位于坐骨直肠窝之外侧壁
B. 为盆膈下筋膜所构成
C. 肛门神经在坐骨结节深面离开阴部管
D. 会阴神经在会阴浅横肌前缘离开阴部管
E. 阴部管终止于尿生殖膈后缘
41. 会阴深袋
A. 由会阴浅筋膜和尿生殖膈上筋膜组成
B. 由尿生殖膈上、下筋膜组成
C. 尿道膜部穿过其中
D. 为一封闭的深隙
E. 又称尿生殖膈
42. 闭孔神经丛
A. 经髂总血管前面入盆
B. 行于髂内血管外侧
C. 与上缘的闭孔动脉伴行
D. 腰骶干位于其内侧
E. 妊娠子宫可压迫该神经
43. 肱骨肌管
A. 由肱骨桡神经沟与肱三头肌围成
B. 由肱骨桡神经沟与肱肌围成
C. 有桡神经与肱深血管穿过
D. 桡神经在管内发支支配肘肌
E. 下口位于肱骨中、下1/3处的外侧
44. 肌皮神经
A. 起自臂丛内侧束
B. 支配肱三头肌,与肱深血管伴行
C. 在胸小肌外侧穿喙肱肌
D. 支配喙肱肌、肱二头肌和肱肌
E. 于肱二头肌外侧缘下1/3穿出深筋膜
45. 腋神经
A. 与旋肱后血管伴行
B. 支配三角肌及小圆肌
C. 位于腋动脉第3段后方
D. 四边孔时,紧绕肱骨外科颈
E. 与旋肩胛动脉伴行
46. 股神经
A. 发出股外侧皮神经
B. 支配股中间肌
C. 支配股前区皮肤感觉
D. 支配小腿内侧皮肤感觉
E. 位于股三角的肌腔隙内

47. 腓总神经

A. 沿股二头肌肌腱行走
B. 与胫前动脉伴行
C. 损伤后形成马蹄内翻足
D. 在腓骨颈处最为表浅易损伤
E. 与腘动脉伴行

48. 自梨状肌下孔进入臀区的结构为

A. 臀上血管及神经
B. 臀下血管及神经
C. 闭孔神经
D. 坐骨神经
E. 股后皮神经

49. 腰部

A. 浅筋膜与臀部浅筋膜不相连
B. 浅筋膜深面是胸腰筋膜
C. 腰1～3神经后支外侧支穿出深筋膜
D. 在髂嵴表面可以找到臀上皮神经
E. 腹膜后脓肿可到达腰上三角和腰下三角

50. 背阔肌

A. 部分被斜方肌覆盖
B. 起自第7胸椎以下全部棘突等处
C. 起始部是腱膜
D. 腱膜与胸腰筋膜紧密愈合
E. 部分纤维起自下位肋骨

三、解释名词(10分)

1. 胸骨角，是胸骨柄与胸骨体连接处向前微突的角，其两侧连接第2肋软骨，是计数肋骨的标志。

2. 翼点，位于颧弓中点上方约二横指处，由额、顶、颞、蝶骨四骨连接而成，内面有脑膜中动脉前支经过，血管破裂出血可导致硬膜外血肿。

3. 肝肾隐窝，位于肝右叶与右肾之间，是平卧时腹膜腔的最低部位。

4. 膀胱三角，是双侧输尿管口与尿道内口围成的三角形的区域，为肿瘤和结核的好发部位。

5. 硬膜外隙，是椎管骨膜与硬脊膜之间的窄隙，其内有脊神经根、脂肪、椎内静脉丛和淋巴管等，硬膜外麻醉即将药物注入此腔，以阻滞脊神经根。

四、简答题(10分)

1. 皮肤→浅筋膜(Camper筋膜和Scarpa筋膜)→腹外斜肌腱膜→腹内斜肌→腹横肌→腹横筋膜→腹膜外组织→腹膜壁层。注意勿损伤腹内斜肌与腹横肌之间的髂腹下神经和髂腹股沟神经。

2. ①腔静脉孔：平第8胸椎，有下腔静脉和右膈神经的分支通过；②食管裂孔：平第10胸椎高度，有食管、迷走神经前、后干及胃左血管的食管支和来自肝后部的淋巴管通过；③主动脉裂孔：位于膈左、右脚和脊柱之间，平第12胸椎高度，有降主动脉、胸导管和来自胸壁的淋巴管通过。

五、论述题(30分)

第一题：一名学生左颞部被重物击中后倒地，不省人事，1min后苏醒，左颧骨上约3cm处一伤口出血，伤口几乎从耳轮顶点直到眉弓，同学帮助去看医生。检查发现上下肢深腱反射相等；瞳孔等大，对光反射灵敏；半小时后，他说很困，想躺倒，这时医生赶到，该学生左侧瞳孔中度放大，对光反射减弱，又进入昏迷状态。医生发现该生左瞳孔不断放大，失去对光反射，而右侧瞳孔正在放大但对光反射正常。医生告知要把患者马上送到医院。X 线照片及 CT 扫描，医生确定存在颅内血肿，诊断为翼点后颞骨鳞部压缩性骨折，硬膜外血肿。问题：

1. 请界定颞区。
2. 请定义翼点。
3. 翼点位于颞窝哪部分？
4. 为什么翼点在临床上很重要？
5. 哪条动脉可能被撕破了？
6. 还可能撕破其他什么血管？
7. 血液聚集在哪里？
8. 怎样区分硬膜外血肿和硬膜下血肿？
9. 硬膜外血肿对大脑的可能影响是什么？

颞区是位于颞线和颧弓之间的颞窝，该区颅骨薄，被颞肌及筋膜覆盖。翼点呈不规则的"H"形，位于颞肌深部，4 块颅骨（额、顶、颞及蝶骨）交接于此。翼点是一个重要的骨性标志，是脑膜中动脉额部分支的体表投影。翼点中心在颧弓上方约 4cm，额颧缝后约 3.5cm，位于颞窝前部。

薄的颞骨鳞部内侧有脑膜中动脉及其分支所穿行的沟。颞骨鳞部容易骨折，骨折可撕裂硬脑膜外面的动脉及其分支（尤其是位于骨沟内的）。血液在硬膜外间隙逐渐聚积，形成硬膜外血肿，硬脑膜通过纤维结缔组织附着在颅骨上，一定程度上能够防止硬脑膜从颅骨上剥脱，所以硬膜外血肿形成较慢。

硬膜下血肿位于硬膜深部的脑表面。"硬膜下间隙"是硬膜深部的潜在腔隙，硬膜受损（如头部外伤）时血液积聚于硬膜下间隙内形成硬膜下血肿。

脑膜中动脉是上颌动脉起始段的分支，经棘孔入颅，在颅内走行约 4～5cm 后分支。额（前）支经翼点走行向上，大致和颅骨的冠状缝平行；顶支行向后上方，分支的确切位置取决于它的起始点。本例中，脑膜中动脉的额支几乎被完全撕裂，脑膜中动脉常有静脉伴行，因此静脉也可被撕裂。因为硬膜外血肿形成较慢，脑震荡所致短暂的意识丧失后还可神志清醒。此外，部分血液及脑脊液可通过静脉排出颅腔，因此在短时间内患者可以耐受这种颅内占位病变。但颅骨不能扩张，颅内压很快升高，引起嗜睡，然后昏迷。

颅内压升高使小脑幕以上部分脑组织（通常是钩回）疝出小脑幕切迹，挤压脑干和小脑幕游离缘之间的动眼神经，使之麻痹，导致病侧瞳孔散大，对光反射消失。某些部位的硬膜外出血（如本例），主要压迫翼点下的颞叶，需立即施行外科手术，以降低颅内压，防止进步压迫脑干，损害延髓的心跳及呼吸中枢而导致死亡。

第二题：女性患者，58 岁。主诉颈部甲状软骨下方有轻微的肿大。物理诊断和超声扫描发现，在她的甲状腺右侧叶有一些结节。用穿刺吸取法获得的细胞进行检测，证实吸出的细胞为恶性。医生决定对她实施甲状腺半切除手术。术前经口插入气管套管。患者出现约 2 天的喉痛和声音嘶哑。问题：

1. 解释什么是甲状腺半切除？
2. 你认为引起喉痛的原因是什么？
3. 引起声音嘶哑的可能原因是什么？
4. 在甲状腺手术时容易损伤哪些神经？
5. 当这些神经受损后，哪些结构可受到影响？

甲状腺半切除是指切除甲状腺一个叶的大部分(但不是全部)的手术。通常保留该叶的后部,以避免去除甲状旁腺。由于在甲状腺切除时需插入气管套管,因此在术后1～3天患者常感觉喉咙痛。这一操作会刺激喉咽部的黏膜内层,常引起一些炎症。甲状腺手术中如损伤右侧喉返神经,则会导致声音嘶哑,术后产生的水肿和感染也可能会对神经造成压迫。喉返神经在甲状腺手术中容易受损的原因是它非常靠近甲状腺和气管。左侧的喉返神经较右侧更容易为外伤或疾病所损伤,这是因为它在主动脉弓周围有较长的行程。喉返神经支配声襞以下喉的感觉以及除环甲肌以外的所有喉肌的运动。因此这些神经的损伤会引起声襞的瘫痪,导致失声。

第三题:一位10岁女孩全身发抖并紧抱住右侧胸部,呼吸急促(呼吸困难)且呼吸较浅,伴随有干咳,且痰中带血。体温41.5℃,脉搏115次/min。胸部叩诊发现右胸后下侧为实音。听诊发现右侧呼吸音较弱且能听到胸膜摩擦音。患者自述为尖锐刺痛,当咳嗽、深呼吸或打喷嚏时疼痛加剧,第1次疼痛部位在脐部及右肩。对患者进行血检、痰培养和胸部后倾位和直立位X线检查。白细胞数增高,痰培养发现大量肺炎球菌。右肺基底后部即在紧邻膈肌处能见到密度增高(实肺)影,心脏和纵隔其他结构轻微向右侧移位。诊断为肺炎球菌性胸膜炎。问题:

1. 胸膜的作用是什么?
2. 讨论胸膜炎和胸膜渗液。
3. 如何排除胸膜腔中的脓液?
4. 结合所学有关胸膜神经支配等解剖学知识,解释右胸疼痛为何会放散至脐区及右肩?
5. 运用所学解剖知识解释胸膜炎时心脏和纵隔结构为什么会移位?

在肺根部周围及其下方,壁胸膜和脏胸膜相延续。在呼吸过程中,胸膜必须保持完整,壁胸膜和脏胸膜之间潜在的腔隙(胸膜腔)含少量的浆液,呼吸时,脏胸膜在壁胸膜上滑动从而减少阻力。胸膜炎时,胸膜表面变得粗糙,呼吸运动时就会感觉疼痛而且在听诊时能听到胸膜摩擦音。

由于胸膜腔是一个潜在的腔隙,X线检查时并不能检测到,但当壁胸膜和脏胸膜间有空气、液体、脓液或血液蓄积时,胸膜腔在X线下就很明显了。如果在此例中未及时处理炎症,则营养胸膜的血管渗出液会进入胸膜腔,X线检查时便可检测到积液,积液阴影可导致肺轮廓不清。若积液较多时,心脏和其他纵隔结构将移向对侧;若胸膜发炎感染,脓液将蓄积在胸膜腔中(脓胸),如果只有少量脓液,将穿刺针从位于腋前线和腋中线之间的第8肋骨上缘第7肋间隙间刺入胸膜腔可抽取脓液。从肋骨上缘穿刺是为了避免损伤肋间神经和血管,有些病例中,可从腋中线后方的第8或第9肋间隙进针。

壁胸膜,尤其是其肋胸膜,对痛特别敏感,而脏胸膜则对痛不敏感。肋胸膜和膈胸膜外周部的痛觉纤维为分布于胸壁的肋间神经分支。炎性胸膜间的摩擦,尤其是在吸气过程中,将会刺激神经末梢从而产生刺痛,胸膜牵涉痛部位为肋间神经分布的胸壁和腹壁,脐周区疼痛是由于分布于脐水平的包括脐区的胸壁皮肤带的第10肋间神经受到刺激的缘故。

膈神经(C_3,C_4和C_5)发出分支分布于纵隔胸膜和膈胸膜的中央部,在本例中,这些部位胸膜受到刺激并影响到膈神经终末,从而导致疼痛并牵涉到颈根和肩部。锁骨上神经(C_3和C_4)分布于颈根和肩部皮肤,该神经发自膈神经发出的脊髓节段中的两个节段。肺炎导致肺萎缩后,肺内空气减少,胸腔容积相对增大,心脏和其他纵隔结构向患侧移位。若是脓胸或胸膜腔渗液,由于胸膜腔积血或积脓,心脏和纵隔结构就会被推向对侧。

模拟试题Ⅱ

一、单项选择题(30分)

1. 脑膜中动脉起自

A. 颈外动脉,穿棘孔入颅中窝　B. 面动脉,穿圆孔入颅中窝

C. 颈内动脉,穿卵圆孔入颅中窝　D. 上颌动脉,穿棘孔入颅中窝

E. 颞浅动脉,穿棘孔入P颅中窝

2. 椎动脉

A. 穿行全部颈椎的横突孔　B. 经枕骨大孔入颅

C. 发出大脑后动脉　D. 在寰椎上方穿行向外入颅

E. 组成大脑动脉环的一部分

3. 从后向前横行穿过腮腺的结构是

A. 上颌动脉　B. 耳颞神经　C. 腮腺管　D. 下牙槽神经　E. 面神经

4. 组成"腮腺床"的结构是

A. 面后静脉　B. 颈外动脉　C. 面横血管

D. Ⅸ、Ⅹ、Ⅺ、Ⅻ对脑神经　E. 颞浅血管及耳颞神经

5. 舌动脉

A. 平对甲状软骨上缘起自颈外动脉　B. 在舌骨大角上方,行于舌骨舌肌深面

C. 在舌骨大角上方,行于舌骨舌肌浅面　D. 与舌神经伴行

E. 与舌咽神经伴行

6. 食管胸段

A. 前方有气管杈、左主支气管、左心房和左迷走神经

B. 右侧均覆以纵隔胸膜

C. 食管侧方在其进入和离开胸腔处与纵隔胸膜相贴

D. 后方紧邻脊柱　E. 在纵隔内垂直下行

7. 迷走神经穿过膈肌的

A. 主动脉裂孔　B. 食管裂孔　C. 腔静脉孔

D. 右侧膈中间脚与内侧脚之间　E. 左侧膈中间脚与内侧脚之间

8. 动脉韧带

A. 连于肺动脉干与升主动脉之间　B. 由肌纤维束构成　C. 来源于动脉圆锥

D. 是动脉导管闭锁的遗迹　E. 以上都不对

9. 关于气管胸部的毗邻,描述错误的是

A. 前方有头臂干和左颈总动脉　B. 右侧为右胸膜囊　C. 左侧为主动脉弓

D. 后方为食管　E. 下方有动脉韧带

10. 有关主动脉弓的说法中,错误的是

A. 起止点均位于第4胸椎体下缘平面　B. 前方有左迷走神经及左膈神经跨过

C. 下缘可见动脉韧带后方的左喉返神经　D. 跨右肺根

E. 动脉壁外膜下有丰富的压力感受器

11. 腹股沟管位于
A. 腹股沟内
B. 腹股沟韧带中 1/3 的上方
C. 腹股沟韧带内侧半的上方
D. 腹壁三层扁肌之内
E. 腹股沟三角内
12. 腹股沟斜疝
A. 在腹壁下动脉内侧通过腹股沟管深环
B. 通常不伸入阴囊
C. 穿通腹横筋膜
D. 在耻骨结节外下方形成肿块
E. 穿深环后形成的疝囊在精索被膜之间
13. 下列结构均通过腹股沟管,除外
A. 精索 B. 髂腹股沟神经 C. 睾丸动脉 D. 髂腹下神经 E. 提睾肌
14. 胃床包括
A. 胰、肝、横结肠、左肾及左肾上腺
B. 胰、肝、左肾及左肾上腺
C. 胰、脾、肝及左肾上腺
D. 横结肠、左肾及左肾上腺
E. 胰、脾、左肾及左肾上腺
15. 肝胆三角(Calot 三角)的界限
A. 左肝管、右肝管及肝左叶下面
B. 肝左叶下面、肝总管及胆总管
C. 胆囊管、肝总管、右肝管及肝右叶下面
D. 肝左动脉、肝右动脉及肝右叶下面
E. 肝右叶下面、肝总管及胆囊动脉
16. 有关输尿管的错误描述是
A. 右侧输尿管跨髂内动脉起始段的前方入盆
B. 左侧输尿管跨髂总动脉末段的前方入盆
C. 子宫动脉从其上面经过
D. 经闭孔神经、血管的内侧前行
E. 绕输精管后方穿入膀胱壁
17. 盆膈
A. 由肛提肌和尾骨肌组成
B. 只封闭肛门三角
C. 与尿生殖膈有重叠
D. 构成坐骨直肠窝的底
E. 仅将肛门三角和盆腔隔开
18. 尿生殖膈
A. 由会阴深横肌组成
B. 会阴浅筋膜覆盖其表面
C. 膈内有肌肉附于会阴中心腱
D. 道球部破裂,尿液可渗至该膈
E. 尿道在此破裂,尿液可渗至阴茎
19. 会阴浅袋
A. 内有尿道球和阴茎脚
B. 位于尿生殖膈上、下筋膜之间
C. 完全封闭
D. 有尿道膜部通过
E. 尿道球部破裂,尿液局限于此隙
20. 肛管直肠环
A. 由肛门内、外括约肌组成
B. 肛门外括约肌浅部不参加
C. 围绕整个肛管
D. 位于齿状线以上
E. 具有明显括约作用
21. 乳房淋巴回流
A. 全部到腋窝淋巴结
B. 全部到胸骨旁淋巴结
C. 全部到锁骨上淋巴结
D. 外侧部到腋淋巴结前群(胸肌淋巴结),上部到腋淋巴结尖群(锁骨下淋巴结)

E. 以上全错

22. 下列有关喙肱肌的描述何者是错的?

A. 有肌皮神经穿过
B. 正中神经外侧头位于其和腋动脉之间
C. 在其内侧,腋动脉和腋静脉之间可找到尺神经
D. 在其下端与肱二头肌之间有肌皮神经穿出改名为前臂外侧皮神经
E. 其为臂部寻找血管、神经的一个重要标志

23. 有关胸长神经的描述何者是错误的

A. 支配前锯肌
B. 位于胸外侧动脉的后方
C. 在背阔肌的外侧缘向胸壁的表面投影处可找到该神经
D. 发自臂丛的内侧束
E. 腋淋巴结的内侧群在此可找到

24. 胸小肌

A. 胸前外侧神经穿出胸小肌到胸大肌
B. 其上缘有头静脉穿过锁胸筋膜
C. 其下缘可找到胸肩峰动脉
D. 其后方紧贴腋动脉的第1段
E. 其上缘可找到锁骨上淋巴结

25. 不是大隐静脉行径关键点的是

A. 内踝前方一横指左右
B. 小腿内侧
C. 股骨内侧髁前方
D. 大腿内侧
E. 耻骨结节下外方约3cm处

26. 由内到外,股三角内的结构安排为

A. 股静脉、股动脉、股神经、淋巴
B. 淋巴、股静脉、股动脉、股神经
C. 淋巴、股动脉、股静脉、股神经
D. 淋巴、股神经、股动脉、股静脉
E. 股神经、股动脉、股静脉、淋巴

27. 股神经走在

A. 股鞘外格内
B. 股鞘中格内
C. 股管内
D. 髂腰肌筋膜(髂筋膜)深面
E. 以上都不对

28. 关于坐骨神经的以下概念不对

A. 通常从梨状肌下缘出盆
B. 经坐骨结节与大转子之间沿股后中线下行
C. 手术中,其外侧缘是危险侧,内侧缘是安全侧
D. 在臀大肌下缘与股二头肌长头外侧缘夹角处走在最表浅
E. 通常有发自臀下动脉的一支营养动脉伴行

29. 背部

A. 斜方肌起自上项线
B. 斜方肌被胸腰筋膜覆盖
C. 斜方肌深面有副神经
D. 副神经与枕动脉伴行
E. 上述全错

30. 以下结构在体表难以摸到

A. 第7颈椎棘突
B. 肩胛冈
C. 肩峰
D. 髂嵴
E. 项韧带

二、多项选择题(20分)

31. 胸锁乳突肌

A. 位于颈部固有筋膜浅层内
B. 两侧收缩可使头后仰
C. 参与围成椎动脉三角
D. 由副神经脊髓根支配

E. 参与围成颈外侧三角

32. 蝶骨大翼

A. 作为眶上裂的下界　　B. 构成颅前窝底的一部分

C. 含有通过上颌神经、下颌神经和脑膜中动脉的 3 个孔

D. 与大脑颞叶相接触　　E. 有视神经孔

33. 在桥延沟内有下述神经附着

A. 三叉神经　　B. 展神经　　C. 面神经　　D. 舌咽神经　　E. 前庭蜗神经

34. 左主支气管比右主支气管

A. 较长　　B. 较短　　C. 较粗　　D. 较细　　E. 较水平位

35. 通过膈肌的食管裂孔的结构是

A. 食管　　B. 奇静脉　　C. 内脏大神经　　D. 迷走神经　　E. 交感干

36. 与第 4 胸椎体下缘平面有关的描述是

A. 食管与主动脉弓交叉　　B. 胸导管由右偏向左　　C. 主动脉弓的起止平面

D. 上、下纵隔分界平面　　E. 食管与左主支气管交叉

37. 门静脉和腔静脉系的重要吻合存在于

A. 直肠静脉丛　　B. 脾静脉丛　　C. 食管静脉丛　　D. 肝血窦　　E. 脐周静脉网

38. 胆总管

A. 行经十二指肠上部的前方　　B. 位于肝胃韧带内

C. 经过胰头后方　　D. 由胆囊管和肝总管合成

E. 通常和胰管汇合形成肝胰壶腹

39. 腹股沟斜疝修补术容易损伤的神经是

A. 肋下神经的前皮支　　B. 髂腹下神经　　C. 生殖股神经股支

D. 髂腹股沟神经　　E. 股神经

40. 前列腺

A. 外包有前列腺囊　　B. 底朝上接膀胱颈　　C. 后方为输精管壶腹

D. 前列腺囊内有静脉丛　　E. 射精管经前列腺底插入前列腺

41. 直肠指检能摸到的器官是

A. 子宫　　B. 输卵管　　C. 卵巢　　D. 前列腺　　E. 精囊腺

42. 膀胱

A. 空虚时为腹膜外位器官　　B. 充盈时腹膜返折线可上升到耻骨联合以上

C. 与前列腺在位置上呈上、下关系　　D. 近盆底的横断层，膀胱后方可见到前列腺

E. 在丁图像中，其后方可见膀胱精囊角

43. 锁胸筋膜

A. 上连锁骨下肌　　B. 有胸肩峰血管及头静脉穿过

C. 有胸前外侧神经穿过　　D. 下连胸小肌

E. 有胸长神经及胸外侧动脉穿过

44. 正中神经

A. 起自臂丛内、外侧束　　B. 在肘窝穿旋前圆肌入前臂

C. 其内侧无分支，为安全区　　D. 在臂中份从前方斜过肱动脉

E. 支配肱二头肌

45. 尺神经

A. 起自臂丛内侧束　　B. 位于腋动脉外侧

C. 在肱骨中份穿内侧肌间隔到臂后格　　D. 位于腋动脉与腋静脉之间的深面

E. 前臂内侧皮神经位于其浅面

46. 腘窝

A. 比目鱼肌形成其下缘　　B. 股二头肌形成其上内侧缘

C. 其内容物包括腓总神经　　D. 其内容物由浅入深为胫神经、腘动脉及腘静脉

E. 腘绳肌形成其上界

47. 坐骨神经

A. 只能从梨状肌下孔穿出至臀区

B. 经坐骨结节与股骨大转子之间垂直下降

C. 仅支配大腿后群肌

D. 在臀大肌下缘和股二头肌之间的一段位置最表浅

E. 在股后区发出的肌支,大多起自其内侧

48. 腹股沟淋巴结

A. 浅淋巴结沿大隐静脉排列　　B. 浅淋巴结沿腹股沟韧带排列

C. 深淋巴结沿股静脉排列　　D. 收集(或接纳)整个下肢的淋巴回流

E. 回流肛门处的淋巴

49. 枕部

A. 头、颈夹肌在斜方肌深面　　B. 枕动脉与枕大神经伴行

C. 枕下三角内有枕小神经　　D. 枕大神经是第1颈神经的后支

E. 枕下神经是第2颈神经的后支

50. 椎管

A. 后壁有后纵韧带、椎弓板和黄韧带　　B. 前壁有椎体、椎间盘和前纵韧带

C. 两侧有椎弓根　　D. 椎间孔内有脊神经根和脊神经节

E. 胸段椎管容积最小

三、解释名词(10分)

1. 静脉角是由同侧颈内静脉与锁骨下静脉汇合成头臂静脉的汇合处形成向两外上开放的交角,左侧有胸导管注入,右侧有右淋巴导管注入。

2. 肋弓与剑突间的夹角为剑肋角,左侧剑肋角是心包穿刺常用进针部位。

3. 肾窦为肾门向肾实质内延伸,由肾实质围成的腔隙,内有肾静脉及其属支、肾动脉及其分支、肾盂、肾大盏、肾小盏、神经和淋巴等。

4. 肛直肠环由肛门外括约肌的浅部和深部、直肠纵行肌的下部和环形肌增厚以及耻骨直肠肌共同形成的肌性环,有括约肛门、控制排便等重要作用。

5. 脊肋角是竖脊肌外侧缘与第12肋的交角,是肾囊封闭常用的进针部位。

四、简答题(10分)

1. 在腮腺内部主要有横行的面神经及其分支、面横动、静脉、上颌动、静脉;纵行的有颈外动脉和下颌后静脉,颞浅动脉、颞浅静脉、耳颞神经。

2. 十二指肠上段(第一段):在肝十二指肠韧带内,沿其右缘走行,自胆总管起始部至十二指肠上缘为止;十二指肠后段(第二段):在十二指肠上部的后面,向内下方行于下腔静脉的前方;胰腺段(第三段):此段上部多由胰头后方经过,下部多被一薄层胰腺组织所覆盖,位于胆总管沟中;十二指肠壁段(第四段):斜穿十二指肠降部中份的后内侧壁,与胰管汇合成膨大的肝胰壶腹,共同开口于十二指肠大乳头。

五、论述题(30分)

第一题:患者54岁,主诉左侧腹股沟区有卵圆形肿块,无疼痛。咳嗽时增大,而躺下则消失。在患者站立位作检查时,将手指伸入其左侧腹股沟管浅环,可以感到手指不是沿腹股沟管,而是直接进入腹部。患者咳嗽时可以感到手指尖受到物体撞击,该物体紧靠腹股沟管后壁。患者躺下时,团块自动减小,医生将手指置于腹股沟三角,并嘱患者擤鼻涕,此时可感到自此三角下部有团块突出。诊断为腹股沟直疝。问题:

1. 解释什么是腹股沟直疝。
2. 应怎样与腹股沟斜疝相区别?
3. 腹股沟直疝有胚胎学基础吗?
4. 此类疝好发于什么年龄?
5. 腹股沟直疝与腹壁上动脉有何关系?此关系与腹股沟斜疝和腹壁上动脉的关系相同吗?
6. 手术疏忽而损伤哪些神经易发展成腹股沟直疝?

腹股沟直疝经腹股沟管后壁进入其管内,而腹股沟斜疝则经腹股沟管深环入其管内。腹股沟斜疝比直疝更常见,两者的发生率均为男性高于女性。腹股沟直疝常为后天性的,好发于40岁以上的男性。

腹股沟直疝的疝囊由衬于腹前外侧壁的腹膜构成。疝囊经腹股沟三角膨出。该三角的内侧界为腹直肌的外缘,下界为腹股沟韧带,外侧界为腹壁下动脉。疝可自腹部联合腱外侧穿经腹股沟管后壁向腹壁膨出。该病例中疝囊被腹横筋膜、提睾肌、提睾肌筋膜及精索外筋膜所覆盖。有时疝囊穿过联合腱的纤维后进入腹股沟管浅环。此时疝囊被腹横筋膜、联合腱和精索外筋膜所覆盖。

腹股沟直疝常经腹股沟三角下部向前膨出,入腹股沟管浅环,但直疝有可能经该环进入阴囊或大阴唇直疝为后天性的,其发生原因为腹前壁薄弱(如腹横筋膜膜薄弱,联合腱萎缩)。目前对于直疝还未见明确的胚胎学基础。

腹股沟疝的类型(直疝或斜疝)常根据疝囊与腹壁下动脉的关系而确定。检查者的指尖可在腹股沟管内感受到该动脉的搏动。直疝的疝囊颈位于腹股沟三角内、腹壁下动脉内侧,而斜疝的疝囊颈位于腹股沟管深环内、腹壁下动脉的外侧。

下位肋间神经、髂腹下神经和髂腹股沟神经支配腰部肌肉,故手术或外伤时其中任何一根神经的损伤都会导致腹股沟区的肌力减弱,使患者易发生直疝。髂腹股沟神经也发出运动支至腹内斜肌纤维并从腱划的外侧缘插入。分离该神经会使这些肌纤维麻痹、腱划松弛,从而导致腹股沟直疝。

第二题:49岁男子诉肛门右侧发热且疼痛,排便和坐下时疼痛加重。因其有痔疮病史,怀疑此病复发。患者诉说症状及病史后,医生对其肛管和直肠进行检查。病人用力排便时,可见脱出内痔。对肛管和直肠进行仔细的指诊后,医生发现病人右侧坐骨肛门窝有一突起物。挤压突起物时,产生剧烈疼痛。诊断为内痔脱出并发坐骨肛门窝脓肿。问题:

1. 内痔与外痔的不同点有哪些？
2. 何为坐骨肛门窝脓肿？
3. 在外科治疗坐骨肛门窝脓肿时，哪些神经易受损伤？
4. 如果该神经被切断，哪些结构会部分失去神经支配？

内痔是含有直肠内静脉丛曲张静脉的黏膜突起。肠内静脉收集肛管的血液。痔是由于黏膜肌层的断裂而形成。这些静脉通常是直肠上静脉的属支。直肠上静脉是肠系膜下静脉的一个属支，属于门脉系统。直肠上静脉的属支起自肛柱内的直肠内静脉丛。甚至在新生儿，这些静脉也会发生曲张（扩张扭曲）。内痔表面是黏膜层。内痔位于肛管内，但排便时会变大突入肛管内。内痔出血较常见。

外痔常由直肠下静脉分支内血栓（血凝块）引起，直肠下静脉起自直肠外静脉丛，收集肛管下部血液。外痔表面是皮肤，感觉疼痛但破裂后数小时可缓解。局部麻醉或热水坐浴也可缓解疼痛。

肛周脓肿常由坚硬的粪便损伤肛门黏膜引起。肛窦炎症可导致隐窝炎。感染可经肛门黏膜上的小裂缝或损伤处穿过肛门壁进入坐骨肛门窝，形成坐骨肛门窝脓肿。坐骨肛门窝是位于肛门和肛提肌两侧的楔形空间。坐骨肛门窝的内容物主要是脂肪，神经和血管的分支（阴部神经、阴部内血管和支配闭孔内肌的神经）通过坐骨小孔进入坐骨肛门窝。

阴部神经和阴部内血管通过坐骨肛门窝侧壁的阴部管。直肠下神经离开阴部管向正中前方向浅层穿过坐骨肛门窝。直肠下神经支配肛门外括约肌。在坐骨肛门窝手术时直肠下神经易受损伤。直肠下神经的损伤常导致肛门外括约肌削弱。

第三题：中年男子在举一重物时，突然感到腰部和臀部剧烈疼痛，疼痛沿大腿背面向下放射，至小腿和脚背，MRI 显示腰 5/骶 1 之间椎间盘突出。问题：

1. 椎间盘通常向何方突出？
2. 为什么髓核通常向该方向突出？
3. 为什么会引起下肢痛？
4. 肢体怎样运动会使疼痛加重？
5. 疼痛加重的解剖学基础是什么？

椎间盘髓核常常向后外侧突出，疼痛经腰骶部和大腿向大腿后部、小腿和足背放散。通过前、后纵韧带，椎间盘在前外侧和正后方都受到支持，其中，后纵韧带相对比较薄弱而狭窄。此外，髓核并不位于椎间盘正中，而是靠椎间盘后部。髓核穿过变性的纤维环和减弱的后纵韧带向后方突出至椎管并可能压迫脊髓和马尾，然而，这种突出并不常见。大部分髓核突出发生在后外侧方向，经过后纵韧带的任意一侧（可损伤后纵韧带）突入椎间孔并压迫脊神经根。椎间盘突出后，由于受髓核中释放物质的化学性刺激，神经根也可能发生炎症。腰脊神经根受压可以导致臀部疼痛并向下肢放散。受压神经支配的皮肤也发生感觉异常（针刺感）。当患者伸直下肢并被动性的屈髋关节时疼痛往往会增加（虽然某些患者疼痛也可能减轻），因为在这种体位下脊神经根会被牵拉而伸直。

（中山大学　初国良）